Die

Elektricität in der Medizin.

Mit besonderer Rücksicht

auf

Physiologie, Diagnostik und Therapie

dargestellt

von

Dr. Julius Althaus
in London.

Berlin.
Druck und Verlag von Georg Reimer.
1860.

Vorwort.

Es giebt wohl kaum ein Heilmittel, über dessen therapeutischen Werth die Ansichten der Aerzte soweit auseinandergehen, wie die Elektricität. Enthusiastische Lobredner verkündeten vor länger als einem halben Jahrhundert und verkünden noch heutigen Tages, dass diese Kraft berufen sei, die erste Stelle in dem medizinischen Heilapparate einzunehmen, dennoch aber sehen wir, dass noch immer die meisten Aerzte von vornherein gegen die Berichte von elektrischen Kuren als solche sich skeptisch verhalten.

Die grossen Meinungsverschiedenheiten über diesen Gegenstand sind leicht zu begreifen, wenn man bedenkt, dass die Resultate einer elektrischen Behandlung ganz und gar von der Anwendungsweise der Elektricität abhängig sind. Die Elektricität heilt Krankheiten nicht, wohl aber ist der Arzt im Stande durch eine rationelle Anwendung der Elektricität Krankheiten zu heilen. Man darf sich daher nicht darüber wundern, wenn empirische Elektriseurs, welche mit den physiologischen Wirkungen der Elektricität ganz unbekannt waren, in ihren rohen therapeutischen Versuchen gescheitert sind. Es ist ihnen gelungen die Elektricität in Verruf zu bringen, während der Tadel nur die rohe Empirie und ungeschickte Anwendungsweise, aber nicht das Heilmittel selbst hätte treffen sollen.

Wir wissen, dass alle Nervenfunktionen durch den galvanischen Strom ins Leben gerufen werden können. Aber die physiologischen Wirkungen der Elektricität sind äusserst verschieden, je nach der Art der Elektricität, welche man in Anwendung zieht; ebenso ist die Menge und Spannung der angewandten Elektricität von der grössten Wichtigkeit; endlich auch die Art, in welcher man den elektrischen Strom auf den menschlichen Körper übertreten, und die Länge der Zeit, während welcher man denselben einwirken lässt. In der That sind wir im Stande, die Lebensenergie der Nerven nach Belieben zu erhöhen oder zu schwächen, je nach der verschiedenen Art und Weise, in welcher wir die Elektricität anwenden. Hieraus ergiebt sich aufs Klarste, dass man nur dann Heilwirkungen von der Elektricität in einem gegebenen Falle erwarten kann, wenn man sich in der Anwendung von einer genauen Kenntniss der unveränderlichen physiologischen Wirkungen elektrischer Ströme leiten lässt. Ich habe mich deshalb bemüht den physiologischen Theil dieses Buches so vollständig und umfassend als möglich zu machen.

Dass gegenwärtig noch die widersprechendsten Ansichten über die Heilkräfte der Elektricität herrschen, rührt theilweise davon her, dass hier der Forschung ein sehr weites Feld vorliegt und dass erst eine kurze Zeit verflossen ist, seit wissenschaftliche Untersuchungen dieser Art angestellt wurden; ausserdem sind, selbst noch in unserer Zeit, absichtliche Unwahrheiten über vorgebliche elektrische Kuren veröffentlicht und nur wenige Forscher haben sich mit Ernst und Ausdauer dem Studium dieser Phänomene gewidmet. Unter den Beobachtern, welche sich wissenschaftlich nennen, stösst dann der Eine ab durch die grenzenlose Eitelkeit, mit welcher er beständig seine eigene Persönlichkeit in den Vordergrund drängt, der Andere durch das wüste Schimpfen gegen andere Autoren und die Absurdität, jede Krankheit, welche sich in der Pathologie verzeichnet findet, elektrisch behandeln zu wollen. Alles dies trägt dazu bei die Mehrzahl der Aerzte von vornherein gegen die Elektrotherapie ungünstig zu stimmen. Dazu kommt, dass fast jede Frage hier noch eine offene ist. Welche Art von Elektricität soll man anwenden? Jede hat ihre fanatischen Parteigänger: der Eine will Alles durch den Induktionsstrom behandelt wissen; dagegen spricht ein Anderer unverhohlen die grenzenlose Verachtung aus, welche er gegen den Induktionstrom hegt und glaubt in dem constanten Strom den Stein der Weisen gefunden zu haben; während ein Dritter ausser dem constanten Strome nur noch den „Batteriefunken" gelten lässt. Dann handelt es sich weiterhin darum, was für Fälle in den Bereich der elektrischen Stromgeber fallen. Der Eine will jegliches Uebel elektrisch heilen, welches dem Fleische anhaftet; ein anderer lässt freilich gewisse Beschränkungen gelten, zieht aber dennoch eine Menge von Krankheitszuständen in seine Domaine hinein, welche erfahrungsmässig jeder anderen Therapie als der abwartenden Methode Trotz bieten.

In dieses Chaos einige Ordnung zu bringen ist der Zweck der vorliegenden Schrift, von der ich voraussehe, dass sie von gewissen Cliquen stark wird angefeindet werden, zugleich aber hoffe, dass die Mehrzahl der Aerzte ihr Beifall schenken wird. Ich bemerke nur noch, dass meine diagnostischen und therapeutischen Untersuchungen theils in King's College Hospital, St. Mary's Hospital und Samaritan Free Hospital, auf den Abtheilungen der Herren Dr. Todd, Alderson, Ure, Savage, Wright und Spencer Wells, theils in praxi privata an Patienten angestellt wurden, welche mir viele meiner hiesigen Collegen zum Zweck einer elektrischen Behandlung zuzusenden die Güte hatten. Besonders sind es die Herren Dr. Todd und Sir James Clark, denen ich hier meinen innigen Dank für ihre Zuvorkommenheit auszusprechen mich verpflichtet fühle.

London, im September 1859.

Der Verfasser.

Inhaltsverzeichniss.

Erster Abschnitt.

Die Quellen der Elektricität.

Zweiter Abschnitt.

Elektro-Physiologie.

Seite

Dritter Abschnitt.

Von den elektrischen Heilapparaten und ihrer Anwendung.

Vierter Abschnitt.

Die Elektricität als diagnostisches Hülfsmittel.

Fünfter Abschnitt.

Elektro-Therapie.

Erster Abschnitt.

Die Quellen der Elektricität.

Ungeachtet der bedeutenden Fortschritte, welche die physikalischen Wissenschaften in den letzten Jahrzehnten gemacht haben, ist eine allgemein zufriedenstellende Theorie des elektrischen Fluidums bisher noch ein Desideratum geblieben. Es kann nicht in unserer Absicht liegen der vielen, grösstentheils unhaltbaren Hypothesen Erwähnung zu thun, welche im Laufe der Zeit darüber aufgetaucht sind, und müssen wir uns damit begnügen kurz diejenige anzugeben, welche nach dem gegenwärtigen Standpunkte unserer Kenntnisse am annehmbarsten erscheint; wobei wir uns jedoch nicht verhehlen dürfen, dass auch diese noch nicht als absolut richtig bezeichnet werden kann, sondern gewiss noch durch weitere Untersuchungen mehr oder weniger erhebliche Modifikationen erleiden wird. Nach dieser Theorie enthalten alle physischen Körper ein sehr feines Fluidum, welches man natürliche Elektricität nennt, und welches aus zwei entgegengesetzten Fluida zusammengesetzt ist, nämlich aus positiver und negativer Elektricität. Jedes dieser Fluida besteht aus einer unzählbaren Menge kleinster Theile oder Moleküle, von welchen ein jedes anziehende und abstossende Kräfte besitzt, so zwar dass die kleinsten Theile des einen Fluidum die des andern anziehen, während die Moleküle desselben Fluidum einander abstossen. So lange die physischen Körper im Zustande der Ruhe befindlich sind, existiren diese Fluida in einem solchen Verhältniss, dass, obwohl sie einander nicht zerstören, ihre Wirkung sich doch aufhebt, indem bei derselben Entfernung die anziehenden Kräfte des einen Fluidum den abstossenden Kräften des anderen das Gleichgewicht halten. Die natürliche Elektricität der Körper muss daher zersetzt werden, wenn wir etwas Elektrisches wahrnehmen sollen; sie wird zersetzt sobald Störungen irgend welcher Art auf Körper einwirken, wodurch das molekulare Gleichgewicht derselben aufgehoben wird. Dies geschieht, wenn man Körper reibt, erhitzt oder chemischen Processen unterwirft; dadurch wird eine elektro-motorische Kraft ins Leben gerufen, welche die vorher vereinigten Fluida von einander trennt; die natürliche Elektricität wird zersetzt und es entsteht freie Elektricität, welche in ihren Eigenschaften gewisse Verschiedenheiten zeigt je nach der Beschaffenheit des Körpers, woraus sie abgeleitet, und nach der Art der Störung wodurch sie entwickelt wird; doch aber ist die freie Elektricität ihrer Natur nach überall identisch, aus welcher Quelle sie auch fliessen mag; sie besitzt nämlich anziehende und abstossende Kräfte, erzeugt Hitze, Licht, Erschütterungen, Magnetismus und ist im Stande chemische Verbindungen in die Urstoffe zu zerlegen.

Die Hauptquellen der Elektricität sind Reibung, chemische Processe, Magnetismus und der lebende thierische Körper, und diese sollen im Folgenden kurz besprochen werden.

I. Die statische Elektricität.

Vor mehr als 2000 Jahren entdeckte einer der sieben Weisen Griechenlands, Thales von Milet, dass wenn man Stücke Bernstein mit trockener Wolle reibt, leichte Körperchen, die man dem geriebenen Bernstein nähert, davon angezogen werden.

Daraus schloss er, dass Bernstein beseelt sei und von angezogenen Körperchen ernährt werde. Wir wissen jetzt, dass geriebener Bernstein leichte Körperchen, wie Papierschnitzel, aus dem Grunde anzieht weil durch das Reiben die natürliche Elektricität des Bernsteins zerlegt wird und negative Elektricität im Zustande der Ruhe sich auf dem geriebenen Stücke ansammelt. Bringt man nun Papierschnitzel in die Nähe eines solchen Stückes, so übt die negative Elektricität, mit welcher der Bernstein geladen ist, sofort ihre anziehenden und abstossenden Kräfte aus; sie zerlegt die natürliche Elektricität der Papierschnitzel in positive und negative Elektricität, und stösst die negative Elektricität dieser Körperchen ab, so dass sie sich in den Erdboden verliert. Die Papierschnitzel bleiben daher mit positiver Elektricität geladen und gehorchen nun sofort der Anziehungskraft, welche der negativ-elektrisirte Bernstein auf sie ausübt. Reibt man Siegellack oder Glas, so entsteht dasselbe Phänomen, nur mit dem Unterschied dass sich auf dem Glase keine negative, sondern positive Elektricität ansammelt. Bekanntlich bedient man sich fast ausschliesslich des Glases, wenn man grosse Mengen von Reibungs-Elektricität entwickeln will; der wesentliche Bestandtheil der gewöhnlichen Elektrisirmaschine ist ein Glascylinder oder eine Glasscheibe, welche man zwischen trocknen Kissen reibt; dabei sammelt sich auf dem Glase positive, auf den Kissen negative Elektricität an; die letzteren pflegt man durch eine metallene Kette mit dem Erdboden in Verbindung zu setzen, damit sich die negative Elektricität in demselben Verhältniss verliert, wie sie frei wird.

Hat man die natürliche Elektricität von Körpern durch Reibung zerlegt, so bleiben die Fluida entweder im Zustande der Ruhe angehäuft — dies ist der Fall, wenn die Träger der Elektricität keine Leiter derselben sind; oder sie strömen auf einander zu, um sich gegenseitig zu neutralisiren; — dies geschieht, wenn zwei mit ungleichartigen Fluida geladene Körper einander genähert werden; positive und negative Elektricität vereinigen sich dann und im Moment der Vereinigung beobachtet man einen Funken; dieser elektrische Funke kann Drähte erhitzen und Nadeln und Eisenplatten magnetisch machen. Man kann übrigens auch die Vereinigung der ungleichartigen Elektricitäten zu Wege bringen, wenn die damit geladenen Körper sich in einer beträchtlichen Entfernung von einander befinden; man braucht dann nur mittelst eines dritten Körpers, welcher ein Leiter (Conductor) der Elektricität sein muss, also z. B. einen Silber oder Kupferdraht, eine Verbindung zwischen den beiden Körpern herzustellen.

In dem Augenblicke, wo die beiden Fluida sich vereinigen, befindet sich die Elektricität nicht mehr im Zustande der Ruhe, sondern in Bewegung; sie ist, wie man sich gewöhnlich ausdrückt, nicht mehr statisch, sondern dynamisch. Dieser Zustand der Bewegung ist von augenblicklicher Dauer, wenn die beiden Körper, welche mit ungleichartigen Elektricitäten geladen waren, keine neue Elektricität erlangen, nachdem die früher vorhandene neutralisirt ist; diesen temporären dynamischen Zustand nennt man die elektrische Entladung. Solche Entladungen können sehr heftige Wirkungen hervorrufen, besonders wenn man die Leyden'sche Flasche anwendet, mittelst welcher man grössere Mengen von Elektricität, die eine sehr hohe Spannung besitzt, auf einer kleinen Oberfläche concentriren kann. Wird eine Flasche durch den menschlichen Körper entladen, so verspürt der Betreffende eine heftige Erschütterung, den elektrischen Schlag, welcher durch eine Kette von Personen, die sich gegenseitig bei den Händen fassen, fortgepflanzt werden kann. Wendet man Batterien an, die aus einer grösseren Anzahl von Flaschen zusammengesetzt sind, so kann man dadurch Wirkungen erzielen, die in ihrer Heftigkeit sich denen des Blitzes nähern. Die mechanische Wirkung eines mässigen Schlages kann man, wie wir später sehen werden, zur Zertrümmerung von Blasensteinen benutzen.

Eine Entladung ist von augenblicklicher Dauer; wenn aber

die beiden Elektricitäten beständig erneuert werden, indem ein Körper fortwährend eine Zufuhr von positiver, und ein anderer Körper in gleicher Weise eine Zufuhr von negativer Elektricität erhält, so findet auch eine beständige Neutralisirung der beiden Fluida statt, entweder durch die Luft mit Funken, oder durch einen Conductor. Dieser beständige dynamische Zustand ist der elektrische Strom. Der wesentliche Unterschied zwischen der Entladung und dem Strom ist, dass eine Entladung, obwohl sie viele andere Wirkungen äussert, keinen Einfluss auf eine Magnetnadel hat, während der elektrische Strom eine Magnetnadel aus ihrer früheren Lage abzulenken vermag. Es ist leicht zu begreifen, dass eine schnelle Aufeinanderfolge von Entladungen ebenso viele Ströme von augenblicklicher Dauer darstellt, und dass eine Magnetnadel dadurch gerade so gut abgeleitet werden kann, wie durch einen constanten galvanischen Strom.

Die Menge der Reibungs-Elektricität ist immer verhältnissmässig unbedeutend, dagegen aber besitzt diese Art der Electricität eine sehr hohe Spannung. So kommt es denn, dass sie eine sehr unbedeutende chemische Wirkung hat, da elektrochemische Zersetzungen nicht von der Spannung, sondern von der Menge der Elektricität bedingt werden; die Volta'sche Säule, welche eine sehr beträchtliche Menge von Elektricität liefert, äussert desshalb auch starke chemische Wirkungen. So hat Faraday berechnet, dass wenn man einen Gran Wasser durch Reibungs-Elektricität zersetzen will, man dazu eine Batterie von Leyden'schen Flaschen mit nicht weniger als 800,000 Umdrehungen einer Glasscheibe von 50 Zoll im Durchmesser laden muss; während man auf der anderen Seite einen Gran Wasser durch Grove's galvanische Batterie in fünf Sekunden zersetzen kann. Dagegen ist die Spannung der Reibungs-Elektricität ungleich höher als die der galvanischen. Man sieht dies, wenn man diese beiden Arten der Elektricität auf die Goldblättchen eines gewöhnlichen Elektroskopes einwirken lässt. Das Elektroskop besteht aus zwei dünnen Streifen von Blattgold die in einer gläsernen Flasche an einem Drahte aufgehängt sind; damit die Goldblättchen ganz isolirt sind, ist der Draht selbst von einer Glassröhre umschlossen; am oberen Ende der Flasche steht der Draht mit einer Messingplatte in Verbindung, wo man die Elektricität eintreten lässt. Sowie die natürliche Elektricität der Körper auf irgend eine Weise zersetzt wird, so divergiren diese Goldblättchen, indem die Moleküle desselben Fluidum abstossende Kräfte ausüben. Der Grad der Divergenz der Goldblättchen zeigt die Spannung der entwickelten Elektricität an. Lässt man Reibungs-Elektricität auf die Goldblättchen einwirken, so fahren dieselben nicht selten mit solcher Gewalt auseinander, dass sie von dem Drahte abreissen, während durch galvanische Batterien eine verhältnissmässig nur unbedeutende Divergenz entsteht. Elektricität von hoher Spannung besitzt die Eigenschaft sich durch sehr schlechte Leiter (z. B. Steine) zu entladen, was eine bedeutende Menge von Elektricität, welche eine geringe Spannung besitzt, nicht vermag. Ausserdem gibt Elektricität von hoher Spannung sehr grosse Funken, während die Volta-sche Säule nur kleine Funken liefert.

II. Dynamische Elektricität.

A. Der Galvanismus.

Vereinigt man zwei verschiedenartige Metalle durch einen feuchten Leiter, so entsteht eine Reihe von Erscheinungen, deren Ursache man einem durch die Verbindung der Metalle entwickelten Agens zuschreibt; dieses Agens nennt man den Galvanismus, nach dem Bologneser Luigi Galvani, der diese Art der Elektricität im Jahre 1786 (nicht 1789, wie man gewöhnlich angegeben findet) entdeckte.

Bis in die neueste Zeit hat man den Galvanismus auch als Contakt- oder Berührungs-Elektricität bezeichnet, da die Naturforscher ziemlich allgemein die Volta'sche Theorie angenommen hatten, nach welcher die Entwicklung der galvanischen

Elektricität ausschliesslich von der Berührung der zwei verschiedenartigen Metalle herrühren und die Flüssigkeit zwischen beiden bloss die Rolle eines Leiters spielen sollte. Die Theorie Volta's ist besonders durch die experimentellen Forschungen des Sir Humphrey Davy und der Herren Becquerel, de la Rive und Faraday widerlegt, indem sich aus den Untersuchungen dieser Forscher ergab, dass die eigentliche Quelle der galvanischen Elektricität nicht Berührung, sondern der chemische Prozess ist; dass die Berührung der Metalle nur eine — meistentheils, aber nicht immer nöthige — Bedingung für die Kundgebung der Elektricität ist; dass galvanische Elektricität durch irgend welche chemische Prozesse entstehen kann, nicht bloss wenn Flüssigkeiten auf feste Körper einwirken, wodurch allerdings die grösste Menge von Elektricität entsteht, sondern auch wenn zwei Flüssigkeiten auf einander, oder wenn Gase auf Flüssigkeiten und feste Körper einwirken. In der That ist die Elektricität, welche die Volta'sche Säule liefert, weder in ihrem Ursprung noch in ihrer Fortdauer von der gegenseitigen Berührung der Metalle abhängig, sondern entsteht ausschliesslich aus dem chemischen Prozess; ihre Spannung richtet sich nach der chemischen Spannung in welcher die bei ihrer Entwicklung betheiligten Stoffe zu einander stehen, und ihre Menge nach der Stoffmenge, welche während der Elektricitätsentwicklung chemisch thätig gewesen ist. Jeder chemische Process ist von einer Störung in dem Gleichgewicht der kleinsten Theile eines Körpers begleitet und also auch von Elektricitätsentwicklung. Wo kein chemischer Prozess stattfindet, giebt es auch keine Elektricität in einem Plattenpaar. So können wir z. B., die innigste Verbindung zwischen einem Stück Eisen und einem Stück Kupfer herstellen, und diese Elemente in eine gut leitende Flüssigkeit z. B. eine Kalilösung, eintauchen; trotzdem aber ist von einer Elektricitätsentwicklung nichts zu bemerken, weil die genannte Flüssigkeit keine chemische Wirkung auf die betreffenden Metalle ausüben kann.

Die ursprüngliche Volta'sche Säule ist folgendermaassen construirt: man legt eine Kupferplatte auf eine Glasplatte, welche letztere dazu bestimmt ist die Säule zu isoliren; eine Zinkplatte auf die Kupferplatte, und eine mit Wasser oder mit einer Salzlösung oder mit angesäuertem Wasser befeuchtete Scheibe von Tuch oder Pappe auf die Zinkplatte. Kupfer, Zink und Leiter bilden ein Volta'sches Element; auf das erste Plattenpaar legt man in derselben Ordnung ein zweites, auf das zweite ein drittes und so weiter fort. Das Kupfer des ersten und das Zink des letzten Elementes nennt man Pole der Säule; sie sind die Thore, durch welche der elektrische Strom ein- und austritt. Sobald die Pole der Säule mit einander verbunden sind, zersetzt sich das Wasser des feuchten Leiters, und Sauerstoff geht zum Zinkpole, Wasserstoff zum Kupferpole. Durch diesen chemischen Prozess entsteht eine elektro-motorische Kraft, welche die natürliche Elektricität der Metalle in positive und negative Elektricität zerlegt, wobei die positive sich auf dem Zink und die negative auf dem Kupfer anhäuft. Werden die beiden Pole der Säule durch einen Leitungsdraht verbunden, so eilen die beiden entgegengesetzten Elektricitäten auf einander zu, um sich zu neutralisiren, und da beständig eine Zufuhr von ungleichartigen Fluida stattfindet, muss auch eine beständige Neutralisirung stattfinden, d. h. ein constanter galvanischer Strom, der so lange dauert als die Oberfläche der Metalle unverändert bleibt. Es ist jedoch eine nothwendige Folge der Construktion und Wirkung der gewöhnlichen Volta'schen Säule, dass die Heterogenität der beiden Metalle, welche zur Elektricitätsentwicklung absolut nöthig ist, bald zerstört wird. Das Kupfer in jedem Element bedeckt sich nämlich mit Wasserstoff, der durch die Zersetzung des Wassers frei wird und mit Zinkoxyd, welches durch die Zersetzung des schwefelsauren Zinkoxyds entsteht; das letzgenannte Salz aber wird beständig durch die Einwirkung des mit Schwefelsäure versetzten Wassers auf die Zinkplatten gebildet. Die Oberfläche des Kupfers wird somit schnell verändert und bald fast ganz der der Zinkplatte ähnlich, welche ihrerseits oxydirt wird. Daraus folgt dass die Kraft der Volta'schen Säule sehr veränderlich ist, und nach einer gewissen Zeit ganz verschwinden muss.

Um diesem Uebelstande abzuhelfen, kam Becquerel auf den Gedanken jedes Metall in eine besondere Flüssigkeit einzutauchen, so zwar dass beide Metalle durch eine poröse Scheidewand, welche einen Austausch der Flüssigkeiten erlaubt, von einander getrennt sind. Er construirte daher eine Batterie, welche in einem Glas- oder Porzellancylinder enthalten ist, setzte in dieses Gefäss einen Cylinder von Zink, und goss angesäuertes Wasser in den Zwischenraum zwischen dem Gefäss und dem Zink. In dem Zinkcylinder selbst brachte er eine Blase an, welche einen Kupfercylinder und eine concentrirte Lösung von schwefelsaurem Kupferoxyd enthält. Verbindet man die Pole einer so construirten Batterie, so zersetzt sich alsbald das Wasser und die Lösung von Kupfervitriol. Ein Theil des dabei frei werdenden Sauerstoffs verbindet sich mit Zink, um Zinkoxyd zu bilden; und dies verbindet sich mit der diluirten Schwefelsäure zu schwefelsaurem Zinkoxyd; ein andrer Theil des Sauerstoffs verbindet sich mit dem Wasserstoff in statu nascenti zu Wasser, und ausserdem lagert sich eine dünne Schicht von metallischen Kupfer auf der Fläche des Kupfercylinders ab, welche sich daher nicht ändert. Es ist somit leicht zu verstehen, dass Becquerel's Batterie einen weit constanteren Strom liefert als die ursprüngliche Volta'sche Säule.

Sehr ähnlich der Becquerel'schen Batterie ist die Daniell'sche Kette, welche aus Zink besteht, das in einer Salzlösung oder angesäuertem Wasser eingetaucht ist, und aus Kupfer, welches in einer Lösung von schwefelsaurem Kupferoxyd steht. Der chemische Zersetzungsprozess, welcher in dieser Kette vor sich geht, ist genau derselbe wie in der Becquerel'schen Batterie; jedoch besitzt die Daniell'sche Säule zwei bedeutende Vorzüge vor der letzteren. Einerseits nämlich ist die Scheidewand darin eine poröse Thonzelle, welche nicht so schnell verdirbt wie eine aus organischen Substanzen (Blase, Leinwand, Pappe u. s. w.) angefertigte Scheidewand, und ausserdem in einer bequemeren Form angewandt werden kann; andererseits ist das Zink jedes Elementes mit einem Amalgam versehen, welches die Zerstörung des Zinks verhindert, wenn die Pole der Säule nicht durch einen Leiter verbunden sind, ohne darum die Wirksamkeit dieses Metalles bei der Entwicklung der Elektricität zu verringern. Zink wird mit dem Amalgam (d. h. mit einem Ueberzug von Quecksilber) versehen, indem man Quecksilber und verdünnte Schwefelsäure über das Zink giesst. Die Oberfläche des letzteren Metalls wird dabei durch die Einwirkung der Säure oxydirt und gereinigt, so dass das Quecksilber leicht daran sitzen bleibt.

In der Grove'schen Batterie, welche wohl die kräftigste von allen bisher construirten Ketten ist, nimmt Platin die Stelle des Kupfers, und Salpetersäure die Stelle des schwefelsauren Kupferoxyds ein. Das Platin wird in die Salpetersäure, und amalgamirtes Zink in Schwefelsäure eingetaucht, und beide Flüssigkeiten sind durch eine poröse Scheidewand von unglasirtem Porzellan getrennt. Salpetersäure hat den zwiefachen Vortheil viel Sauerstoff zu enthalten, wodurch die Stromeskraft erhöht wird, und besser zu leiten als schwefelsaures Kupferoxyd, weswegen der Strom leichter fortgeleitet wird. Der Wasserstoff, welcher durch die Zersetzung des Wassers frei wird, entwickelt sich nicht auf dem Platin, sondern verwandelt Salpetersäure in salpetrige Säure; die Flüssigkeit nimmt daher eine braune Farbe an und geht später in grün über; aber die Platinfläche bleibt immer rein. Andererseits wird das Zink durch den frei werdenden Sauerstoff oxydirt, und schwefelsaures Zinkoxyd bleibt in Lösung. Die Thätigkeit dieser Batterie wird nach einer gewissen Zeit durch weitere chemische Veränderungen unterbrochen, welche in der Salpetersäure vor sich gehen und die von der Entwicklung des Wasserstoffs abhängen, wodurch die Säure schliesslich ins Sieden geräth.

Die Bunsen'sche Batterie unterscheidet sich von der Grove'schen nur durch die Eigenthümlichkeit, dass Kohle, welche negativer und billiger ist als Platin, die Stelle des letzteren Metalls einnimmt. In der ursprünglichen Bunsen'schen Batterie steht ein am Boden offener Kohlencylinder in einem Glascylinder, und ein poröses Gefäss aus unglasirtem Porzellan, welches Zink enthält, in dem Kohlencylinder; man giesst Salpetersäure zwischen das Glas und die Kohle, und diluirte Schwefelsäure in die poröse Zelle, welche das Zink enthält. Diese Form ist jedoch neuerdings so vereinfacht worden, dass man gar keine poröse Zelle mehr anwendet, da die Kohle selbst porös ist, sondern an ihrer Stelle einen am Boden geschlossenen Kohlencylinder benutzt, der mit pulverisirter Kohle gefüllt und mit Salpetersäure getränkt ist.

Smee hat in seiner Batterie Platten von platinirtem Silber an der Stelle der Kohle angewandt. Es sind noch eine Menge anderer Batterieen construirt worden, welche uns der Raum und Zweck dieses Buches nicht zu beschreiben gestattet. Die constantesten Ketten sind die von Daniell, Grove und Bunsen.

Ueber die Richtung des Stromes in den galvanischen Batterieen waltet viel Unklarheit ob, was besonders davon herrührt, dass die Stromesrichtung in der ursprünglichen Volta'chen Säule und in den constanten Ketten eine verschiedene ist; das Zink bildet nämlich den positiven Pol in der ersteren, und den negativen in den letzteren. Um dies einzusehen, müssen wir den Prozess analysiren, welcher vor sich geht sobald die beiden Metalle eines einzigen Plattenpaares oder die Pole einer Säule durch Leitungsdrähte oder Elektroden[1]) mit einander in Verbindung gesetzt sind. Die beiden ungleichartigen Elektricitäten, welche durch die elektro-motorische Kraft frei werden,

---

[1]) ἤλεκτρον, ὁδος = Weg der Elektricität.

eilen auf einander zu um sich zu neutralisiren, d. h. ein positiver Strom bewegt sich gegen die negative Elektrode zu, und ein negativer Strom gegen die positive Elektrode. Man ist jedoch allgemein übereingekommen, dass, wenn man von der Stromesrichtung spricht, um Missverständnisse zu vermeiden, nur der positive Strom, der gegen die negative Elektrode sich hinbewegt, in Rücksicht gezogen wird. Der positive Pol ist der, an welchem Sauerstoff frei wird, wenn Wasser durch elektro-chemische Aktion zersetzt wird; der negative Pol der, an welchem der Wasserstoff frei wird. In einem einzigen galvanischen Paar häuft sich die positive Elektricität an der Oberfläche des Zinks und die negative an der Oberfläche des Kupfers an. In der gewöhnlichen Volta-schen Säule ist der positive Pol an der Spitze, wo die Säule mit einer Zinkplatte endet; da durch die elektro-motorische Kraft positive Elektricität vom Kupfer zum Zink getrieben wird, wodurch das Zink positiv und das Kupfer negativ gemacht wird; der negative Pol ist daher am Boden der Säule, wo sie mit einer Kupferplatte endigt. Wenn aber die Metalle in verschiedene Gefässe eingetaucht werden, wie es mit den constanten Ketten der Fall ist, so wird die Stromesrichtung verschieden. In diesen Batterieen bewegt sich der positive Strom vom Zink durch die Flüssigkeit zum Kupfer, vom Kupfer zum Zink des nächsten Elementes, und durch die Flüssigkeit wieder zum Kupfer; so dass das Kupfer, welches den negativen Pol in der gewöhnlichen Volta'schen Säule bildet, den positiven Pol in den constanten Ketten bildet; während das Zink, welches den positiven Pol in der Volta'schen Säule bildet, den negativen Pol in den constanten Batterieen darstellt. Daher wird in der Daniell'schen Batterie der positive Pol am Kupfer, in der Grove-schen Kette am Platin, in der Bunsen'schen Säule an der Kohle, in der Smee'schen Batterie am Silber sein; während Zink den negativen Pol in allen diesen Ketten bildet.

Man beobachtet eine Reihe von merkwürdigen Erscheinungen, wenn die Neutralisirung der beiden ungleichartigen Elektricitäten vor sich geht. Bringt man die Elektroden zusammen, so entsteht ein Funke. Volta'sche Funken sind sehr klein, da die galvanische Elektricität nur geringe Spannung besitzt, obwohl ihre Menge sehr bedeutend ist. Die Spannung der durch das Reiben einer grossen Glasscheibe entwickelten Elektricität ist so beträchtlich, dass man von dem Conduktor einer solchen Maschine zehn bis vierzehn Zoll lange Funken ziehen kann, während die von hundert Plattenpaaren der Grove'schen Batterie erhaltenen Funken nur den tausendsten Theil eines Zolls lang sind. Dass Volta'sche Elektricität eine gewisse Spannung besitzt, wird ersichtlich, wenn wir die Enden einer Säule mittelst des gewöhnlichen Elektroskopes untersuchen; man bemerkt dann dass die Goldblättchen einander an demselben Ende abstossen, während sie sich an entgegengesetzten Enden anziehen.

Wenn man einen Draht von Eisen oder irgend einem anderen Metall, einen oder zwei Zoll lang, anwendet, um die zwei Pole einer Volta'schen Säule mit einander in Verbindung zu setzen, so geht die Neutralisirung der beiden Elektricitäten durch diesen Draht vor sich, welcher heiss und glühend wird, ein funkelndes Licht verbreitet und selbst schmilzt, wenn die Wirkung der Säule kräftig genug dazu ist. Die Lichterscheinungen beobachtet man nur, wenn die Temperaturerhöhung beträchtlich genug wird den Conduktor glühend zu machen. Die Hitze, welche durch die Fortleitung der Elektricität entsteht, ist beträchtlicher in Drähten von demselben Metall, je weniger Volumen sie der Wirkung der freiwerdenden Hitze darbieten und einen je grösseren Leitungswiderstand sie besitzen. Ein feiner Draht wird daher schneller durch Volta'sche Elektricität erhitzt als ein dicker Draht von demselben Metall. Drähte, welche durch Volta'sche Elektricität glühend gemacht werden, kann man anwenden, um die Wirkungen des Cauterium actuale zu erzielen; und sicherlich wirkt die Galvanokaustik schnell und energisch, und kann man ihre Wirkung genau in dem Theile lokalisiren, auf welchen man die Hitze concentriren will.

Von allen Arten der Elektricität ist die, welche durch die Volta'sche Säule entwickelt wird, am leichtesten im Stande chemische Zersetzungen hervorzubringen, da die Säule eine sehr beträchtliche Menge von Elektricität liefert. Stoffe, welche man direkt durch einen elektrischen Strom zersetzen kann, nennt man Elektrolyten. Bringt man Wasser zwischen die Pole der Säule, so zersetzt es sich schnell in seine Elemente, ebenso wie die zwischen den Paaren der Säule selbst befindliche Flüssigkeit. Wasserstoff wird immer am negativen, Sauerstoff am positiven Pole frei. Säuren werden wie Sauerstoff vom positiven; Alkalien, wie Wasserstoff, vom negativem Pole angezogen. Der schwächste elektrische Strom kann eine elektrolytische Flüssigkeit nicht durcheilen, ohne sie zu zersetzen; desshalb bedecken sich die Elektroden, welche in eine solche Flüssigkeit eingetaucht werden, bald an ihrer Oberfläche mit einem Niederschlag von Gas oder festen Körpern. Die Flüssigkeit übt dann unmittelbar eine chemische Wirkung auf den Niederschlag aus, womit die Oberflächen der Elektroden bedeckt sind, und auf diese Weise entstehen sekundäre Ströme. Man nennt dies Polarisation oder sekundäre Polaritäten. Die Elektroden erlangen immer Polarisation, wenn sie elektrische Ströme fortgeleitet haben; und man nennt Elektroden polarisirt, wenn sie einen sekundären Strom entwickeln, in Folge davon, dass sie von einem primären Strome durchflossen sind.

Die chemische Wirkung der Volta'schen Säule kann man in der Chirurgie zur Heilung von Aneurysmen benutzen, da Blutgerinnung leicht durch galvanische Elektricität am positiven Pole der Säule herbeigeführt wird, indem die Säuren der Blutsalze hier frei werden; auf der anderen Seite kann man sie zur Auflösung von Blasensteinen anwenden, wie aus den Experimenten der Herren Prevost und Dmuas, Bonnet, Bence Jones und Melicher hervorgeht.

Die physiologischen Erscheinungen, welche die galvanische Elektricität hervorruft, sind sehr bemerkenswerth. Berührt man Conduktoren, die mit den Polen der Säule verbunden sind, mit beiden Händen, so fühlt man eine Reihe von Erschütterungen, welche sehr schmerzhaft sein können. Applicirt man sie irgendwo am Gesicht, so sieht der Betreffende einen funkelnden Lichtstrahl; berührt man die Zunge mit den Conduktoren, so entsteht dadurch eine spezifische Geschmacksempfindung; lässt man sie auf die Ohren einwirken, so hört man Töne. Mit diesen Phänomenen werden wir uns ausführlicher im zweiten Abschnitte beschäftigen.

Wir haben gesehen dass, wenn die Pole der Säule durch einen Leitungsdrath mit einander verbunden werden, die beiden ungleichartigen Elektricitäten, welche durch die elektro-motorische Kraft frei werden, sich auf einander zu bewegen, um sich zu neutralisiren. Die Menge der Elektricität, welche entsteht, hängt von der Spannung der elektro-motorischen Kraft und der Oberfläche der Batterie ab; aber es ist ein Unterschied zwischen der Menge der Elektricität, die entsteht und der Menge der Elektricität, welche in einem gewissen Zeitraume durch den Schliessungsbogen strömt, durch welchen die Pole der Säule verbunden werden. Die Menge der strömenden Elektricität hängt nicht allein von der Oberfläche der Batterie und der Intensität der elektro-motorischen Kraft ab, sondern auch von dem Leitungswiderstand, welchem die Elektricität auf ihrem Durchgang durch Leiter begegnet, und von der Spannung, mit welcher sie durch einen Schliessungsbogen getrieben wird. Man kann daher eine beträchtliche Menge von Elektricität von einem einzigen Plattenpaare sammeln, wenn der Schliessungsbogen wenig Widerstand darbietet; sowie aber der Widerstand im Schliessungsbogen sich vermehrt, so kann man viel weniger Elektricität sammeln, wenn man nicht im Verhältniss auch den Widerstand des elektro-motorischen Apparates selbst erhöht. Dies geschieht wenn man die Anzahl der Elemente vermehrt, also eine Säule bildet. Je grösser die Zahl der Volta'schen Elemente, desto leichter wird der Strom einen gegebenen Widerstand überwinden können.

Alle physischen Körper, durch welche sich ein elektrischer Strom fortpflanzt, setzen dem Durchgang desselben einen gewissen Widerstand entgegen und vermindern daher seine Intensität. Es gibt keine absolut vollkommene Leiter der Elektricität. Bringt man die Magnetnadel eines Galvanometers in die Kette ein, so wird der Strom dieselbe zu einem gewissen Punkte ablenken; bringt man dann Silber oder Kupferdrähte, welche die besten Leiter der Elektricität sind, zwischen die Pole, so wird die Ablenkung der Nadel geringer ausfallen als vorher; dies beweist, dass die Stromeskraft durch die Einbringung der Drähte in die Kette abgeschwächt ist. Der Leitungswiderstand der Körper variirt nach ihrer chemischen Beschaffenheit, Form und Temperatur.

Die Metalle bieten den geringsten Leitungswiderstand dar; man nennt sie daher gute Leiter, weil sie eine ziemlich schnelle Verbreitung der Elektricität gestatten. Die Leitungsfähigkeit der verschiedenen Metalle ist nicht dieselbe. Silber ist der beste, und Quecksilber der schlechteste Leiter; nach dem Silber kommt Kupfer, welches besser leitet als Gold; Gold leitet besser als Eisen, Eisen besser als Platin, Platin besser als Blei. Der Leitungswiderstand ist besonders gross, wenn der Strom aus einer Flüssigkeit in einen festen Körper, oder aus einem festen Körder in eine Flüssigkeit übergeht. Flüssigkeiten leiten viel schlechter als Metalle, aber Temperaturerhöhung steigert ihr Leitungsvermögen, während Erwärmung die Metalle zu schlechteren Leitern macht. So wollen wir erwähnen, dass der Leitungswiderstand einer concentrirten Lösung von schwefelsaurem Kupferoxyd 16 Millionen mal grösser ist als der von metallischem Kupfer; der Leitungswiderstand des destillirten Wassers ist 400 mal grösser als der der Kupfervitriollösung. Ein elektrischer Strom wird daher leichter durch einen mehrere tausend Meilen langen Kupferdraht passiren als durch eine Schicht Wasser, welche nur einen Zoll lang ist.

Das Leitungsvermögen der Körper hängt nicht blos von

ihrer chemischen Beschaffenheit und Temperatur ab, sondern auch von ihrer Form. Lässt man einen elektrischen Strom von derselben Intensität durch Drähte von demselben Metall und Durchmesser, aber von verschiedener Länge fliessen, so findet man, dass der Strom im Verhältniss zu der Länge der Drähte, durch welche er passiren muss, an Kraft verliert. Wenn auf der anderen Seite der Strom durch Drähte von demselben Metall und derselben Länge geht, welche aber verschieden dick sind, so gewinnt der Strom an Kraft im Verhältniss zu dem Durchmesser der Drähte. So z. B. bietet ein Kupferdraht der 100 Fuss lang und $^1/_{12}$ Zoll dick ist, denselben Leitungswiderstand dar wie ein Kupferdraht der 200 Fuss lang und $^1/_6$ Zoll dick ist. Um ein anderes Beispiel zu geben, wollen wir bemerken, dass der Leitungswiderstand des menschlichen Armes und Beines ziemlich derselbe ist, da sowohl die Länge als die Dicke des Beines ziemlich die doppelte von der des Armes ist.

Der menschliche Körper leitet die Elektricität nur vermöge der warmen Salzlösung, welche er enthält, und wenn die Epidermis entfernt oder gehörig befeuchtet ist, leitet er zehn bis zwanzig Mal besser als kaltes destillirtes Wasser. So ist es leicht einzusehen, dass die thierischen Flüssigkeiten selbst den geringsten Leitungswiderstand darbieten, und dass die Schleimhäute besser leiten werden als die Nerven, die Nerven besser als Gehirn und Rückenmark, und die Knochen besser als Haare und Nägel. Ist die Epidermis trocken, so bietet sie einen sehr bedeutenden Leitungswiderstand dar, aber wenn man sie befeuchtet, so wird dieser Widerstand beträchtlich vermindert und ein Strom kann dann, ohne die Haut zu beschädigen, durch sie hindurch zu Muskeln und Nerven dringen.

So z. B. wird, wenn wir die Wirkung des galvanischen Stromes an uns selbst wahrzunehmen wünschen, und die Säule nicht sehr stark ist, es kaum genügend sein die Pole der Säule mit trocknen Fingern zu berühren; sobald wir aber die Finger befeuchtet haben, fühlen wir sofort einen Schlag, der bis zum Handgelenk,

Ellbogen oder selbst zur Schulter geht, je nach der Stärke des Stromes. Taucht man die Hände in verschiedene Gefässe, welche mit warmem Salzwasser gefüllt sind, und von denen das eine mit dem positiven, das andere mit dem negativen Pole in Verbindung steht, so wird man den Schlag noch weit stärker fühlen; ebenso wird eine kleine Excoriation in der Haut, und noch mehr die völlige Entfernung der Epidermis wirken.

Weber in Leipzig hat die ersten Versuche über das Leitungsvermögen des menschlichen Körpers angestellt. [1]) Er fand, dass derselbe zehn bis zwanzig Mal besser als kaltes destillirtes Wasser und 50 Millionen Mal schlechter als metallisches Kupfer leitet. Einige Zeit nachher haben auch Lenz und Ptschelnikoff in St. Petersburg, eine Reihe von Experimenten über diesen Gegenstand gemacht. [2]) Sie gebrauchten dabei Clarke's magneto-elektrischen Rotations-Apparat und wendeten zur Messung des Stromes einen Multiplikator an, welchen sie in einer Entfernung von 18 Fuss von dem Clarke'schen Apparate aufstellten, um jede Wirkung des Hufeisen-Magneten auf die Magnetnadel des Multiplikator zu vermeiden; sie beobachteten die Ablenkung der Nadel mittelst eines Fernrohres. Zwei Gefässe wurden dann mit einer gut leitenden Flüssigkeit (ein Theil Schwefelsäure auf 100 Theile Wasser) gefüllt; eines von diesen Becken war mit dem einen Pole des Clarke'schen Apparates durch einen kurzen und dicken Kupferdraht, der keinen erwähnenswerthen Leitungswiderstand darbot, verbunden; in dem anderen Becken war das eine Ende des Multiplikators angebracht, dessen anderes Ende mit dem anderen Pole des Rotationsapparates verbunden war. Das Individuum, dessen Leitungswiderstand gemessen werden sollte, tauchte dann seine Hände in die

---

[1]) Quaestiones physiologicae de phaenomenis galvano-magneticis in corpore humano observatis. Lipsiae 1836.

[2]) Ueber den Leitungswiderstand des menschlichen Körpers gegen galvanische Ströme; in Poggendorff's Annalen. Bd. 56, 1842. p. 429 ff.

beiden Becken ein, um die Kette zu schliessen, wobei also der magneto-elektrische Strom durch den menschlichen Körper zu der Magnetnadel des Multiplikators floss. Zuerst merkten sie nun die Ablenkung an, welche sie erhielten, wenn die Multiplikator-Enden ohne Dazwischenkunft eines fremden Körpers mit der Clarke'schen Inductionsspirale verbunden waren; weiterhin zeichneten sie die Ablenkung auf, welche erhalten wurde, wenn der menschliche Körper in die Kette eingeschoben war; und endlich drittens die Ablenkung, welche entstand, wenn der menschliche Körper aus der Kette ausgetreten war. Sie nahmen dann das Mittel aus der ersten und dritten Ablenkung und verglichen das Resultat mit dem Betrag der zweiten Ablenkung.

Lenz und Ptschelnikoff machten ihre Experimente an einem den sogenannten arbeitenden Classen angehörigen Individuum, an zwei Personen aus der „guten Gesellschaft", an einem Knaben von sieben Jahren, einem neunzehnjährigen Mädchen und einem jungen Burschen von 17 Jahren. Es zeigte sich dabei unwesentlich, ob der eingetauchte Theil nahe am, oder fern vom Leitungsdrahte war, indem die Verschiedenheiten, welche in den Ablenkungen der Nadel bemerkt wurden, wenn man die Lage des Drahtes änderte, nicht den zehnten Theil eines Grades betrugen. Dagegen ergab es sich, dass es vom grössten Einfluss war, eine wie grosse Oberfläche in die Flüssigkeit eingetaucht wurde. So war der Widerstand 34°,09 wenn nur der Zeigefinger in die Flüssigkeit gehalten ward; der Widerstand fiel sofort zu 19°,20, wenn ausser dem Zeigefinger auch noch der Mittelfinger eingetaucht wurde, und zu 6°,06, wenn der Betreffende die ganze Hand in das Becken hielt.

Eines der Hauptresultate dieser Untersuchungen war, dass das Leitungsvermögen des menschlichen Körpers ganz verschieden ist je nach der Beschaffenheit der leitenden Flüssigkeit, welche man anwendet. So war z. B. der Widerstand 16°,53, wenn man die Becken mit Wasser füllte, welches man aus der Newa geschöpft hatte. Setzte man einen Theil Schwefelsäure zu hundert Theilen Wasser hinzu, so verminderte sich der Widerstand sofort auf 6^{c},06. Eine kleine Excoriation, welche man an der Hand machte, liess den Widerstand auf 4^{0},81 sinken; und wenn vier Theile Schwefelsäure zu hundert Theilen Wasser hinzugesetzt wurden, so war der Widerstand nur 4^{0},37 d. h. viermal geringer als wenn man sich gewöhnlichen Wassers bediente. Es ist daher einleuchtend, dass der Widerstand des menschlichen Körpers zum grössten Theile von der Epidermis herrührt, deren Entfernung den Strom leichter eintreten lässt, was man auch dadurch erreichen kann, dass man die Haut mit einer gut leitenden Flüssigkeit befeuchtet.

Ausserdem zeigte es sich, dass der Leitungswiderstand junger Leute grösser war, als der ältlicher Individuen; dass der Leitungswiderstand von Leuten, die den unteren Ständen angehören, grösser ist als in Individuen, welche keine harten Handarbeiten zu verrichten pflegen; und dass der Leitungswiderstand der rechten Hand grösser ist als der der linkeu. Lenz und Ptschelnikoff haben berechnet, dass der Leitungswiderstand des ganzen Körpers einem Kupferdrahte von einem Millimeter Dicke und 300,010 Fuss Länge gleich war, wenn man Wasser mit einem Procent Schwefelsäure versetzt als leitende Flüssigkeit benutzte; war das Wasser aber mit vier Procent Schwefelsäure versetzt, so zeigte sich der Leitungswiderstand dem eines Kupferdrahtes von 213,000 Fuss Länge analog.

Es gibt übrigens gewisse Verschiedenheiten in der Leitungsfähigkeit verschiedener Personen und derselben Individuen zu verschiedenen Zeiten, wofür man noch keine recht befriedigende Erklärung gefunden hat. So ist es eine wohlbekannte Thatsache, dass manche Menschen die Elektricität besser leiten als andere; und dies rührt gewiss zum Theil von der grossen Verschiedenheit her, welche in der Perspiration existirt. Wenn man z. B. Flaschenschläge durch eine Anzahl von Personen gehen lässt, welche eine Kette bilden, so sind gewöhnlich Individuen in der Kette, welche die Schläge sehr wenig oder auch gar nicht fühlen und selbst die Fortpflanzung des Fluidum verhindern; während andere die Schläge ausserordentlich heftig empfinden. Dies wäre sehr leicht zu verstehen, wenn die Hände solcher Individuen, welche die Schläge nicht fühlen, ganz trocken oder ihre Epidermis sehr dick wäre; aber in vielen Fällen ist es nicht so; zuweilen beobachtet man, dass die Fortpflanzung der Elektricität durch Leute verhindert wird welche eine sehr zarte Epidermis haben, und selbst wenn die Haut absichtlich befeuchtet ist, um die Uebertragung der elektrischen Schläge zu erleichtern; wenn dasselbe Experiment an anderen Tagen wiederholt wird, fühlen dieselben Personen die Schläge sehr stark. Aehnliche Beobachtungen hat man in Bezug auf den Blitz gemacht. So kommt es nicht selten vor, dass ein einziges Individuum in einer Gruppe von Menschen vom Blitze getroffen wird, während alle anderen unberührt bleiben; und auf der anderen Seite kann eine ganze Anzahl von Personen, welche dicht gedrängt zusammenstehen, erschlagen werden, während Einer ohne Schaden davon kommt. Es ist gleichfalls Thatsache, dass manche Indianer und Neger den elektrischen Aal in ihren Händen halten können, ohne irgendwie durch die Schläge dieses Thieres belästigt zu werden, und Mr. Flagg behauptet[1]), dass, wenn eine Reihe von Personen einander bei den Händen fassen und Einer den Aal berührt, sie alle ohne Unterschied den elektrischen Schlag verspüren, wenn nicht etwa Einer unter ihnen ist, auf den der Aal keine Wirkung hat, „was — erzählt der Amerikanische Beobachter — der Fall ist mit einer sehr würdigen Dame aus meiner Bekanntschaft, welche den Fisch ungestraft in ihren Händen halten kann.“ (Es wird weiterhin bemerkt, dass diese Dame an hektischem Fieber litt).

Untersuchungen über das relative Leitungsvermögen der einzelnen Gewebe des thierischen Körpers sind erst ganz kürz-

---

[1]) Transactions of the American Philosophical Society held at Philadelphia 1786. Vol II No. 13.

lich unternommen worden. Die alten Physiologen, welche nicht über diesen Gegenstand experimentirt hatten, glaubten, dass die Nerven das am besten leitende Gewebe des thierischen Organismus seien. Es ergab sich jedoch aus den ersten Experimenten, welche Herr Person im Jahre 1830 darüber anstellte, dass die Nerven nicht besser leiten als Muskeln und andere feuchte thierische Substanzen. [1])

Im Jahre 1843 unternahm Matteucci eine Reihe von Versuchen, woraus er schloss, dass die Muskeln unter allen thierischen Geweben am besten leiten, dass das Gehirn, das Rückenmark und die Nerven in dieser Beziehung nicht sehr von einander verschieden sind und dass sie viermal schlechter leiten als die Muskeln. [2])

Matteucci's Angaben wurden ziemlich allgemein von den Physiologen und Aerzten angenommen, wir werden jedoch bald sehen, dass seine Untersuchungsmethode ungenau ist und keine correkten Resultate liefern kann. Um die relative Leitungsfähigkeit der Nerven und Muskeln zu bestimmen, nahm er eine Schicht Gehirnsubstanz, ein Stück von einem Nervus ischiadicus und ein Stück aus dem Schenkelmuskel eines vor Kurzem getödteten Kaninchens. Diese Substanzen brachte er in Theile von gleicher Dicke und liess einen constanten Strom von zwölf Batterien durch diese Kette thierischer Substanzen gehen, welche er auf einer isolirenden Glasplatte liegen hatte. Er suchte jetzt auf zweierlei Weise den verschiedenen Leitungswiderstand der Nerven und Muskeln zu bestimmen. Zuerst berührte er gleich lange Stücke von Nerven und Muskeln mit den Enden eines empfindlichen Multiplikators, welche er in gleicher Entfernung von einander hielt; und beobachtete auf diese Weise stärkere Ablenkungen der Magnetnadel, wenn er den Muskel, als

---

[1]) Sur l'hypothèse des courans électriques dans le nerfs; in Magendie, Journal de la Physiologie expérimentale. Paris 1830.

[2]) Traité des phénomènes électro-physiologiques des animaux etc. Paris 1844 p. 47; und Comptes rendus etc. 1843, 23.

wenn er den Nerven berührte; wobei die Grösse des Ausfallswinkels in umgekehrtem Verhältniss zu dem Leitungswiderstand der verschiedenen Gewebe stand. Er änderte dann die Entfernung zwischen den Multiplikator-Enden, um gleich grosse Ablenkungen der Magnetnadel zu erhalten, gleichviel ob er die Nerven oder Muskeln berührte; in diesem Falle war der Leitungswiderstand umgekehrt proportional der Länge der zwischen den Multiplikator-Enden befindlichen thierischen Substanzen; und er fand dass, um dieselbe Ablenkung der Nadel zu erhalten, er die Multiplikator-Enden einander nähern musste, wenn er die Muskeln berührte. Aus diesen Versuchen berechnete Matteucci, dass die Muskeln viermal besser leiten als die Nerven, während die Nerven etwas bessere Leiter sein sollten als das Gehirn und Rückenmark. Schlesinger in Wien hat mit einer der Matteucci'schen ähnlichen Methode Versuche angestellt, woraus er den relativen Leitungswiderstand der Nerven auf 8 und den der Muskeln auf 3 ansetzte. [1])

Die Methode Matteucci's ist jedoch durchaus nicht frei von Fehlerquellen. Schon Du Bois-Reymond hat darauf hingewiesen, dass die verschiedenen Gewebsstücke niemals genau dieselbe Länge und Dicke haben können. Ausserdem vergass Matteucci die Intensität des Stromes der Batterie zu messen, und endlich erscheint es höchst sonderbar, dass er durch seine beiden Methoden genau dieselben Resultate erhalten haben will, da bei der ersten Bestimmung die Polarisation nothwendigerweise einen Einfluss ausüben musste, während ein solcher bei der letzteren wegfällt.

Wir können desshalb Matteuccis Ergebnisse nicht als befriedigend betrachten und brauchen uns nicht zu wundern, dass, mit Hülfe einer neuen und feineren Methode, von Eckhard in Giessen ganz andere Resultate erhalten sind. [2]) Eckhard schloss

---

[1]) Die Elektricität als Heilmittel. Zeitschrift Wiener Aerzte. 1852. Juli.

[2]) Beiträge zur Anatomie und Physiologie. Giessen 1858. Bd. I. p. 57.

aus seinen Untersuchungen, dass der Leitungswiderstand der Muskeln, Sehnen, Nerven, Knorpel und Knochen nicht immer derselbe ist und zwar desswegen, weil der Wassergehalt dieser verschiedenen Gewebe veränderlich ist. In der That gibt es in dieser Beziehung nicht nur Verschiedenheiten zwischen verschiedenen Individuen derselben Species, sondern dieselben Gewebe, welche aus verschiedenen Körpertheilen desselben Individuums genommen sind, enthalten nicht dieselbe Menge Wasser. Es ist eine den Anatomen wohlbekannte Thatsache, dass der Nervus medianus am Vorderarm weniger Blutgefässe enthält als der Ischiadicus unmittelbar nach seinem Austritt aus dem Becken. Aus diesem Grunde leitet der Medianus nicht so gut wie der Ischiadicus. Ueberdies müssen wir in Betracht ziehen, dass eine mehr oder minder aktive Verdunstung des Wassers beständig in der Zeit vor sich geht, während welcher den Geweben eine solche Gestalt gegeben wird, dass sie zur Beobachtung tauglich sind, und dadurch müssen unveränderlich gewisse Schwankungen entstehen, je nach der Temperatur und dem grösseren oder gegeringeren Feuchtigkeitsgrade der atmosphärischen Luft.

Da man den thierischen Geweben nicht wohl eine solche Gestalt geben kann, dass der Längs- und Querschnitt vollkommen gleich ist — mit der einzigen Ausnahme der Musculi lumbricales und der Nerven — und dies doch für die genaue Berechnung ihres Leitungswiderstandes unumgänglich nöthig ist, so verglich Eckhard nicht auf direkte Weise den Leitungswiderstand der verschiedenen Gewebe, sondern bestimmte zuerst den Widerstand irgend eines Stückes einer thierischen Substanz; davon nahm er später einen Gyps-Abguss, formte dann ein Stück Leim, welches dem bereits untersuchten Gewebstück vollkommen gleich war, und maass endlich den Widerstand des Stückes Leim. Der Leim, welcher in diesen Experimenten angewandt wurde, hatte immer dieselbe Concentration, und die Versuche wurden nicht begonnen, bevor die verschiedenen Stücke Leim auf denselben Grad der Temperatur abgekühlt waren; die Abkühlung ging in einem mit Wasserdämpfen gefüllten Raum vor sich. Um die Leitungsfähigkeit der Muskelsubstanz zu bestimmen, nahm Eckhard Fasern aus der Leiche eines Individuums, aus welcher die Todtenstarre bereits verschwunden war; weil es früher nicht möglich ist ein Stück Leim zu bilden, welches dem Muskelstück vollkommen gleich wäre. Um ein etwaiges Zusammenschrumpfen des Muskels zu verhindern, wozu die hygroskopische Eigenschaft des Gyps Veranlassung geben könnte, überzog er die Muskelfasern mit einer Schicht von Fett bevor er den Abguss nahm. Endlich bestimmte er das Verhältniss zwischen dem Leitungswiderstande-der verschiedenen animalischen Substanzen und des Leims, und dann war es leicht, die Verschiedenheiten in der Leitungsfähigkeit der thierischen Gewebe selbst zu berechnen.

Als Strommesser wurde in diesen Untersuchungen ein Multiplikator von achttausend Windungen angewandt, und um den Einfluss der Polarisation so viel als möglich zu vermeiden, wurden Kupferdrähte, die in Glasröhren eingekittet waren und deren freie Enden in einer concentrirten Lösung von schwefelsaurem Kupferoxyd sich befanden, als Elektroden benutzt. Der Strom selbst wurde von einer einzigen Daniell'schen Zelle geliefert, deren Constanz früher untersucht worden war; Leitungsbäusche aus Fliesspapier, welche gehörig mit Eiweiss befeuchtet waren, wurden mit dem einen Ende in die Flüssigkeit eingetaucht, während ihr anderes Ende als Elektrode diente.

Eckhard merkte nun zuerst die Ablenkung der Magnetnadel an, welche er beobachtete, wenn die Kette durch die Bäusche geschlossen war. Er legte dann ein Stück von einem Muskel dazwischen, wodurch die Ablenkung verringert wurde; sie wurde noch unbedeutender, wenn ein Stück von einer Sehne die Kette schloss. Dann merkte er die Ableitungen an, welche die Nadel erlitt, wenn verschiedene Leimstücke, welche den Muskel-, Sehnenstücken u. s. w. entsprachen, in die Kette eingebracht wurden. Auf diese Weise fand er, dass die Muskeln das am besten leitende Gewebe des menschlichen Körpers sind; dass keine beträchtliche Verschiedenheit in der Leitungsfähigkeit der Nerven, Knorpel und Sehnen existirt und dass die Knochen sehr schlechte Leiter der Elektricität sind.

Setzte Eckhard den Leitungswiderstand von Fasern, die er aus dem Musculus sartorius des Menschen genommen hatte, = 1, so fand er den Widerstand der Sehne des Gastrocnemius = 1, 7 bis 1,9; der Sehne des Semitendinosus 2,2 bis 2,4, und der Sehne des Extensor carpi radialis = 2,3 bis 2,6; im Durchschnitt würden also die Sehnen einen Leitungswiderstand von 2,1 besitzen. Der Leitungswiderstand der Rippenknorpel variirte von 1,7 bis 2,4; im Durchschnitt also 2. Der Widerstand von Nerven, die man aus dem Plexus brachialis genommen hatte, war 1,9 bis 2,4; des Nervus ischiadicus 2,2. Durchschnitt: 2,1. Die compakte Knochensubstanz leitet etwa 16 bis 22mal schlechter als die Muskelsubstanz. Es ist übrigens schwer über den Leitungswiderstand der Knochen ganz ins Klare zu kommen, weil man die Knochen durchsägen muss, um Stücke zu erhalten, an denen man solche Beobachtungen anstellen kann. Sägt man aber die Knochen durch, ohne dabei eine Flüssigkeit zu gebrauchen, mit welcher man die Schnittfläche beständig befeuchtet, so wird die kleine Menge Flüssigkeit, welche in dem Knochen enthalten ist, von der Oberfläche verdunsten, in Folge der durch die Reibung entstehenden Hitze; und wenn man, während der Knochen durchsägt wird, die Fläche beständig mit Eiweiss benetzt, so steht zu befürchten, dass die Flüssigkeitsmenge dadurch künstlich vermehrt wird.

Es ergibt sich daher folgendes Resultat aus Eckhard's Untersuchungen:

Der Leitungswiderstand	der Muskeln ist	=	1
	der Knorpel	=	2
	der Sehnen	=	2,1
	der Nerven	=	2,1
	der Knochen	=	19.

Diese Zahlen entsprechen den Flüssigkeitsmengen, welche

in den thierischen Geweben enthalten sind; denn nimmt man das Mittel aus allen glaubwürdigen chemischen Analysen, welche von animalischen Substanzen gemacht sind, so finden wir, dass

die Muskeln 76% Wasser enthalten,
die Knorpel 62,5,
die Sehnen 62,
die Nerven 52,5,
die Knochen 5.

Wenn diese Zahlen nicht vollkommen mit einander übereinstimmen, so muss man dabei bedenken, dass die Leitungsfähigkeit der Gewebe nicht ausschliesslich von ihrem Wassergehalt, sondern auch von der Menge der in ihnen enthaltenen Salze abhängt.

Es bleibt uns schliesslich noch übrig einige Worte über die lokomotive Kraft des constanten Stromes zu sagen. Es ist nämlich eine zuerst von Porret erwiesene Thatsache, dass der Volta'sche Strom Flüssigkeiten unzersetzt durch eine poröse Scheidewand vom positiven zum negativen Pole transportiren kann. Porret experimentirte in der Weise, dass er ein Gefäss mittelst einer Scheidewand von thierischer Blase in zwei Fächer theilte, beide mit Wasser füllte und den positiven Pol der Säule mit dem einen, den negativen mit dem anderen Fach in Verbindung setzte. Kurze Zeit nachdem diese Verbindung hergestellt war, bemerkte er, dass das Wasser aus dem positiven Fach in das negative getrieben wurde, wobei es den Widerstand der Blase überwand, und sich in dem negativen Fach auf einem weit höheren Niveau erhielt. Die Erscheinung ist jedoch nur dann frappant, so lange man eine schlecht leitende Flüssigkeit anwendet; versetzt man das Wasser mit Schwefelsäure, so beobachtet man sie nicht mehr. Es ergibt sich daraus, dass eine Flüssigkeit, welche von einem elektrischen Strome durcheilt wird, die Tendenz hat von dem positiven nach dem negativen Pole zu wandern, vorausgesetzt, dass sie einen gewissen Leitungswiderstand besitzt. Die Menge der Flüssigkeit, welche auf diese

Weise in einer bestimmten Zeiteinheit transportirt wird, steht in geradem Verhältniss zu der Intensität des Stromes; und Flüssigkeiten, welche sehr gut leiten, wie diluirte Schwefelsäure, werden nicht in messbaren Mengen übergeführt.

Weitere Experimente über diesen Gegenstand sind besonders von Berzelius, Sir Humphrey Davy, Fabré-Palaprat und Wiedemann vorgenommen worden. Berzelius fand, dass wenn er eine Chlorkalklösung in das positive Fach einer Röhre brachte und destillirtes Wasser in das negative Fach, Kalk im destillirten Wasser auftrat. Davy's Untersuchungen ergaben ähnliche Resultate. Die Experimente, welche Fabré-Palaprat und Andere mit der Ueberführung von Arzneistoffen mittelst des constanten Stromes gemacht haben, werden wir in dem therapeutischen Theile berücksichtigen. Hier wollen wir nur noch der Untersuchungen Wiedemann's Erwähnung thun, [1]) welche ergaben, dass alle Flüssigkeiten sich vom positiven zum negativen Pole der Säule bewegen, dass die in der Zeiteinheit durch eine poröse Wand fortgeführte Flüssigkeitsmenge in gradem Verhältniss zu der Intensität des Stromes steht, aber von der Oberfläche und Dicke der porösen Wand unabhängig ist; dass die Flüssigkeitsmenge sich mit der Natur der Flüssigkeiten ändert und unter sonst gleichen Verhältnissen um so grösser ist, je geringer das Leitungsvermögen derselben ist; dass die bewegende Kraft des galvanischen Stromes, gemessen durch eine Druckhöhe, welche der Fortführung der Flüssigkeit durch denselben das Gleichgewicht hält, in geradem Verhältniss zur Intensität des Stromes und der Dicke der porösen Scheidewand, und in umgekehrtem Verhältniss zur Oberfläche der letzteren steht; endlich dass die Druckhöhe bei verschiedenen Flüssigkeiten, unter sonst gleichen Verhältnissen, dem Leitungswiderstande derselben direkt proportional ist. Es ist also klar, dass der Strom

---

[1]) Poggendorff's Annalen Bd. 87 p. 321 und Bd. 99 p. 177.

eine besondere mechanische, rein lokomotive Kraft besitzt, welche von seiner elektrolytischen Kraft verschieden ist.

B. Der Elektro-Magnetismus.

Erscheinungen, welche auf die innige Verwandtschaft hinweisen, die zwischen der Elektricität und dem Magnetismus besteht, hat man schon vor Jahrhunderten beobachtet. Man fand, dass hin und wieder Stahl- und Eisenmassen durch den Blitz magnetisirt wurden; traf der Blitz Uhren, so blieben diese stehen und gingen nicht eher wieder, als bis aller im Uhrwerke befindliche Stahl, welcher durch den Blitz magnetisirt war, herausgenommen und durch nicht-magnetisirten Stahl ersetzt war; fiel der Blitz auf Schiffe, so veränderte er die Pole des Compasses, ein Umstand, welcher in einigen Fällen unheilvolle Folgen für Seefahrer gehabt hat, die nach der entgegengesetzten Richtung steuernd auf Riffe geworfen wurden, von denen sie sich mit vollen Segeln zu entfernen glaubten.

Es war jedoch erst im Jahre 1819, dass ein dänischer Forscher, Oersted, die erste wissenschaftliche Beobachtung über die Wirkung der Elektricität auf einen Magneten machte. Er fand, dass, wenn die beiden Pole einer galvanischen Batterie mittelst eines Leitungsdrahtes verbunden waren, den man genau oberhalb oder unterhalb einer Magnetnadel angebracht hatte, die Nadel augenblicklich abgelenkt wurde, und zwar stand der Ausfallswinkel in gradem Verhältniss zu der Kraft des Stromes der Batterie und in umgekehrtem Verhältniss zu der Entfernung zwischen Nadel und Draht. Die Nadel hat die Tendenz sich in einen rechten Winkel mit dem Leitungsdrahte zu stellen und erreicht diese Stellung auch wirklich, wenn der Strom der Batterie sehr stark und die Nadel dem Drahte sehr nahe ist.

Bald darauf wies Ampère nach, dass es der Erdmagnetismus ist, welcher nicht zulässt, dass die Magnetnadel der Stromeswirkung ganz gehorcht, indem sein Einfluss beständig die

Nadel in die Ebene des magnetischen Meridians zurückzuführen strebt. Um diesem Uebelstande abzuhelfen, construirte er die sogenannte astatische Nadel, welche aus zwei mit einander parallel gestellten Magnetnadeln besteht, wodurch der Einfluss der Erdkugel mehr oder weniger aufgehoben wird. Es ist übrigens leicht einzusehen, dass die beiden Nadeln unter keinen Umständen einander vollkommen gleich sein, noch in zwei ganz parallelen Richtungen stehen, nach auch endlich absolut dieselbe Menge Magnetismus besitzen können, und aus diesem Grund wird die Erdkugel immer noch eine gewisse Wirkung auf das astatische System ausüben. Unzweifelhaft aber ist die Wirkung eines elektrischen Stromes auf eine doppelte Nadel weit stärker als auf eine einfache; und ein sehr schwacher Strom, welcher nicht im Stande ist eine einfache Nadel abzulenken, wird eine bedeutende Wirkung auf das astatische System ausüben, besonders wenn der Draht, durch welchen der Strom geht, gebogen wird, so dass er sich nicht mehr oberhalb oder unterhalb der Nadel befindet, sondern zwei parallele Theile bildet, zwischen denen die Nadel aufgehängt ist; es ist selbstverständlich, dass man bei dieser Anordnung einen Uebergang des Stromes von der einen zu der anderen Windung verhüten muss, was leicht dadurch geschehen kann, dass man den Draht mit einer isolirenden Hülle von Seide oder Gutta-Percha überzieht. Hat man zwei solche Windungen, so ist die Wirkung des Stromes auf die Nadel zweimal so stark, als wenn der Draht nur oberhalb oder unterhalb der Nadel sich befunden hätte; und jede weitere Drahtwindung wird daher im Verhältniss die Wirkung des Stromes auf die Nadel steigern. Auf diesem Princip beruht die Construktion des Multiplikators, welcher von einem deutschen Naturforscher, Namens Schweigger erfunden und von dem Italiäner Nobili zuerst in elektro-physiologischen Untersuchungen benutzt wurde. Du Bois-Reymond gebührt das Verdienst, zuerst ausserordentlich empfindliche Multiplikatoren construirt zu haben (mit mehr als 24,000 Windungen), mit deren Hülfe er die Anwesenheit von elektrischen Strömen in fast allen Geweben des lebenden thierischen Organismus nachzuweisen im Stande war.

Bald nachdem Oersted's Entdeckung bekannt geworden war, fand Arago, dass der elektrische Strom eine beträchtliche magnetische Kraft in Stücken von weichem Eisen, Stahl und anderen magnetischen Körpern entwickelte, welche eine solche früher nicht besassen. Er sah, dass, wenn ein feiner Eisendraht von einem starken Strome durchflossen wurde, er die Fähigkeit erhielt, Eisenfeilspähne anzuziehen; diese letzteren fielen aber sofort wieder ab, wenn der Strom nicht mehr durch den Draht ging. Arago gelang es auch Nadeln, durch starke Schläge einer Leyden'schen Flasche zu magnetisiren. Rollt man einen mit Seide oder Gutta-Percha umwickelten Kupferdraht in der Form einer Spirale um eine Stange von weichem Eisen, und lässt dann einen elektrischen Strom durch den Draht gehen, so wird das Eisen ein starker Magnet. Diese temporären Magneten nennt man auch Elektro-Magneten, um sie von den permanenten Stahl-Magneten zu unterscheiden. Weiches Eisen gewinnt sehr schnell Magnetismus durch einen elektrischen Strom, und verliert ihn ebenso schnell wieder. Um die durch den elektrischen Strom in weichem Eisen entstehende magnetische Kraft zu demonstriren, pflegt man der Eisenstange die Form eines Hufeisens zu geben, da die Pole eines solchen Magneten sehr nahe aneinander sind.

Dies war der Standpunkt der Wissenschaft, als Faraday im Jahre 1831 entdeckte, dass ein elektrischer Strom, ebenso wie ein Magnet, durch Induktion elektrische Ströme in Leitungsdrähten entwickeln kann. Das Fundamental-Experiment ist folgendes: Man nimmt zwei Leitungsdrähte, welche mit einander parallel und sehr nahe bei einander auf einer isolirenden Platte angebracht sind; die beiden Enden des ersten Drahtes werden mit den Polen einer galvanischen Batterie verbunden, während die Enden des zweiten Drahtes mit den Enden eines Multiplikators in Verbindung gesetzt werden, damit man mittelst der Nadel die elektrischen Vorgänge in den Dräthen beurtheilen kann. In dem Augenblick, wo man den Strom der Batterie durch den ersten Draht gehen lässt, wird die Nadel des Multiplikators, welcher mit dem zweiten Drahte in Verbindung steht, abgelenkt, schwankt dann etwas hin und her und kommt endlich wieder zur Ruhe, in welchem Zustande sie ungestört verharrt, so lange der Strom der Batterie durch den Draht fliesst. Sowie man aber die Verbindung zwischen der Batterie und dem ersten Drahte unterbricht, erleidet die Nadel eine neue Ablenkung, und zwar in entgegengesetzter Richtung zu der früheren. Daraus folgt unwiderleglich, dass der galvanische Strom, welcher den ersten Draht durchfliesst, in dem Momente, in welchem er beginnt und in dem Momente, in welchem er unterbrochen wird, einen elektrischen Strom von augenblicklicher Dauer inducirt. Der Multiplikator zeigt übrigens nicht nur die Existenz, sondern auch die Richtung der verschiedenen Ströme an, so sieht man, dass die Richtung des Stromes, welcher beim Kettenschluss im zweiten Drahte inducirt wird, dem Strome der Batterie entgegengesetzt ist, während die Richtung des beim Oeffnen der Kette im zweiten Drahte inducirten Stromes dieselbe ist wie die Richtung des Stromes der Batterie. Man kann die Spannung dieser Ströme von augenblicklicher Dauer sehr beträchtlich erhöhen, wenn man sehr lange Kupferdrähte benutzt, die mit Seide oder Guttapercha umsponnen sind und so um einen hölzernen Cylinder gerollt werden, dass sie zwei Spiralen bilden; wobei man jedoch Sorge tragen muss, dass die Drahtwindungen sehr nahe an einander befindlich sind.

Weiterhin kann man die Stärke der Induktionsströme um ein Bedeutendes erhöhen, wenn man in die Höhle des Cylinders Stücke von weichem Eisen einbringt, welche unter dem Einfluss des Stromes der Batterie magnetisch werden und dadurch neue elektrische Ströme in den beiden Drähten erzeugen; gerade so wie man elektrische Ströme in Drähten durch permanente Stahl-

Magneten induciren kann. Die Ströme, welche durch den Magnetismus des weichen Eisens entstehen, sind ebenso von augenblicklicher Dauer wie die Ströme, welche durch den inducirenden Strom der Batterie entwickelt werden. Sie sind nicht vorhanden, während das weiche Eisen magnetisch ist, sondern blos in dem Moment, wann das weiche Eisen seinen Magnetismus erlangt und verliert. Die Demagnetisirung des weichen Eisens hat daher dieselbe Wirkung wie das Oeffnen der galvanischen Kette, insofern dadurch ein inducirter Strom von augenblicklicher Dauer entsteht.

Die Fähigkeit des Elektro-Magneten, die Intensität der Induktions-Ströme zu erhöhen, ist verschieden nach der Gestalt und Menge des Eisens. Es ist hinreichend ein einziges Stück oder einen hohlen Cylinder von weichem Eisen zu haben, um welchen die Drähte gewunden sind; schon dies erhöht die Stromesstärke um ein Beträchtliches; die Wirkung wird aber bedeutender, wenn wir ein Bündel von Eisendrähten nehmen; und noch grösser, wenn diese Drähte durch Firniss von einander isolirt sind. Man glaubte früher, dass dies dem Umstande zuzuschreiben sei, dass die Eisendrähte weicher seien als ein Cylinder, und dass sie desshalb stärker magnetisirt wurden. Wir wissen aber durch die Untersuchungen von Magnus in Berlin, dass dies nicht der Fall ist, indem der Magnetismus eines Cylinders eben so stark ist wie der eines Drahtbündels von gleichem Volumen; und dass die Wirkung nur desswegen grösser ist, weil das Drahtbündel nicht so gut leitet wie der Cylinder. Wenn nämlich die Pole der Batterie mit der Drahtspirale in Verbindung gesetzt sind, so entstehen Ströme von augenblicklicher Dauer in dem weichen Eisen eben so wohl wie in den Drähten, welche um dasselbe gewunden sind. Nun verzögert der Strom, welcher in dem weichen Eisen beim Oeffnen der Kette entsteht, die Demagnetisirung des weichen Eisens in erheblicher Weise; der Magnetismus des weichen Eisens wird daher viel leicher und schneller verschwinden, wenn man das Entstehen von Strömen in dem weichen Eisen so viel als möglich zu verhindern sucht. Je schneller die Demagnetisirung des weichen Eisens stattfindet, um so beträchtlicher wird die inducirende Wirkung desselben sein. Es ist einleuchtend, dass elektrische Ströme am leichtesten in einem soliden Stück von weichem Eisen, nicht so leicht in einem Drahtbündel entstehen werden, und am schwersten, wenn diese Drähte durch Firniss isolirt sind.

Die Untersuchungen von Dove haben ergeben, dass die Stärke eines inducirten Stromes sich bedeutend vermindert, wenn man den Elektro-Magneten mit einer geschlossenen Hülle aus einem nicht-magnetischen Metall bedeckt (Messing oder Kupfer.) Dies rührt von der Entwicklung inducirter Ströme in der Metallhülle selbst her, wodurch die Wirkung des Elektro-Magneten aufgehoben wird. Die Metallhülle verhindert die Wirkung des Stromes auf das Galvanometer nicht, verringert aber die magnetischen und physiologischen Wirkungen des Stromes um ein Beträchtliches. Hieraus kann man zwei wichtige Schlüsse ziehen; nämlich erstens, dass eine Metallhülle, welche den Elektro-Magneten bedeckt, in der Physiologie und Therapie als Regulator der Intensität des Stromes benutzt werden kann; und zweitens, dass das Galvanometer nicht die Intensität der physiologischen Wirkungen der Induktions-Ströme anzeigt.

Der erste Draht der Induktions-Spirale, dessen Enden mit den Polen der Batterie in Verbindung gesetzt sind, ist verhältmässig kurz und dick, da der inducirende Strom der Batterie, welcher darin fliesst, gewöhnlich von einer einzigen Zelle geliefert wird, und der Widerstand des Leitungsdrahtes gering sein muss, wenn ein kräftiger Elektro-Magnet durch den Strom erzeugt werden soll. Wir haben übrigens in dem kurzen und dicken Drahte nicht nur den inducirenden Strom der Batterie, sondern noch einen anderen Strom, welcher weit stärker ist und durch die Wechselwirkung der Windungen des kurzen und dicken Drahtes auf einander entsteht. Dieser Strom wird blos dann erzeugt, wenn die Drahtwindungen einander sehr nahe sind, und dieselben dienen dann zu gleicher Zeit als inducirender und inducirter Körper. Dieser Strom, welchen Faraday Extra-Strom genannt hat, entsteht nicht blos beim Kettenschluss, sondern auch im Augenblick, wann man die Kette öffnet. Seine Richtung ist beim Kettenschluss der Richtung des Stromes der Batterie entgegengesetzt, und beim Oeffnen der Kette dieser gleich. Seine Stärke wird gleichfalls durch die Anwesenheit von weichem Eisen im Innern der Spirale erhöht; er ist im Stande die Magnetnadel abzulenken, Wasser zu zersetzen und erzeugt Funken, Erschütterungen und Hitze. Der Extrastrom rührt von der Induktion durch seine eigenen Windungen und durch den Elektro-Magneten her; der im zweiten Drahte inducirte Strom von der Induktion durch den Strom der Batterie und durch den Elektro-Magneten. Seine Richtung ist der des Extra-Stromes vollkommen gleich.

Die Untersuchungen eines Amerikanischen Naturforschers, Henry von Princetown haben ergeben, dass die Wirkung der Induktion nicht auf zwei Spiralen beschränkt ist; sondern dass ein in dem zweiten Drahte inducirter Strom in einer dritten Spirale einen neuen Strom erregen kann, wenn die dritte in der Nähe der zweiten angebracht wird, dass der im dritten Drahte inducirte Strom einen Strom in einer vierten Spirale erregen kann, u. s. w. Henry hat auch versucht die Richtung dieser Ströme höherer Ordnung zu bestimmen, welche im dritten, vierten und fünften Drahte inducirt werden, und fand, dass wenn der in der zweiten Spirale inducirte Strom positiv ist, der Strom des dritten Drahtes wieder positiv wird, der des vierten aber negativ, der des fünften dann wieder positiv u. s. w.

Die Intensität der Induktions-Ströme hängt zuvörderst von der Stärke des inducirenden Stromes der Batterie ab; ist dieser letztere schwach, so ist er nicht im Stande einen starken Magnetismus in dem weichen Eisen zu entwickeln, und der Extra-Strom sowohl als der im zweiten Drahte inducirte Strom sind dann von geringer Spannung. Sie hängt ausserdem von dem Querschnitt, der Anzahl der Windungen und der mehr oder minder vollkommenen Isolirung der Drähte ab; die Stärke des Stromes steht nämlich in geradem Verhältniss zu der Anzahl der Windungen und der Vollkommenheit der Isolirung, und im umgekehrten Verhältniss zu dem Querschnitt des Drahtes; der Strom wird daher um so stärker sein, je länger und feiner der Draht und je vollkommener derselbe isolirt ist. Endlich hängt die Intensität der Induktions-Ströme von der Menge und dem mehr oder weniger isolirten Zustande des weichen Eisens im Centrum der Spirale ab.

Ein inducirter Strom unterscheidet sich von einem constanten galvanischen Strome zuvörderst dadurch, dass er von augenblicklicher Dauer ist. Diesem Umstande sind die bedeutenden physiologischen Wirkungen des inducirten Stromes, besonders auf die motorischen Nerven und Muskeln zuzuschreiben; da, wie wir später sehen werden, die motorischen Nerven und Muskeln nicht durch eine geschlossene Kette, sondern durch Schwankungen in der Dichtigkeit des Stromes erregt werden. Andererseits unterscheiden sich Induktions-Ströme von dem constanten galvanischen Strome dadurch, dass die Richtung des letzteren immer dieselbe bleibt, während der erstere abwechselnd in verschiedenen Richtungen sich bewegt; in der That sehen wir aus den Ablenkungen der Magnetnadel, dass der im zweiten Drahte inducirte Strom beim Schluss der Kette eine entgegengesetzte Richtung zu der hat, welche er beim Oeffnen der Kette einschlägt. Aus diesem Umstande erklärt sich die eigenthümliche chemische Wirkung des inducirten Stromes. Wir wissen nämlich, dass, wenn man das Wasser durch einen constanten galvanischen Strom zersetzt, der Wasserstoff unveränderlich am negativen, und der Sauerstoff am positiven Pole erscheint. Dies ist aber nicht der Fall, wenn man Wasser durch Induktions-Ströme zersetzt; da nämlich jeder Draht abwechselnd als positiver und negativer Pol dient, so erscheinen Sauerstoff und

Wasserstoff an jedem der beiden Pole; diese Gase bilden daher eine explosive Mischung, und wenn die Induktions-Ströme sehr schnell auf einander folgen, so mag es selbst vorkommen, dass, indem beide Gase gleichzeitig auftreten und beide in statu nascenti sind, sie sich sofort wieder vereinigen und Wazser bilden, so dass das Wasser scheinbar gar nicht durch den Induktions-Strom zersetzt wird. Taucht man Platinplatten in Wasser ein, und sendet dann Induktions-Ströme in rascher Aufeinanderfolge hindurch, so wird Wasserstoff und Sauerstoff frei; dieser Sauerstoff in statu nascenti oxydirt das Platin; Platinoxyd aber wird im nächsten Augenblicke wieder zu metallischem Platin reducirt, da der gleichfalls in statu nascenti befindliche Wasserstoff es angreift; auf diese Weise kommt es zu einer Reihe von Oxydationen und Reduktionen des Metalles, so dass endlich die Platinplatten mit einem schwarzen Pulver bedeckt erscheinen, welches sehr fein vertheiltes metallisches Platin ist. Ein weiteres sehr elegantes Experiment, um zu beweisen, dass Induktions-Ströme abwechselnd in verschiedenen Richtungen sich bewegen, ist, eine Lösung von Jodkali und Stärke in die Kette zu bringen; die blaue Farbe, welche das Freiwerden des Jods anzeigt, wird dann binnen Kurzem an jedem der beiden Pole erscheinen, während, wenn wir das eben genannte Salz durch den constanten galvanischen Strom zersetzen, die blaue Farbe nur am positiren Pole auftritt.

Es könnte daher irrthümlich erscheinen, von einem permanenten positiven und negativen Pole in einem zu physiologischen und therapeutischen Zwecken angewandten Induktions-Apparate zu sprechen. Dies ist in der That die Ansicht des Verfassers eines vor Kurzem erschienenen ausgezeichneten Werkes über Elektricität[1]), welcher die Verschiedenheit in der physiologischen und therapeutischen Wirkung des Extra-Stromes (von dem er

---

[1]) A Treatise on Electricity, in Theory and Practice, by M. A. de la Rive. Translated by Charles Walker. London 1858 Vol. III p. 603.

glaubt, dass er bloss beim Oeffnen der Kette entstände) und des im zweiten Drahtes inducirten Stromes theilweise durch zu erklären sucht, dass die Richtung des Extra-Stromes immer die gleiche bleibe, während der Strom des feinen Drahtes abwechselnd in verschiedenen Richtungen sich bewege. Dabei hat aber Herr de la Rive die Thatsache übersehen, dass der beim Kettenschluss entstehende Induktions-Strom eine, am Menschen wenigstens, nicht wahrnehmbare physiologische Wirkung hat, sondern dass eine solche nur dem beim Oeffnen der Kette inducirten Strome zukommt. Wir sind daher genöthigt, wenn wir Induktions-Ströme in der Physiologie und Therapie anwenden, nur den beim Oeffnen der Kette inducirten Strom in Anschlag zu bringen; und dieser hat, wie man sich erinnern wird, eine Richtung, welche der des inducirenden Stromes der Batterie gleich ist.

Wir haben jetzt die durch Volta'sche Elektricität entstehenden Induktions-Erscheinungen in ihren Hauptzügen betrachtet und gehen nun zu einer kurzen Besprechung der gleichfalls von Faraday entdekten magneto-elektrischen Ströme über.

Wenn man den Pol eines gewöhnlichen Magneten dem einen Ende eines Kupferdrahtes nähert, welcher mit Seide oder Guttapercha umsponnen und in der Form einer Spirale um einen hölzernen Cylinder gewunden ist, so wird die Nadel eines Galvanometers, welches mit den Enden dieses Drahtes in Verbindung steht, sofort abgelenkt. So lange der Magnet in derselben Stellung bleibt, erleidet die Nadel keine weitere Störung; so wie man aber den Magneten fortzieht, bemerkt man eine zweite Ablenkung derselben, welche die Existenz eines neuen elektrischen Stromes von augenblicklicher Dauer anzeigt, der in dem Drahte entsteht und eine dem ersten entgegengesetzte Richtung hat. Man nennt den Strom, welcher durch einen permanenten Stahlmagneten entsteht, den magneto-elektrischen Strom, zum Unterschiede von dem elektro-magnetischen Strom, der durch Volta'sche Elektricität entsteht. Um eine Aufeinanderfolge solcher Ströme zu erhalten, muss man den Magneten den Drahtwindungen beständig nähern und wieder von ihnen fortziehen. Will man eine sehr schnelle Aufeinanderfolge, so lässt man den Magneten nicht unmittelbar auf die Drähte einwirken, sondern umgiebt einen weichen Eisenkern, welcher die Form eines Hufeisens hat, mit Drähten, und dreht ihn vor den Polen eines fixirten Magneten mittelst eines Rades, welches mit einer ewigen Kette in Verbindung steht. Durch jede Drehung des Rades werden die beiden Aeste des Eisens vor den Polen des Magneten vorübergeführt; jedesmal entsteht dadurch Magnetisirung und Demagnetisirung des weichen Eisens, und durch die plötzliche Veränderung in dem magnetischen Zustande des letzteren entsteht ein elektrischer Strom, sowohl in dem Augenblicke wenn man es dem Magneten nähert, als wenn man es von demselben fortzieht. Die Intensität des magneto-elektrischen Stromes hängt von der Kraft des permanenten Magneten, von der Anzahl der Drahtwindungen und dem Querschnitt des Drahtes ab, welcher um das weiche Eisen gewunden ist; endlich auch von der Entfernung des Eisens von den Polen des Magneten und von der Schnelligkeit, mit welcher das Rad gedreht wird. Die physiologische Wirkung entsteht sowohl beim Kettenschluss, als auch beim Oeffnen der Kette; in dem letzteren Falle ist die Wirkung stärker; aber der Unterschied ist nicht so gross wie in dem Volta-elektrischen Strome. Will man daher den beständigen Wechsel der Stromesrichtung vermeiden, und mit Strömen operiren, welche immer in derselben Richtung fliessen, so kann man ein Rad anwenden, dessen Zähne abwechselnd von Metall und Elfenbein sind, so dass blos einer von den beiden inducirten Strömen gesammelt wird.

Endlich wollen wir noch einige Worte über derivirte Ströme sagen. Wenn man in einer geschlossenen Kette zwei Punkte durch einen zweiter Conduktor in Verbindung setzt, so entsteht eine Derivation oder Ableitung des Stromes; man nennt nun den Strom, wie er vor der Derivation existirte, den primitivon Strom, den zweiten Conduktor Derivations-Draht, und den Theil des Stromes, welcher durch diesen Draht fliesst, den derivirten Strom. Es ist einleuchtend, dass die Intensität eines derivirten Stromes unter allen Umständen unendlich viel schwächer sein wird, als die des primitiven Stromes.

III. Die thierische Elektricität.

Die Physiologie lehrt uns, dass thierisches Leben nicht möglich ist, ohne dass beständig Störungen in dem Gleichgewicht der kleinsten Theile des Körpers auftreten; und da wir wissen, dass solche Störungen immer von Elektricitätsentwickelung begleitet sind, so ist das Vorhandensein elektrischer Ströme in dem lebenden thierischen Körper selbstverständlich.

Die Römer wussten bereits, dass man Erschütterungen empfindet, wenn man gewisse Fische anfasst, und sie wandten dieselben zur Heilung von Kopfschmerzen und Gicht an. Am besten bekannt von diesen Fischen ist der Torpedo oder Zitterrochen und der Gymnotus oder elektrische Aal. Man findet den Torpedo häufig im Mittelländischen Meere, und die Herren Davy, Savi, Matteucci und Kölliker haben ihn einer genauen Untersuchung unterzogen; der Gymnotus kommt in Surinam, besonders in den Teichen von Bera und Rastro vor, und ist hauptsächlich durch die Schilderungen von Alexander von Humboldt bekannt geworden.

Berührt man einen elektrischen Fisch an irgend einem Theile seines Körpers, besonders aber an seinen Flossen, so giebt er einen heftigen Schlag, gleich dem einer Leyden'schen Flasche. Um die Erschütterung zu empfinden, kann man den Fisch entweder mit der Hand oder mit einem guten Leiter der Elektricität, z. B. einem Metallstabe, berühren; die Erschütterungen verbreiten sich auch sehr weit in dem Wasser, in welchem der Fisch sich befindet; berührt man ihn aber mit Glas oder Harz, so empfindet man die Erschütterung nicht.

Die Elektricität dieser Thiere besitzt alle Eigenschaften der auf künstliche Weise entwickelten Elektricität; man kann Funken aus diesen Fischen ziehen, Stahlnadeln durch sie magnetisiren, Wasser, salpetersaures Silberoxyd, Jodkali und andere Salze dadurch zersetzen, und bringt man einen Multiplikator in die Kette, so erleidet die Magnetnadel sofort eine beträchtliche Ablenkung, so dass man leicht die Stromesrichtung bestimmen kann. Die Elektricitätsmenge, welche von diesen Fischen entwickelt wird, steht in geradem Verhältniss zu der Energie, mit welcher der Kreislauf und die Respiration in diesen Thieren vor sich geht. Wenn sie zahlreiche und kraftvolle Schläge ertheilt haben, so bedürfen sie langer Ruhe und vieler Nahrung, um von Neuem einen Vorrath von galvanischer Kraft aufzuspeichern.

Der Zitterrochen, welcher meistentheils keine beträchtliche Grösse erreicht, besitzt ein besonderes Organ in welchem die Elektricität gebildet wird; es besteht aus kleinen häutigen Prismen, welche wie die Zellen einer Scheibe Honig gegen einander gepackt sind. Diese Prismen sind durch horizontale Scheidewände in kleine Zellen abgetheilt, welche mit einer eiweissartigen Flüssigkeit gefüllt sind. Diese Anordnung des elektrischen Organs zeigt die grösste Aehnlichkeit mit der Construktion der Volta'schen Säule; in der That stellt das elektrische Organ des Torpedo eine wahre Volta'sche Säule dar, indem es aus eine Reihe von festen Scheidewänden besteht, welche an der einen Fläche positiv und an der anderen negativ sind; wobei eine leitende elektrolytische Flüssigkeit sich zwischen den Scheidewänden befindet.

Die Zellen des elektrischen Organs sind von zahlreichen Nervenfäden durchsetzt, welche aus vier grossen Nervenbündeln entstehen; diese letzteren entspringen aus dem vierten Gehirnlappen, in welchem die elektrische Kraft residirt. Reizt man diesen Lappen, so erfolgen sehr starke Entladungen, selbst wenn das Thier allem Anscheine nach todt ist; d. h. wenn man durch

Schneiden, Stechen oder Kneifen, weder Erschütterungen noch Bewegungen in ihm hervorrufen kann. Ist dieser Lappen einmal zerstört, so hören die elektrischen Entladungen bald auf; dies ist auch dann der Fall, wenn die Verbindung zwischen dem Gehirn und dem elektrischen Organ dadurch unterbrochen wird, dass man die Nerven zerschneidet oder zusammenschnürt, obwohl, wenn man die zarten Nervenfäden reizt, mit welchen dieses Organ versehen ist, man noch elektrische Wirkungen erhalten kann, nachdem diese Verbindung schon eine Zeitlang zerstört gewesen ist. Die letzten Verzweigungen dieser Nerven sind sehr blass und zart; sie anastomosiren in allen Richtungen und bilden ein sehr feines Netzwerk, welches durch fast alle Reagentien zerstört wird, welche man bei mikroskopischen Beobachtungen anzuwenden pflegt; die Dichtigkeit dieses Netzwerkes steht mit der Funktion des elektrischen Organes in genauem Zusammenhang. Die elektrischen Wirkungen verschwinden sofort, wenn man das in den Zellen des Organes enthaltene Eiweiss künstlich zur Gerinnung bringt, also wenn man es kocht oder Salpetersäure dazu giesst; solange das Albumen aber flüssig bleibt, wird man noch Erschütterungen wahrnehmen, selbst wenn man das Organ durchschneidet.

Solange der Torpedo frisch ist, fühlt man überall Erschütterungen, an welchem Punkte seines Körpers man das Thier auch berühren mag; ist es aber müde geworden, und bringt man nun präparirte Froschschenkel auf verschiedene Stellen des Leibes, so sieht man, dass nur diejenigen Schenkel zucken, welche man auf Hautstellen gelegt hat, die über dem elektrischen Organe befindlich sind. Die Richtung des Stromes geht von dem Rücken zum Bauch des Thieres; indem alle oberen Flächen der Prismen mit positiver, und die unteren mit negativer Elektricität geladen sind.

Die Fische theilen die elektrischen Schläge entweder willkürlich aus, um Thiere zu tödten, von denen sie sich nähren wollen; oder die Entladungen erfolgen auf reflektorischem Wege.

Wird der Fisch nämlich an irgend einem Punkte der Haut berührt, so pflanzt sich der Reiz augenblicklich von den sensibeln Hautnerven zum Gehirn fort, und von dem vierten Gehirnlappen erfolgt der Reflex auf das elektrische Organ mittelst der vier grossen Nervenbündel, welche den elektrischen Lappen mit dem elektrischen Organ verbinden; ganz so wie in anderen Thieren Muskelcontraktionen entweder durch den Willen des Thieres oder durch Reflexwirkung entstehen, wenn die sensibeln Nerven gereizt worden sind.

Die elektrischen Schläge, welche der Gymnotus oder Surinam-Aal austheilt, sind weit kraftvoller als die Entladungen des Torpedo. Der elektrische Aal ist gewöhnlich fünf bis sechs Fuss lang. Humboldt berichtet, dass diese Thiere auf einen Schlag Pferde und Maulthiere tödten können, und dass es vor einiger Zeit nöthig wurde, den Weg von Urituku durch die Steppe zu verlegen, weil die Aale sich in einem Bache in so erstaunlichen Mengen angesammelt hatten, dass alljährlich eine grosse Zahl von Pferden durch die elektrischen Schläge betäubt und in der Furth ertränkt wurden. Wenn die Entladung durch eine Kette von Personen stattfindet, so fühlen Alle eine sehr heftige Erschütterung.

Der Gymnotus besitzt ein elektrisches Organ, wie der Zitterrochen, welches gleichfalls aus einer grossen Zahl von Prismen besteht, welche Volta'schen Säulen ähnlich sind. Während aber in dem Torpedo die Richtung des Stromes von dem Rücken nach dem Bauche geht, ist sie in dem Surinam-Aal vom Kopf zum Schwanz; positive Elektricität ist nämlich an dem vorderen Theile und negative Elektricität and dem hinteren Theile des Körpers angehäuft. Berührt man das Thier am Kopf und der Mitte des Körpers, oder an dem Schwanz und der Mitte des Körpers, so ist der Schlag nur halb so stark wie der, welchen man empfindet, wenn man sowohl Kopf als Schwanz berührt.

Im Zitterrochen sind 940 Reihen von Scheidewänden, wovon jede Reihe für sich 2000 einzelne Scheidewände enthält; in dem elektrischen Aal finden sich nur 96 Reihen von Scheidewänden und jede von diesen enthält 4000 einzelne Scheidewände. Der Zitterrochen besitzt daher im Ganzen 1,880,000 Scheidewände und der Gymnotus nur 374,000. Nichtsdestoweniger sind die Erschütterungen, welche von dem Letzteren gegeben werden, weit kraftvoller, als die Schläge des Ersteren, was davon herrührt, dass die Scheidewände in dem elektrischen Organ des Surinam-Aal's eine grössere Oberfläche haben. Seine elektrische Kraft residirt gleichfalls im Gehirn, wie die Untersuchungen von Alexander von Humboldt ergeben haben, wir wissen aber noch nicht, ob es in diesem Fisch auch einen besonderen elektrischen Gehirnlappen gibt, wie in dem Zitterrochen.

Die elektrischen Ströme, welche in anderen Thieren cirkuliren, sind nicht so leicht wahrzunehmen, wie die der elektrischen Fische; es ist aber ausgemachte Thatsache, dass sowohl in den Nerven als in den Muskeln aller lebenden Thiere eine grosse Menge genau abgegrenzter elektrischer Ströme kreist, welche meistentheils einen lokalen Umlauf haben; dass das Vorhandensein dieser Ströme nicht von physikalischen oder chemischen Ursachen herrührt, sondern von dem Leben des Thieres abhängig ist und dass die Ströme, kurze Zeit nachdem das Leben erloschen ist, verschwinden.

Es ist sehr schwer, beweisende Experimente dieser Art zu machen, weil die Ströme, welche wir nachweisen können, nur abgeleitete Ströme sind, deren Intensität unendlich viel schwächer ist, als die des Hauptstromes in den Nerven und Muskeln; in der That müssen wir die elektro-motorischen Elemente in den Nerven sowohl als in den Muskeln als im Zustand einer geschlossenen Kette ansehen, und jeden Strom, welchen man von einem Nerven sammelt, als abgeleitet von dem Nervenstrome selbst. Ausserdem ist es durchaus nothwendig, jede Entwicklung von Elektricität aus anderen Quellen, als aus dem thierischen Körper selbst zu vermeiden. Man wendet bei diesen Untersuchungen gewöhnlich die Nerven und Muskeln des Frosches an, da sie ihre Reizbarkeit sehr lange behalten, während warmblütige Thiere sie schnell nach dem Tode verlieren.

Galvani war der Erste, der auf experimentellem Wege die Existenz elektrischer Ströme in einem Frosche nachwies, welchen er in einer besonderen Weise präparirt hatte. Zuerst tödtete er das Thier, zog ihm dann schnell die Haut ab und brachte die Spitze einer Scheere unter die beiden Lendennerven, welche wie weisse Fäden an beiden Seiten der Wirbelsäule zum Vorschein kommen. Er entfernte nun den zweiten und dritten Lendenwirbel, so dass die Lendennerven blossgelegt wurden und nun das einzige Glied zwischen den hintern Extremitäten und den oberen Wirbeln des Frosches bildeten. Die Nerven und Muskeln dieses Frosches verband er nun durch einen aus zwei Metallen bestehenden Bogen und bemerkte sofort heftige Zuckungen der Muskeln. Volta wandte gegen dieses Experiment ein, dass der auf diese Weise freigewordene elektrische Strom von der Berührung der beiden verschiedenartigen Metalle herrühre. Galvani setzte daher die Nerven und Muskeln durch einen gleichartigen Metallbogen in Verbindung und erregte auch auf diese Weise Zuckungen. Volta wandte von Neuem dagegen ein, dass selbst die geringste Ungleichartigkeit von leitenden Körpern, die sich gegenseitig berühren, hinreichend wäre, einen elektrischen Strom zu erregen, welcher durch die Zuckungen des Frosches nachweisbar sei. Galvani schnitt nun, um diesen Einwurf zu widerlegen, die Nerven eines Frosches da ab, wo sie aus dem Wirbelkanal hervorkommen, hob sie mit einem Glasstabe in die Höhe und brachte sie mit der äusseren Oberfläche eines Froschschenkels an einem einzigen Punkte des Muskels in Berührung; und auch so zuckten die Muskeln, wie früher. Volta versuchte nun, zu beweisen, dass der so entstandene elektrische Strom seine Quelle in der Berührung zwischen Nerv und Muskel habe, aber Galvani gelang es zuletzt, selbst dann Zuckungen zu erregen, wenn er nur die Nerven von zwei Schenkeln in Verbindung setzte, so dass also keine Berührung zwischen ungleichartigen Theilen stattfand. Volta läugnete diese Zuckung, welche aber von Alexander von Humboldt in seinen Untersuchungen über die gereizte Muskel- und Nervenfaser aufrecht erhalten wurde.

Nichts desto weniger wurden Volta's Ansichten allgemein von den Naturforschern adoptirt und erst dreissig Jahre später nahm Nobili aus Reggio Galvani's und Humboldt's Experimente wieder auf; er wandte bei seinen Untersuchungen einen empfindlichen Multiplikator an und bewies damit unwiderleglich die Existenz eines elektrischen Stromes in dem Frosch, von dem er glaubte, dass er dem Frosche eigenthümlich sei (Frosch-Strom). Durch diesen Strom wurde die Magnetnadel um 30° abgelenkt, und zwar in der Richtung von den Muskeln nach den Nerven; die Wirkung der Nadel auf dem Multiplikator dauerte oft mehrere Stunden lang. Nobili fand, dass, wenn er den Nerven und Muskel eines Frosches mit dem Nerven und Muskel eines andern Frosches berührte, die Magnetnadel nicht abgelenkt wurde; indem dabei ein Strom dem andern entgegengesetzt war; wenn er aber den Nerven eines Frosches mit dem Muskel eines andern Frosches in Berührung brachte, so entstand eine kräftige Zuckung.

Diese Untersuchungen wurden weiter von Mateucci verfolgt, es war jedoch ein deutscher Forscher, Du Bois Reymond, der die genaueste Untersuchungsmethode erdacht hat. Seine Ansichten sind jetzt allgemein von den Physiologen adoptirt worden.

Um die elektrischen Eigenschaften der Nerven und Muskeln zu demonstriren, wählte Du Bois Reymond einen äusserst empfindlichen Multiplikator und das physiologische Galvanoskop oder den stromprüfenden Froschschenkel.

Man macht den Multiplikator sehr empfindlich, indem man astatische Nadeln von der grössten Vollkommenheit anwendet und dem Instrumente eine sehr grosse Anzahl von Drahtwindungen giebt. Ein Multiplikator, welcher weniger als 11,000

Windungen eines feinen Kupferdrahtes besitzt, ist zur Untersuchung des Nervenstromes nicht anwendbar; um den Muskelstrom im lebenden Menschen nachzuweisen, gebraucht man sogar einen Multiplikator von 24,000 Windungen. Dieses Instrument zeigt nicht nur die Anwesenheit und Richtung sehr schwacher Ströme an, sondern auch gewisse Veränderungen in ihrer Intensität. Es ist jedoch damit der Uebelstand verbunden, dass die Magnetnadel zu langsam ist, einen Strom von augenblicklicher Dauer anzuzeigen; dass sie nicht im Stande ist, allen Schwankungen in der Dichtigkeit des Stromes, welche zuweilen sehr rasch auf einander folgen, nachzugehen; in der That, sie giebt bloss die Resultirende dieser Schwankungen an. Es ist daher nöthig, einen anderen Stromprüfer zu haben; dies ist der Froschschenkel, welcher auf folgende Weise präparirt wird. Man tödtet einen Frosch, zieht ihm schnell die Haut ab, und schneidet den Oberschenkelknochen gerade über dem Ansatz des Musculus gastrocnemius ab; dann entfernt man alle Muskeln, welche noch eine Verbindung zwischen dem oberen und unteren Stücke des Schenkels unterhalten, und präparirt den Nervus ischiadicus so hoch als möglich gegen seinen Ursprung hinauf, schneidet ihn dann an seinem oberen Ende ab und lässt ihn somit in Verbindung mit dem Schenkel. Der auf diese Weise präparirte stromprüfende Froschschenkel zeigt das Vorhandensein von Strömen von augenblicklicher Dauer an, ohne dass dabei Metalle ins Spiel kommen, selbst wenn die Ströme in entgegengesetzten Richtungen sich bewegen und sehr schnell auf einander folgen. Er hat übrigens den Uebelstand, dass er seine Erregbarkeit sehr schnell einbüsst und nur dann zuckt, wenn die Kette geschlossen oder geöffnet wird, nicht aber während die Kette geschlossen bleibt, so dass er uns nicht zur Entscheidung der Frage verhilft: ob wir es mit einem continuirlichen Strom oder mit einer augenblicklichen Entladung zu thun haben. Es ist daher einleuchtend, dass der Multiplikator und der stromprüfende Froschschenkel uns in gleicher Weise nöthig sind, wenn wir Untersuchungen über thierische Elektricität anstellen. Es ist von der höchsten Wichtigkeit, dass man keine ungleichartigen Substanzen in die Kette bringt, welche möglicherweise eine Entwicklung von Elektricität veranlassen könnten. Man verbindet daher beide Enden des Multiplikatordrahtes mit Platinblechen, welche so gleichartig als möglich sein müssen; indem die geringste Verschiedenheit zwischen diesen Blechen an und für sich einen Strom erregen würde, wenn man die Kette schlösse und die Bleche in ein mit Wasser gefülltes Becken eintauchte. Um die Platinbleche einander ähnlich zu machen, reinigt Du Bois-Reymond sie zuerst mit einer Mischung von Alkohol und Aether, wäscht sie dann mit Salzsalpetersäure und darauf mit destillirtem Wasser, endlich erhitzt er sie eine halbe Minute mit einer Berzelius'schen Lampe zum Glühen. Die Bleche werden in einer Klemme gehalten, welche an einem metallischen Ständer fixirt ist und in jeder beliebigen Richtung bewegt und festgestellt werden kann; die freien Enden der Bleche werden dann in zwei grosse Becher eingetaucht, welche mit einer concentrirter Kochsalzlösung gefüllt sind. Man darf aber die thierischen Gewebe nicht direkt in das Salzwasser eintauchen, da dies dieselben anätzen würde; Du Bois-Reymond gebraucht daher zwei Bäusche aus Fliesspapier, welche mit Salzwasser getränkt sind; diese taucht er mit dem einen Ende in die Flüssigkeit und lässt sie am Rande des Gefässes ruhen; ihr freies Ende ist an der Aussenseite des Gefässes und man schliesst die Kette, indem man die beiden Leitungsbäusche durch einen dritten Bausch mit einander in Verbindung setzt. Um aber die ätzende Wirkung der Salzlösung auf die thierischen Gewebe zu vermeiden, wird ein Stück thierische Blase, welche man mit Eiweiss befeuchtet hat, auf jeden Bausch gelegt.

Wenn wir den Multiplikator auf diese Weise arrangirt haben, und nun ein frisches Stück aus dem Nervus ischiadicus des Frosches nehmen und verschiedene Theile davon in Verbindung mit den beiden Bäuschen bringen, so bemerken wir die folgenden

Erscheinungen: Liegen zwei symmetrische Theile von dem Längs- oder Querschnitt des Nerven auf dem Bausch, so bleibt die Nadel ruhig; nimmt man aber zwei unsymmetrische Stücke aus dem Längsschnitt, so erhält man eine schwache Ablenkung von 6° bis 7°, und wenn der Nerv auf der einen Seite mit dem Längsschnitt, auf der anderen aber mit dem Querschnitt die Bäusche berührt, so wird die Nadel um 15° bis 30° abgelenkt. Der Strom, welcher auf diese Weise nachgewiesen wird, bewegt sich von dem Längsschnitt des Nerven durch den Draht des Multiplikators zum Querschnitt des Nerven hin und die Stellen, welche der Mitte des Nervenstückes am nächsten sind, erscheinen positiv im Verhältniss zu denen, welche sich näher an den Seiten befinden.

Die Resultate bleiben dieselben, wenn wir den stromprüfenden Froschschenkel anwenden; es ist auch einerlei, ob wir sensible, motorische oder gemischte Nerven oder Stücke aus dem Rückenmarke nehmen; was das Gehirn anbetrifft, so ist die künstliche Schnittfläche immer negativ gegen die natürliche Oberfläche.

Grosse Veränderungen entstehen in der Intensität des Nervenstromes, wenn man einen Theil des lebenden und erregbaren Froschnerven der Wirkung eines constanten galvanischen Stromes aussetzt, während ein anderer Theil desselben Nerven auf dem Bausche liegt. Die Intensität des Nervenstromes wird erhöht, wenn der galvanische Strom, welchen man auf den Nerven einwirken lässt, in derselben Richtung mit dem Nervenstrome fliesst (positive Phase des Nerven); andrerseits wird sie geschwächt, wenn die Richtung des galvanischen Stromes der des Nervenstromes entgegengesetzt ist (negative Phase des Nerven). Die Veränderung, welche auf diese Weise in dem Nervenstrome entsteht, hat Du Bois-Reymond den elektrotonischen Zustand genannt. Dieser Zustand beginnt, sowie die Kette der Batterie geschlossen ist; bleibt unverändert die ganze Zeit hindurch, während welcher der galvanische Strom den Nerven durchfliesst und verschwindet endlich, sowie die Kette geöffnet wird. Der elektrotonische Zustand entsteht nicht, weil der galvanische Strom den Nerven durchfliesst, sondern wird durch eine wahre Veränderung der elektrischen Eigenschaften des Nerven hervorgebracht; denn man beobachtet den elektrotonischen Zustand nicht, wenn man den Nerven mittelst eines feuchten Fadens zusammenschnürt, indem beide Theile dann nicht mehr durch Nervensubstanz, sondern nur durch die Nervenscheide und den feuchten Faden zusammenhängen, welche übrigens dem galvanischen Strome keinen erwähnenswerthen Leitungswiderstand darbieten. Ausserdem entsteht der elektrotonische Zustand nicht, wenn der Nerv seine Erregbarkeit verloren hat. Aus diesen Thatsachen hat Du Bois-Reymond den Schluss gezogen, dass die Nerven aus einer unzählbaren Menge elektrischer Moleküle bestehen, welche je nach den verschiedenen Zuständen der Nerven verschiedenartig angeordnet sind. In der That zeigen die elektrischen Ströme in den Nerven mitunter so plötzliche Schwankungen in ihrer Stärke und Richtung, dass es unmöglich ist, sie durch Veränderungen in den grösseren ungleichartigen Elementen oder auf irgend eine andere Weise als so zu erklären: dass man entsprechende Lageveränderungen in unendlich kleinen Centren annimmt. Wenn der lebende Nerv ruhig ist, so denkt sich Du Bois-Reymond diese Moleküle mit gleichen Enden einanderzugekehrt, so dass zwei Moleküle gleichsam nur ein Einziges bilden, welches eine positive Zone und zwei negative Pole hat. Diese nennt er die peripolare Anordnung. Während des elektrotonischen Zustandes sind die Moleküle aber so angeordnet, dass ungleichartige Pole gegeneinander gekehrt sind; dies nennt er die dipolare Anordnung.

Es entstehen noch andere wichtige Veränderungen im Nervenstrome, sobald der Nerv in den aktiven Zustand übergeht, in dem er fähig ist, Bewegung, Empfindung und Absonderung zu veranlassen, auf welche Weise man auch den Nerven erregen mag. Um dies zu demonstriren, können wir den Nerven durch Strychnin tetanisiren oder sein freies Ende brennen oder quetschen. Ist dies geschehen, so kehrt die Nadel, welche während der peripolaren Anordnung durch den Nervenstrom abgelenkt worden war, sofort wieder mehr oder weniger zu ihrer früheren Stellung zurück; d. h. der Nervenstrom erleidet eine plötzliche grosse Verminderung, welche von Du Bois-Reymond die negative Stromesschwankung genannt ist. Diese dauerte so lange der Nerv in einem erregten Zustande bleibt; hört die Erregung auf, so erscheinen die früheren Wirkungen des Nervenstromes wieder. Die negative Stromeschwankung ist übrigens nicht permanent, selbst dann nicht, wenn die Zusammenziehung der Muskeln es zu sein scheint, wie im Tetanus, sondern besteht, wie die Contraktion, immer aus einer sehr schnellen Aufeinanderfolge einzelner und plötzlicher Schwankungen.

Wenn der Nerv nicht mehr im Stande ist, Bewegung, Empfindung und Absonderung zu veranlassen, so erscheint der Nervenstrom sehr schwach, oder seine ursprüngliche Richtung wird umgekehrt, indem die negativen Flächen positiv werden und die positiven negativ. Versucht man jetzt von Neuem, die elektrischen Phänomene zu erregen, welche der lebende Nerv darbietet, so gelingt es vielleicht, den elektrotonischen Zustand in geringem Maasse hervorzubringen, aber niemals wird man die negative Stromesschwankung mehr beobachten können. Ausserdem hört der elektrotonische Zustand so kurze Zeit nach dem Verschwinden der Erregbarkeit des Nerven auf, dass wir mit Recht behaupten können, dass alle elektrischen Phänomene im Nerven zu gleicher Zeit mit seiner Lebens-Energie verschwinden.

Um die elektrischen Eigenschaften der Muskeln zu untersuchen, wandte Du Bois-Reymond gleichfalls den Multiplikator und den strom-prüfenden Froschschenkel an. Da aber die Muskeln Ströme von weit grösserer Intensität liefern als die Nerven, darf der Multiplicator nicht soviele Windungen besitzen, als derjenige, welchen man zur Nachweisung des Nervenstromes gebraucht (4000—6000 anstatt 20,000). Es ergiebt sich dabei, dass der Muskelstrom dem Nervenstrome vollkommen analog ist, ausgenommen, dass er stärker ist. Man bemerkt keine Ablenkung der Magnetnadel, wenn der Muskel mit zwei symmetrischen Punkten seines Längs- oder Querschnittes auf die Bäusche gelegt wird; je unsymmetrischer dagegen die beiden Punkte sind, desto bedeutender wird die Ablenkung der Nadel ausfallen; der Strom ist am stärksten, wenn ein Theil der fleischigen Oberfläche des Muskels auf den einen Bausch und ein Theil der Oberfläche, welche entsteht, wenn man den Muskel durchschneidet, auf den anderen Bausch legt; d. h. zwischen dem natürlichen Längsschnitt und dem künstlichen Querschnitt, während der Strom zwischen zwei Punkten desselben Schnittes (Längs- oder Querschnitt) sehr schwach ist. Der natürliche Querschnitt des Muskels ist seine Sehne; sein natürlicher Längsschnitt die fleischige Oberfläche; der künstliche Querschnitt wird gebildet, wenn man den Muskel quer durchschneidet und der künstliche Längsschnitt, wenn man den Muskel in der Längsrichtung seiner Fasern zerreisst. Die Nerven haben keinen natürlichen Querschnitt und ihre elektromotorische Kraft kann daher, wenn sie in dem Zustande der Ruhe befindlich sind, nicht deutlich gemacht werden, ohne dass man sie zerschneidet.

Die Richtung des Muskelstromes ist der des Nervenstromes gleich. In dem lebenden Muskel ist jeder Punkt des natürlichen oder künstlichen Längsschnitts positiv im Verhältniss zu allen Punkten des natürlichen oder künstlichen Querschnittes. Wird ein Leitungsbogen zwischen irgend einem Punkt des Längsschnittes und Querschnittes eines lebenden Muskels angebracht, so zeigt die Nadel einen Strom in diesem Bogen an, welcher sich von dem Längsschnitt nach dem Querschnitt zu bewegt. Dieses Gesetz ist an den Muskeln des Frosches aufgefunden und an den Muskeln eines amputirten menschlichen Unterschenkels, sodann an den Muskeln von Kaninchen, Mäusen, Sperlingen, und selbst von dem gewöhnlichen Regenwurm bestätigt worden; man hat es nicht nur an einem ganzen Muskel für richtig befunden, sondern auch an einem einzelnen Primitivbündel. In der That kann man eine Ablenkung von 8° bis 10° durch ein einziges Primitivbündel erhalten, wenn man es so legt, dass der Längsschnitt und Querschnitt mit einander verbunden werden.

Die Schwankungen in der Intensität und Richtung des Muskelstromes sind in gewissen Fällen so plötzlich und gross, dass wir genöthigt sind, entsprechende Lageveränderungen in den Molekülen des Muskels anzunehmen, welche denen analog sind, die man in den Molekülen der Nerven vermuthet.

Es ist weit schwieriger, den Muskelstrom im lebenden Menschen nachzuweisen, als im Frosch. Wir wissen übrigens, dass der Strom im menschlichen Arme sich in der Richtung von der Schulter nach der Hand zu bewegt, während er im Frosch die entgegengesetzte Richtung einschlägt. Es ist hauptsächlich der Leitungswiderstand, welchen die Haut des menschlichen Körpers darbietet, der die Wirkung auf die Magnetnadel abschwächt. Sowie man die Epidermis entfernt hat, oder den Theil des Körpers, an welchen man experimentirt, mit dem Salzwasser, das die Kette schliesst, in Verbindung setzt, so werden die Ablenkungen der Nadel viel beträchtlicher. Um die Existenz des Muskelstromes im Menschen nachzuweisen, braucht man einen Multiplikator von 24,000 bis 30,000 Windungen. Ausserdem müssen wir vermeiden, elektrische Ströme aus andern Quellen zu bekommen, z. B. durch die ungleiche Transpiration der Haut an zwei Stellen, welche mit dem Multiplikator verbunden sind; durch Ungleichheit der Temperatur oder dadurch, dass man die Berührung der beiden in die Kette eingeschlossenen Punkte nicht zu derselben Zeit herstellt u. s. w. Die Intensität des Stromes, welcher durch die willkürliche Zusammenziehung der Muskeln des Menschen entsteht, kann beträchtlich erhöht werden, wenn man die Epidermis durch Blasenpflaster entfernt, welche man an dem Arme anbringt und diese künstlichen Wunden mit dem Multiplikator in Verbindung setzt. Wenn Du Bois-Reymond so experimentirte, erhielt er einen Strom von 60° bis 70°, während wenn die Haut in ihrem gewöhnlichen Zustande mit dem Multiplikator in Verbindung war, die Nadel nur um 2° bis 3° abgelenkt wurde.

Aehnliche Erscheinungen beobachtet man im Frosch. Hat man dieses Thier gehäutet, so ist es sehr leicht, den Muskelstrom darin nachzuweisen. Wenn aber die Haut unversehrt auf den Muskeln gelassen ist, so erhält man unregelmässige Resultate, was gewiss theilweise dem Umstande zuzuschreiben ist, dass die Haut eine eigene elektromotorische Kraft besitzt. Will man den Muskelstrom in seiner ganzen Stärke zeigen, so muss die Oberfläche des Muskels mit einer Salzlösung befeuchtet werden. So lange die Sehne eines frischen Muskels bloss von Blut oder Lymphe befeuchtet ist, zeigte sich der vom Längsschnitt zum Querschnitt gehende Strom sehr schwach. Seine Stärke erhöht sich augenblicklich, wenn man die Sehne in eine andere Flüssigkeit eintaucht; sie erhöht sich gleichfalls, wenn die Sehne ganz weggenommen oder durch die Berührung mit einem erhitzten Stück Porzellan zerstört wird. Daraus folgt, dass der frische Muskel, so lange er bloss vom Blut oder Lymphe befeuchtet ist, eine oberflächliche Schicht besitzt, welche den Gegensatz zwischen Längs- und Querschnitt nicht zum Vorschein kommen lässt. Du Bois-Reymond hat sie desshalb die parelektronomische Schicht genannt.

Die parelektronomische Schicht findet sich in den verschiedenen Thierklassen in verschiedenem Verhältniss vor; sie ist am vollständigsten in Fröschen, welche eine Zeitlang der Temperatur des schmelzenden Eises ausgesetzt gewesen sind; an den Muskeln dieser Thiere ist entweder gar kein Strom oder ein umgekehrter Strom, welcher von dem Vorherrschen der parelektronomischen Schicht herrührt. Aber selbst unter diesen Umständen wird der Strom augenblicklich wiederhergestellt, wenn man die Sehne mit Wasser, Eiweiss, Alkohol, Säuren, Alkalien, oder einer Salzlösung berührt. Die Muskeln der Säugethiere, Vögel und Fische zeigen diese Eigenthümlichkeiten gleichfalls, obwohl nicht in so ausgesprochener Weise.

Endlich wollen wir noch einige Worte über die Erscheinung sagen, welche unter dem Namen der inducirten oder sekundären Zuckung bekannt ist, und zuerst von Matteucci beobachtet wurde. Er präparirte einen Frosch in der Galvani'schen Manier und legte auf die Schenkeln desselben den Nerven eines anderen stromprüfenden Froschschenkels; dann liess er einen constanten Strom in die Lendennerven des ersten Frosches fliessen und erregte so eine bedeutende Zuckung, nicht bloss in den Muskeln des ersteren, sondern zugleich auch in dem stromprüfenden Schenkel, von dem nur der Nerv in Berührung mit dem direkt elektrisirten Frosche stand. Du Bois-Reymond gelang es sogar, eine Zuckung der dritten, vierten und fünften Ordnung in Froschschenkeln zu erregen, welche miteinander nur durch die Nerven in Verbindung standen. Diese inducirten oder sekundären Zukungen entstehen durch Schwankungen in der Dichtigkeit des Stromes in den stromprüfenden Schenkeln. Man erhält keine Wirkung, wenn die Nerven mit zwei symmetrischen Punkten des Muskels in Verbindung gesetzt werden; will man sekundäre Zuckungen erregen, so ist es nothwendig, dass der Nerv des Gliedes, welches eine Erschütterung erleiden soll, auf solche Punkte des zuckenden Muskels gelegt wird, welche so unsymmetrisch als möglich sind.

Die Abschwächung der Stärke des Muskelstromes nach dem Tode steht in gradem Verhältniss zu der Erregbarkeit der Muskeln selbst, daher wird der Strom schneller in warmblütigen Thieren als in Reptilien und Fischen schwach werden. Sobald die Todtenstarre auftritt (wahrscheinlich in Folge der Gerinnung des Faserstoffs, welcher in den Muskeln ausserhalb der Blutgefässe enthalten ist), so verschwindet die Erregbarkeit der Muskeln, zusammen mit der elektromotorischen Kraft derselben, und erscheint niemals wieder, selbst nicht, wenn die Starre in Folge der Zersetzung des Faserstoffes sich gelöst hat. Der Muskelstrom ist daher ausschliesslich in dem lebenden und erregbaren thierischen Gewebe vorhanden.

Es sind nicht blos die Nerven und Muskeln, das Gehirn und Rückenmark des lebenden Thieres, die eine elektromotorische Kraft besitzen; alle Gewebe, in welchen eine gehörige Ernährung vor sich geht, erregen elektrische Ströme. Solche Ströme kann man in Stücken wahrnehmen, welche man aus der Lunge, Leber und Niere herausgeschnitten hat; sie gehorchen theilweise den Gesetzen des Muskelstromes und dauern lange Zeit nach dem Tode fort. In keinem andern Gewebe aber ist die elektromotorische Kraft so stark, noch giebt es darin so grosse und plötzliche Schwankungen in der Stärke und Richtung des Stromes, wie in den Nerven und Muskeln. In der That stehen die elektrischen Eigenschaften der Gewebe in gradem Verhältniss zu der Energie des Stoffwechsels in den Theilen. Elektricität tritt überall auf, wo Störungen in dem Gleichgewicht der kleinsten Theile vor sich gehen; und je schneller und beträchtlicher dieses Gleichgewicht gestört wird, um so ausgesprochener werden die elektrischen Erscheinungen sein. Wir müssen uns aber hüten die wahre thierische Elektricität, welche eine Lebenserscheinung ist, mit solchen elektrischen Strömen zu verwechseln, welche nur durch den chemischen Prozess entstehen, ebensowohl in todten als in den lebenden Thieren auftreten, und in Gefässen, die mit ungleichartigen Flüssigkeiten gefüllt sind, gerade so gut wie im thierischen Körper. Wir spielen hierbei besonders auf den sogenannten gastro-hepatischen Strom an, welcher im Jahre 1834 von Matteucci entdeckt wurde, und seitdem beträchtliche Aufmerksamkeit erregt hat; einige Bemerkungen darüber möchten daher hier wohl am Platze sein.

Im Jahre 1833 veröffentlichte Matteucci eine Abhandlung, in welcher er behauptete, dass Metallsalze, welche man in das Blut einbrächte, zersetzt würden; die Säuren sollten dabei von den Nieren als elektro-positivem Organ, die Alkalien von der Leber als elektro-negativem Organ angezogen und ausgeschieden werden. Er bemerkte gleichfalls, dass man einen elektrischen Strom erhielte, wenn man die beiden Enden eines durchschnittenen Vagus durch die Platinenden eines Multiplikators in Verbindung setzte. Diese letztere Behauptung zog er jedoch bald darauf zurück. Im Jahre 1834 veröffentlichte Donné eine Arbeit in den Annales des Sciences naturelles, worin er bemerkte, dass man beträchtliche Ablenkungen der Magnetnadel beobachtet, wenn man die gleichartigen Enden des Multiplikators mit chemisch ungleichartigen Absonderungsorganen in Verbindung setzt (z. B. der Haut und der Schleimhaut des Mundes oder der Leber und dem Magen). Matteucci behauptete nun, dass diese Ströme aus den ungleichartigen elektrischen Zuständen der Absonderungsorgane folgten, welche die Ursache der chemischen Ungleichartigkeit sein sollten. Um das Vorhandensein eines Stromes zwischen Magen und Leber zu beweisen, führte Matteucci eine Platinplatte in den Magen eines lebenden Kaninchens ein; er legte dann eine andere Platte auf die Leber und verband beide mit den Enden eines Galvanometers; und fand, dass die Nadeln sofort einen Bogen von 20° beschrieben, wodurch das Vorhandensein eines kräftigen Stromes zwischen der Leber und dem Magen ausser Zweifel gestellt würde. Er versuchte nun die Frage zu entscheiden, ob dieser Strom als Wirkung oder Ursache der angeführten chemischen Verschiedenheiten angesehen werden müsse, da es allgemein bekannt ist, dass ein elektrischer Strom entsteht, wenn eine alkalische und eine saure Flüssigkeit durch eine poröse Scheidewand getrennt sind, und der Magen einen sauren und die Leber einen alkalischen Saft enthält. Um eine befriedigende Lösung dieser Frage zu finden, trennte er die Nerven und Gefässe, welche über dem Zwerchfell in die Bauchhöhle gehn, und beobachtete, dass augenblicklich die Nadel des Galvanometers einen Bogen von 3° bis 4° anstatt von 20° beschrieb; und nachdem er dem Kaninchen den Kopf abgeschnitten hatte, entstand überhaupt keine Ablenkung mehr. Stiess er aber einen Drath in das Rückenmark, wodurch lebhafte Zuckungen entstanden, so stellte sich der gastro-hepatische Strom für eine Zeitlang wieder ein. (Matteucci hat vergessen zu erwähnen, wie es kam, dass, wenn das Rückenmark auf diese Weise gereizt wurde, die Erregung von dem Rückenmarke auf die Leber und den Magen sich fortpflanzte, nachdem alle verbindenden Nerven durchgeschnitten waren). Aus diesen Experimenten zog Matteucci den Schluss, dass der gastro-hepatische Strom nicht die Wirkung, sondern die Ursache der chemischen Umsetzung der mit der Nahrung genommenen Salztheile sei, durch deren Zersetzung Säuren in den Magen und Alkalien in die Leber kämen; dass man noch nicht wisse, wie dieser Strom entstände, aber dass das Vorhandensein eines elektrischen Stromes zwischen dem Magen und der Leber unwiderleglich bewiesen sei. Dieser Strom sollte nach Durchschneidung der Nerven beinahe ganz aufhören und mit dem Tode der Thiere vollkommen verschwinden; er sollte eine für die Verdauung genügende freie Säure im Magen, und ein Aequivalent von Natron in der Leber entwickeln.

Matteucci's Experimente und Schlussfolgerungen wurden bald darauf von Donné vollkommen widerlegt, indem dieser Forscher durch Versuche, welche er an zwölf Kaninchen gemacht hatte, nachwies, dass der sogenannte gastro-hepatische Strom sowohl an todten als an lebenden Thieren vorkommt; zwischen der Leber eines Kaninchens und dem Magen eines anderen und umgekehrt; dass weder die Durchschneidung der Nerven und Gefässe, noch das Abschneiden des Kopfes, noch die mechanische oder elektrische Reizung des Rückenmarkes irgend einen Einfluss auf die Stärke des Stromes hatte, und endlich dass ungleichartige Organe, welche man aus dem Körper ausschnitt und in den Händen hielt, elektrische Ströme erzeugten; dass in der That der sogenannte gastro-hepatische Strom nur eine künstliche elektro-chemische Erscheinung ist und mit thierischer Elektricität gar nichts zu thun hat. Da diese Experimente von Donné schon im Jahre 1834 veröffentlicht wurden, so ist es zu bedauern, dass die übereilten Schlussfolgerungen, welche Matteucci aus seinen ungenau angestellten Experimenten gezogen hat, noch immer in physiologischen Lehrbüchern als richtig aufgeführt werden.

Zweiter Abschnitt.

Elektro - Physiologie.

Wir wenden uns nun zur Besprechung der physiologischen Wirkungen, welche entstehen, wenn man die Elektricität auf die verschiedenen Gewebe des lebenden Körpers in ihrem Normalzustande einwirken lässt. Wir werden nach der Reihe die Einwirkung der Elektricität auf das Gehirn und das Rückenmark, die Sinnesorgane, die motorischen Nerven und Muskeln, die sensibeln Nerven, den Sympathicus, die glatten Muskelfasern, das Herz, das Blut, die Haut und die Knochen in den Kreis unserer Betrachtungen ziehen. Eine gründliche Kenntniss dieser Phänomene wird uns befähigen, genauere Vorstellungen über den therapeutischen Werth der Elektricität uns zu bilden, als sonst möglich wäre.

Die physiologischen Wirkungen der Elektricität hängen theilweise von der Elektricität selbst ab, und theilweise von der eigenthümlichen Funktion des Organs, auf welches man die Elektricität einwirken lässt. Zuerst ist dabei die Art der Elektricität, welche man anwendet, von grosser Wichtigkeit. So z. B. finden wir, dass Funken, welche man von der gewöhnlichen Elektrisirmaschine zieht und auf die Haut applicirt, eine scharfe stechende Empfindung und selbst Schmerz hervorrufen; sind die Funken gross und werden sie etwa fünf bis zehn Minuten lang ununterbrochen auf dieselbe Stelle applicirt, so entsteht eine eigenthümliche Eruption in der Haut, nämlich eine kleine umschriebene Erhebung, welche dem Lichen urticatus gleicht und von einer entzündlichen Röthe umgeben ist. Wendet man dagegen den constanten galvanischen Strom auf die Haut an, so entstehen, wenn der Strom nicht zu schwach ist, alsbald Erscheinungen der Rubefaktion, Entzündung und Gangrän, kurz eine kaustische Wirkung, welche besonders hervortritt wenn man als Elektroden feine Platindrähte wählt; dabei wird eine mehr oder weniger starke Empfindung von Hitze und Schmerz empfunden. Was endlich den inducirten Strom anbetrifft, so finden wir, dass wenn er mittelst Metalldrähten auf die trockene Haut applicirt wird, ein Erythem entsteht und wenn der Strom eine bedeutende Intensität besitzt, selbst Quaddeln erscheinen; die Empfindungen, welche dabei wahrgenommen werden, sind verschieden nach der Stärke des Stromes, und variiren von leichtem Stechen oder Kitzeln zu einem äusserst heftigen brennenden Schmerz; aber obwohl die Spannung des Stromes sehr hoch sein mag, wird doch nie dadurch Entzündung oder Brand hervorgerufen wie durch den constanten Strom. Wir wollen noch ein anderes Beispiel geben. Lässt man gewöhnliche elektrische Funken auf die Gesichtshaut einwirken, so rufen sie hier eine subjektive Lichterscheinung hervor, welche jedoch nicht sehr deutlich ist; applicirt man den constanten Strom auf die Gesichtshaut, so sieht der Betreffende einen Lichtstrahl, welcher bei einer gewissen Stromesstärke blitzähnlich blendend erscheint; und kann die Netzhaut durch den constanten Strom so heftig erregt werden, dass augenblickliche Blindheit eintritt. Bedient man sich anstatt des constanten des inducirten Stromes, so entsteht dadurch keine Lichtempfindung, sondern ein brennender Schmerz, wenn man ihn mittelst der Metallpinsel applicirt; und verschiedene Veränderungen in der Physiognomie, welche durch

Contraktion der Gesichtsmuskeln hervorgerufen werden, wenn feuchte Elektroden angewandt werden.

Ausser der eigenthümlichen Art, hat noch die Menge und Spannung der Elektricität einen wichtigen Einfluss auf das Entstehen der physiologischen Wirkungen. Ist die Menge der Elektricität sehr bedeutend, wie z. B. wenn man grosse Volta-'sche Säulen benutzt, so sind die kaustischen Einwirkungen sehr intensiv. Wendet man einen inducirten Strom von geringer Spannung an, wie z. B. den Extrastrom des dicken Drahtes, so entstehen schwache Muskelcontraktionen; während ein Strom von hoher Spannung wie er in einem langen und feinen Drahte cirkulirt, nicht blos Muskelzusammenziehungen, sondern auch bedeutende Schmerzempfindungen hervorzurufen vermag; und wenn die Intensität des Stromes sehr hoch ist, so erzeugt er heftigeren Schmerz als das Ferrum candens, und Muskelcontraktionen, welche den furchtbaren Krämpfen gleichen, welche man nach Strychninvergiftung beobachtet.

Die physiologischen Wirkungen der Elektricität sind auch verschieden nach der Art und Weise in welcher man das Fluidum auf die Organe übertreten lässt. Wird z. B. ein inducirter Strom mittelst feuchter Elektroden auf die Haut applicirt, so beobachtet man Zusammenziehung der Muskeln, welche an der betreffenden Stelle unter der Haut liegen. Bedient man sich dagegen der Metallpinsel, so werden hauptsächlich die sensibeln Hautnerven afficirt, während die Muskeln ruhig bleiben, vorausgesetzt, dass die Spannung des Stromes nicht zu gross ist. Drückt man die Elektroden etwas fest gegen die Haut an einem Punkte, wo ein motorischer Nervenstamm oberflächlich unter der Haut liegt, so contrahiren sich alle Muskeln, welche von diesem Nerven versorgt werden; wenn man aber die Elektroden nur leicht an die Haut anlegt, so läuft der Strom gewöhnlich im Bindegewebe fort, welches den Nerven umhüllt, da Bindegewebe ein besserer Leiter der Elektricität ist als Nervengewebe; und in diesem Falle beobachtet man daher das Muskelspiel nicht.

Sodann richten sich die physiologischen Wirkungen der Elektricität nach der eigenthümlichen Funktion des Organs, worauf man den Strom einwirken lässt. Derselbe elektrische Strom, welcher eine Lichterscheinung hervorruft, wenn man ihn auf das Auge richtet, erzeugt eine eigenthümliche Geschmacksempfindung, wenn er auf die Zunge einwirkt; Töne, wenn er die Ohren durcheilt, Muskelcontraktionen, wenn er einen motorischen Nerven trifft und Empfindung von Wärme, wenn die Hautnerven von ihm erregt werden. Endlich sind auch die verschiedenen pathologischen Zustände, in welchen sich die Organe befinden mögen, von grosser Wichtigkeit. So können wir eine krankhafte Exaltation der Sensibilität, wie man sie im Tic douloureux und in der Ischias beabachtet, durch Anwendung der Elektricität ausgleichen; und auf der anderen Seite Nerven, deren Lebensenergie geschwächt oder vollständig untergegangen ist, durch dasselbe Mittel wieder zum Normalzustande zurückführen. Diese Wirkungen werden erst später ausführlich besprochen werden, da sie streng genommen nicht in ein Kapitel hineingehören, in welchem die Wirkung der Elektricität auf die Organe des Körpers in ihrem normalen physiologischen Zustande besprochen wird.

I. Von der Wirkung des elektrischen Stromes auf das Gehirn.

Ed. Weber[1]) hat zuerst die Einwirkung des inducirten Stromes auf das Gehirn lebender Thiere experimentell untersucht. Er fand, dass ein Thier ganz ruhig bleibt, wenn man die Elektroden auf die Hemisphären des grossen oder kleinen Gehirnes applicirt, selbst wenn man sie tief in die Marksubstanz

---

[1]) Artikel Muskelbewegung, in Wagner's Handwörterbuch der Physiologie. Band III 2.

einsenkt; sowie aber der Strom die Vierhügel trifft, entstehen unregelmässige Convulsionen, welche den klonischen Krämpfen gleichen, wie man sie an Patienten beobachtet, die an gewissen Gehirnkrankheiten leiden; oder sie gleichen Reflexbewegungen, d. h. sie erscheinen nicht unregelmässig in allen Muskeln, sondern in gewissen Muskelgruppen, welche einem bestimmten physiologischen Zwecke dienen. Wird das verlängerte Mark elektrisch gereizt, so beobachtet man tetanische Convulsionen, sowie sie nach Strychninvergiftung eintreten. Weber glaubte hieraus schliessen zu können, dass, wenn man an Patienten klonische Krämpfe beobachtet, eine Gehirnkrankheit vorliegt, während tonische Krämpfe auf eine Affektion des verlängerten Marks oder des Rückenmarks hindeuten würden; diese Schlüsse sind jedoch durch klinische Beobachtung bis jetzt noch nicht bestätigt worden. Ein weiteres Phänomen, welches man nach Elektrisirung des verlängerten Markes beobachtet, ist das Stillstehen der Herzbewegungen.

Ueber die Wirkung des constanten Stromes auf das Gehirn lebender Thiere hat Matteucci [1]) einige Beobachtungen angestellt. Er fand, dass, wenn die Pole einer Volta'schen Säule von sechzig Plattenpaaren auf die Hemisphären des grossen Gehirns applicirt wurden, das Thier sich nicht rührte; auch wenn man das kleine Gehirn der Stromeswirkung unterwarf, zeigte sich kein Effekt, aber wenn die Elektroden die Vierhügel und die Crura cerebri berührten, so fing das Thier an zu schreien, und zugleich zogen sich alle Muskeln des ganzen Körpers zusammen. Diese Phänomene dauerten mehrere Sekunden, zeigten sich aber nicht bei der Unterbrechung des Stromes.

Es wäre interessant die Wirkung einer geschlossenen constanten Kette auf das Gehirn lebender Thiere auf experi-

---

[1]) Traité des phénomènes électro-physiologiques des animaux. Paris 1844 p. 242.

mentellem Wege zu untersuchen. Nach dem, was wir über die Einwirkung der geschlossenen Kette auf das Rückenmark und die motorischen Nerven wissen, ist es wahrscheinlich, dass ein constanter Strom, welchen man auf die Vierhügel und die Crura cerebri einwirken liesse, einen lähmenden Einfluss ausüben und die Wirkung etwaiger auf diese Gehirntheile angebrachter mechanischer oder elektrischer Reize aufheben würde.

II. Von der Wirkung des elektrischen Stromes auf das Rückenmark.

Ed. Weber hat beobachtet, dass, wenn man einen inducirten Strom so auf das Rückenmark einwirken lässt, dass die eine Elektrode das obere und die andere das untere Ende des Stranges umfasst, alle Muskeln des Stammes und der Extremitäten von tetanischen Convulsionen ergriffen werden. Dasselbe beobachtet man, wenn man den einen Pol an die vordere, und den anderen an die hintere Fläche des oberen Theiles des Rückenmarkes hält, und gleichfalls, wenn man beide Pole gegen den unteren Theil des Rückenmarkes dirigirt, vorausgesetzt, dass dieses Nervencentrum in seiner Integrität erhalten bleibt. Aus diesen Erscheinungen folgt, dass das Rückenmark Nervencentrum für alle Muskeln des Stammes und der Extremitäten ist. Wäre es bloss der gemeinschaftliche Stamm aller motorischen Nerven, welche aus dem Wirbelkanale hervorkommen, so würde die Elektrisirung der unteren Rückenmarksportion bloss Krämpfe in den hinteren, aber nicht in allen vier Extremitäten verursachen. Schneidet man das Rückenmark in der Mitte durch und elektrisirt dann die untere Hälfte, so contrahiren sich bloss die Muskeln der hinteren Extremitäten, und selbst wenn man beide Theile des Rückenmarks an einander legt, so dass sich die Schnittflächen genau berühren, bleiben die Muskeln der vorderen Extremitäten vollkommen bewegungslos, obwohl der Durchgang des Stromes durch die obere Rückenmarksportion durchaus nicht behindert ist. Wir können daraus schliessen, dass die Convulsionen, welche wir eben beschrieben haben, nicht desswegen entstehen, weil der elektrische Strom von dem Rückenmark auf die motorischen Nerven überfliesst, sondern weil der Durchgang des elektrischen Stromes die Eigenwirkung des Rückenmarks erregt, welches seinerseits die Funktion der motorischen Nerven, Muskelcontraktionen zu bewirken, ins Leben ruft. Es ist auch erwähnenswerth, dass die tetanischen Convulsionen, welche in den Extremitäten durch Elektrisiruug des Rückenmarks entstehen, noch eine Zeitlang (etwa zwanzig bis dreissig Sekunden) nach dem Aufhören des Stromes fortdauern; während, wenn die vorderen Nervenwurzeln oder die gemischten Nerven erregt werden, die Zusammenziehungen sofort verschwinden, wenn man die Kette öffnet.

Unterwirft man das Rückenmark dem Einfluss einer geschlossenen constanten Kette, so entstehen Convulsionen der Extremitäten in dem Augenblicke, wo man den Strom eintreten lässt; wenn aber der Strom das Rückenmark längere Zeit durchkreist, so entsteht ein Lähmungszustand, an welchem Theile die Pole auch applicirt sein mögen. So lange das Rückenmark von einem constanten Strome durchflossen wird, reagirt es nicht auf Reize, welche man darauf anbringt. So können wir das Rückenmark mit einer Nadel oder einer Lancettenspitze stechen oder es durch einen inducirten Strom reizen, und doch werden die Extremitäten vollkommen ruhig bleiben; sowie man aber die Kette öffnet, kann mechanische oder elektrische Erregung des Rückenmarks von Neuem tetanische Convulsionen der Glieder veranlassen. Baierlacher [1]), welcher über diesen Gegenstand Experimente angestellt hat, fand, dass diese Verminderung der Erregbarkeit auf das Rückenmark beschränkt ist und sich nicht auf die motorischen Nerven und Muskeln der Extremitäten ver-

---

[1]) Die Induktions-Elektricität. Nürnberg 1857 p. 102.

breitet; denn wenn in derselben Zeit, während welcher das Rückenmark von einem constanten Strome durchflossen ist, ein inducirter Strom auf die motorischen Nerven der hinteren Extremitäten applicirt wird, so entstehen Erschütterungen in allen Muskeln, deren Nerven von dem unterbrochenen Strom gereizt werden. Der aufsteigende constante Strom übt den lähmenden Einfluss auf das Rückenmark in bedeutenderem Maasse aus als der absteigende.

Die Herren Budge und Waller haben beobachtet, dass die Pupille sich erweitert, wenn derjenige Theil des Rückenmarks elektrisch gereizt wird, welcher zwischen dem siebenten Halswirbel und dem sechsten Brustwirbel liegt; sie haben diesen Theil das Centrum cilio-spinale genannt, da sie es als Centralorgan für den Halstheil des Sympathicus ansehen und glauben, dass es den Einfluss dieses Nerven auf die Bewegungen der Iris und der Blutgefässe des Kopfes regulire. Man hat sich den Vorgang daher folgendermaassen zu denken: wird der genannte Theil des Rückenmarks elektrisch gereizt, so pflanzt sich die Erregung auf den Halstheil des Sympathicus fort, welcher von jenem Theile des Rückenmarks entspringt und welcher die Kreisfasern der Iris (den Musculus dilatator) versorgt. Diese Fasern ziehen sich daher energirch zusammen und heben die Wirkung der circulären Fasern der Iris (Musculus constrictor) auf; daraus folgt natürlich Erweiterung der Pupille. Wird der Sympathicus durchschnitten, so verengert sich die Pupille, da in Folge jener Operation die radiären Fasern der Iris gelähmt werden, während die cirkulären Fasern derselben in ihrer normalen Verbindung mit den Nerven bleiben.

Budge's Untersuchungen haben auch ergeben, dass ein ähnliches Centralorgan für den Lendentheil des Sympathicus existirt; dies, das Centrum genito-spinale, liegt in Kaninchen in dem Theil des Rückenmarks, welcher dem vierten Lendenwirbel entspricht [1]). Wird dieser Theil des Rückenmarks elektrisch

[1]) Virchow's Archiv für 1859 p. 115.

erregt, so beobachtet man energische Bewegungen der Ductus deferentes, der Harnblase und des unteren Theiles des Mastdarms. Diese Bewegungen entstehen gleichfalls, wenn man ein kleines Ganglion elektrisirt, welches in der Nähe des fünften Lendenwirbels liegt und welches Verbindungszweige von dem dritten und vierten Lendennerven erhält. Wird der Sympathicus auf der einen Seite durchschnitten, während man den der anderen Seite unverletzt lässt, so erzeugt die elektrische Reizung des Centrum genito-spinale energische Bewegungen in dem Ductus deferens, der noch seine normale Nervenverbindung besitzt, und schwache Bewegungen in dem Kanal der anderen Seite; dass in diesem überhaupt Zusammenziehungen beobachtet werden, rührt von den Verbindungszweigen her, welche zwischen den beiden Nerven existiren. Diese Thatsachen sprechen sehr gegen die Unabhängigkeit des sympathischen Nervensystems.

III. Von der Wirkung des elektrischen Stromes auf die Sinnesorgane.

Alle die verschiedenen Arten der Elektricität sind fähig die Nerven der Sinnesorgane zu erregen; im Allgemeinen jedoch ist die Wirkung viel bedeutender, wenn man den constanten Strom dazu benutzt, als wenn man sich der Reibungs-Elektricität oder des inducirten Stromes bedient. Wendet man den inducirten Strom an, so beobachtet man gewisse Verschiedenheiten, je nachdem der Strom durch eine galvanische Batterie oder durch einen permanenten Magneten erzeugt ist; sind beide von gleicher Intensität, so äussert der magneto-elektrische Strom mehr Wirkung auf die Sinnesorgane und besonders auf die Netzhaut, als der elektromagnetische, was wahrscheinlich dem Umstande zuzuschreiben ist, dass die Schwankungen in der Dichtigkeit des ersteren nicht so beträchtlich sind als in der des letzteren. Will man die Netzhaut durch den inducirten Strom erregen, so muss derselbe eine ziemlich hohe Spannung besitzen; man muss sich daher eines Stromes bedienen, welcher in einem langen und feinen Drathe cirkulirt, (des eigentlichen inducirten Stromes oder des Duchenne'schen Stromes zweiter Ordnung). Was die Stromesrichtung anbetrifft, so bemerken wir, dass der positive Pol weit mehr auf die Netzhaut und die Zunge wirkt, als der negative; wenn man aber einen elektrischen Strom auf das Ohr einwirken lässt, so ist der Effekt bedeutender, wenn man den negativen Pol darauf richtet.

1. Sehorgan.

Lässt man den constanten Strom eines einzigen Plattenpaares auf den Sehnerven wirken, indem man das eine Metall an die Conjunctiva oder das vorher befeuchtete Augenlid und das andere Metall an das andere Auge oder Augenlid anlegt, so sieht man einen Lichtstrahl, welcher beim Schliessen der Kette ziemlich stark ist; während des Geschlossenseins der Kette werden gleichfalls lichtähnliche Erscheinungen wahrgenommen, die jedoch weit schwächer sind als beim Beginn des Stromes; öffnet man dann die Kette, so sieht man wiederum eine stärkere Lichterscheinung. Es ist kaum nöthig zu erwähnen, dass dies keine objective Lichtentwicklung ist, sondern dass der Strahl nur von demjenigen gesehen wird, der das Experiment an sich anstellt oder anstellen lässt, in Folge davon, dass die Lebensenergie des Sehnerven durch den galvanischen Strom erregt wird.

Funken, welche man von der gewöhnlichen Elektrisirmaschine zieht und auf die Augen oder die Gesichtshaut applicirt, erzeugen gleichfalls Lichterscheinungen, obwohl dieselben nicht sehr deutlich sind. Wenn wir den inducirten Strom anwenden, so ist der Erfolg gleichfalls unbedeutend. Der Extrastrom eines Induktionsapparates, welcher in einem kurzen und dicken Drahte cirkulirt und deswegen eine geringe Spannung besitzt, wirkt gar nicht auf die Netzhaut; man kann deshalb diesen Strom ohne Gefahr in der Facialparalyse anwenden, um die gelähmten Muskeln des Gesichtes zu erregen; dagegen ist der constante Strom sowohl als der eigentliche inducirte Strom, welcher in einem langen und feinen Drahte cirkulirt und deshalb eine hohe Spannung besitzt, in der Behandlung der eben genannten Affektion zu vermeiden, da durch Anwendung solcher Ströme die Sehkraft des Patienten gefährdet werden würde. Die Lichterscheinungen, welche durch Anwendung des inducirten Stromes hervorgerufen werden, tragen einen ganz andern Charakter, als die durch den constanten Strom erzeugten; während nämlich die geschlossene constante Kette ein gleichmässig ruhiges Licht erregt, nimmt man, wenn man den inducirten Strom anwendet, ein mehr oder weniger beträchtliches Hin- und Herflackern, wie bei einer vom Winde stark bewegten Flamme wahr. Dies rührt daher, dass die constante Kette eine gleichmässige Erregung des Sehnerven bewirkt, während der Induktionsstrom, der aus lauter Dichtigkeitsschwankungen besteht, ebenso viele von einander getrennte Erregungen der Retina verursacht, als Stromesunterbrechungen stattfinden.

Der Lichtstrahl, welchen man in Folge der galvanischen Erregung der Netzhaut beobachtet, erscheint dem Beobachter gefärbt. Die Farbe ist bläulich, wenn der positive Pol dem Auge am nächsten ist; und Ruete hat beobachtet, dass in diesem Falle die Lichtempfindung an demjenigen Punkte am stärksten ist, welcher der Macula lutea entspricht, und allmälig an Intensität abnimmt, je näher sie der Peripherie des Gesichtsfeldes ist; während, wenn der negative Pol dem Auge am nächsten ist, ein gelbröthliches oder orangefarbenes Licht wahrgenommen wird, welches am stärksten in der Peripherie des Gesichtsfeldes erscheint und nach der Mitte zu allmälig schwächer wird. Uebrigens müssen wir bemerken, dass diese letzteren Phänomene sowie die sehr verschiedenen, besonders von Purkinje beschriebenen Lichterscheinungen kaum als physiologische, sondern als pathologischen Zuständen sich annähernde Erscheinungen angesehen werden müssen; da bei Physiologen, welche ihre Augen durch Experimente dieser Art anstrengen, fast immer eine Hyperämie der Retina vorliegt, welche die Erscheinungen complicirt macht.

Die Lichterscheinungen, welche wir beschrieben haben, entstehen durch Reflex von den sensiblen Fasern des Trigeminus auf die Netzhaut. Man kann sie daher beobachten, wohin man auch die Pole richten mag, vorausgesetzt, dass wenigstens ein Pol einen Punkt der Haut oder einer Schleimhaut berührt, welche durch eine Faser des fünften Nervenpaares versorgt wird. Es ist daher durchaus nicht nöthig, um den Lichtstrahl zu sehen, dass man eines oder beide Augen oder Augenlider mit den Polen berührt; man sieht den Strahl z. B. sehr deutlich, wenn man einen Pol auf die Membrana Schneideri und den anderen auf die Schleimhaut der Mundhöhle applicirt. Georg Hunter hat zuerst beobachtet, dass ein sehr lebhafter Strahl gesehen wird, wenn man ein Metall zwischen das Zahnfleisch und die Oberlippe, und das andere ebenso an die Unterlippe hält [1]). Man kann den Strahl ebenfalls deutlich wahrnehmen, wenn man einen Pol in den Mund und den anderen in den Mastdarm hält; dies Experiment ist zuerst von Achard in Berlin vorgenommen worden [2]).

Der Strahl wird deutlicher und intensiver gefärbt, wenn man in einem dunkeln Zimmer experimentirt, und Humboldt erzählt, dass die Wirkung des Galvanismus auf die Augen während eines Gewitters am stärksten ist. Fowler machte das Experiment an sich selbst, als eines seiner Augen entzündet war und bemerkte, dass der in dem entzündeten Auge erregte Strahl ungleich stärker war als der in dem gesunden. Auf der anderen

---

[1]) Experiments and observations relative to the influence lately discovered by M. Galvani and commonly called Animal Electricity. By Richard Fowler. Edinburgh 1793 p. 64.

[2]) Versuche über die gereizte Muskel- und Nervenfaser. Von Alexander von Humboldt. Posen und Berlin 1797 Vol. I. p. 334.

Seite erwähnt Humboldt, dass er einst an sich experimentirte, als er einen starken Schnupfen hatte, und dass er in dieser Zeit den Strahl gar nicht wahrzunehmen im Stande war, selbst wenn er sich einer sonst sehr wirksamen Anordnung der Metalle bediente.

Die Stärke des Lichtstrahls steht in geradem Verhältniss zu der Stärke des Stromes, welchen man anwendet und in umgekehrten Verhältniss zu dem Leitungswiderstande welchen der Strom erfährt. So kann man einen Lichtstrahl hervorrufen, wenn man eine Kupfer- und Silbermünze auf Zunge und Lippe galvanisch einwirken lässt; bedient man sich anstatt des Kupfers und Silbers des Zinns und Silbers, oder des Zinks und des Goldes, so wird der Strahl deutlicher. Erregt man die Retina durch eine aus vielen Plattenpaaren bestehende Volta'sche Säule, so kann die Reizung eine solche Höhe erreichen, dass die Sehkraft sofort dadurch vernichtet wird. Duchenne, welcher mit der Eigenthümlichkeit des constanten Stromes, die Netzhaut stark zu erregen, unbekannt war, erzählt einen Krankheitsfall, der einen vollgültigen Beweis für die praktische Wichtigkeit der elektro-physiologischen Kenntnisse liefert. Er elektrisirte nämlich einen an Facialparalyse leidenden Patienten erst mit dem inducirten Strome, und später mit dem constanten Strome einer Volta'schen Säule. Unmittelbar nachdem er den constanten Strom auf das Gesicht gerichtet hatte, rief der Patient aus, er sähe das ganze Zimmer in Feuer; später klagte er, dass er auf der Seite, wo die Elektroden applicirt waren, seine Sehkraft eingebüsst habe; und er blieb in der That auf diesem Auge blind. Duchenne hält sich für den Entdecker der eigenthümlichen Wirkung des Galvanismus auf die Netzhaut; aber diese Thatsache war bereits Volta am Ende des vorigen Jahrhunderts bekannt.

Wenn der Strom einen bedeutenden Leitungswiderstand zu überwinden hat, so ist der durch die galvanische Erregung der Netzhaut erzeugte Lichtstrahl schwach. Auf diese Weise erklärt es sich, dass, wenn die beiden Metalle auf die trockene Gesichtshaut applicirt werden, der Strahl viel undeutlicher erscheint, als der Fall ist, wenn man die Haut vorher befeuchtet hat. Ausserdem ist die Lichterscheinung stärker, wenn die Elektroden auf die Conjunctiva, die Membrana Schneideri oder die Schleimhaut der Mundhöhle gerichtet werden, als wenn man sie gegen die Gesichtshaut hält; da das zarte und feuchte Epithelium der Schleimhäute dem Durchgang des Stromes weit geringeren Widerstand leistet als die Epidermis.

2. Geruchsorgan.

Seit langer Zeit ist man darauf aufmerksam geworden, dass in der Nähe stark geladener Elektrisirmaschinen ein eigenthümlicher Geruch wahrgenommen wird, welcher nicht ganz dem Phosphorgeruch gleich ist, sondern halb schwefelig und halb phosphorig ist. Man glaubte früher, dass dieser Geruch Folge einer elektrischen Erregung des Nervus olfactorius sei; wir wissen aber jetzt durch die Forschungen von Schönbein und Anderen, dass dieser Geruch von der Gegenwart des Ozons in der Luft herrührt. Ozon ist eine allotropische Modification des Sauerstoffs, welche durch die Elektricität erzeugt wird. Wie Schwefel, Phosphor und andere Substanzen durch Hitze in einen allotropischen Zustand versetzt werden, so wird der Sauerstoff durch Elektricität modificirt; das Ozon unterscheidet sich von dem gewöhnlichen Sauerstoff hauptsächlich durch den eben erwähnten eigenthümlichen Geruch und dadurch, dass es den ersten Platz in der chemischen Spannungsreihe einnimmt. So verwandelt das Ozon schnell metallisches Silber in Silberoxyd und zersetzt mit grosser Energie Jodkali und andere Salze. Uebrigens sind die Eigenschaften des Ozons dieselben, mag es nun durch die gewöhnliche Elektrisirmaschine, oder durch die atmosphärische Elektricität oder durch chemische Prozesse entstehen. Auf chemischem Wege bereitet man Ozon, indem man ein Stück Phosphor in ein Glas legt, welches mit Luft gefüllt ist, wobei aber die Temperatur hoch genug sein muss, dass der Phosphor zu leuchten anfängt; man bemerkt dann alsbald den Ozongeruch, welcher sehr verschieden ist von dem Geruch der Phosphorsäure, welche im Beginne des Experiments entsteht. Dass man den Ozongeruch nicht in der Nähe von Volta'schen Säulen und grossen Induktionsapparaten wahrnimmt, rührt daher, dass sowohl Volta'sche als Induktionsfunken immer von einer bedeutenden Entwicklung von Hitze begleitet sind, wodurch das Ozon in demselben Verhältniss, wie es entsteht, auch gleich wieder zerstört wird.

Weder die gewöhnlichen elektrischen Funken, noch der unterbrochene Strom erregen, wenn sie nicht von sehr bedeutender Stärke sind, einen besonderen Geruch, wenn man sie auf die Membrana Schneideri applicirt. In der That, elektrisirt man die Schleimhaut der Nase, so entsteht dadurch immer ein mehr oder weniger schmerzhaftes Kratzen und Kitzeln, was von der Reizung der sensibeln Nervenfasern herrührt, mit welchen diese Membran so ausgiebig versehen ist; zuweilen folgt auch Niesen als Reflexbewegung der Anwendung der Elektricität auf die Nasenschleimhaut.

Ritter ist der einzige Beobachter, welcher mit einem sehr starken elektrischen Strome an seiner eigenen Membrana Schneideri experimentirt hat; [1]) er bediente sich dabei einer Volta'schen Säule von zwanzig Plattenpaaren, und litt beträchtlich während des Experiments. Als Resultat seiner Untersuchungen gibt er an, dass ein eigenthümlicher Geruch entsteht, nicht nur wenn man die Kette schliesst, sondern auch die ganze Zeit hindurch während sie geschlossen bleibt; ferner im Moment, wenn man den Strom unterbricht und noch eine Zeitlang nach dem Aufhören des Stromes. Die Wirkung ist verschieden nach der Stromesrichtung. Bedient man sich des aufsteigenden Stromes, so beobachtet man beim Kettenschluss und solange die Kette

---

[1]) Beiträge zur näheren Kenntniss des Galvanismus. Weimar 1805.

geschlossen bleibt, einen säuerlichen Geruch und Verlust der Fähigkeit zu niesen; während beim Oeffnen der Kette und noch eine kurze Zeit nachher man einen ammoniakalischen Geruch wahrnimmt und Neigung zum Niesen verspürt. Wendet man dagegen den absteigenden Strom an, so tritt das Gegentheil ein, nämlich ammoniakalischer Geruch und Neigung zum Niesen beim Kettenschluss und solange der Strom die Nase durcheilt; und einen säuerlichen Geruch und Verlust der Fähigkeit zu niesen, wenn man die Kette öffnet und eine kurze Zeit nachher.

3. Gehörorgan.

Elektrisirt man das Trommelfell, so hört derjenige, an welchem das Experiment angestellt wird, Töne. Die beste Methode dafür ist, den äusseren Gehörgang mit Wasser zu füllen; man hält dann eine metallische Sonde, welche mit dem negativen Pole einer galvanischen Batterie oder eines Induktions-Apparates verbunden ist, in die Flüssigkeit und schliesst die Kette, indem man einen zweiten feuchten Leiter auf den Nacken setzt.

Das Trommelfell wird in gleicher Weise durch den constanten und den inducirten Strom erregt. Wenden wir den ersteren an, so entstehen Töne gleich beim Beginn des Stromes und setzen sich auch fort, solange die Kette geschlossen bleibt. Volta erzählt in seinem berühmten Briefe an den Präsidenten der Royal Society in London, Sir Joseph Banks [1]), dass, wenn er die Pole einer Säule von dreissig bis vierzig Plattenpaaren in seinen äusseren Gehörgang einführte, er zuerst eine Erschütterung im Kopfe fühlte, und einige Augenblicke später einen Schall oder vielmehr ein Geräusch vernahm, wie Kratzen und Sausen, oder wie wenn eine schleimige Substanz siedet. Dies Geräusch ging ununterbrochen weiter und wurde sogar noch lauter, bis er den Strom aufhören liess. Man kann übrigens das sausende Geräusch schon durch einen weit schwächeren Strom,

---

[1]) Philosophical Transactions 1800 p. 428.

z. B. von einer Batterie von drei oder vier Plattenpaaren hervorrufen; und immer ist die Wirkung am stärksten, wenn der negative Pol in die den Meatus auditorius externus füllende Flüssigkeit gehalten wird.

Die Wirkung des Induktionsstromes auf das Trommelfell ist verschieden je nach der Stromesstärke und nach der grösseren oder geringeren Geschwindigkeit, womit die Unterbrechungen auf einander folgen. Eine einzige Stromesschwankung erregt ein Geräusch wie Kratzen; folgen die Ströme schnell auf einander, so geschieht dasselbe mit den Geräuschen, welche dann dem Summen einer Fliege am Fenster oder dem Blasen einer Trompete, wie es aus der Ferne vernommen wird, gleichen. Damit Hand in Hand geht eine Empfindung von Kitzel, Stechen und selbst ein spannender, unangenehmer Schmerz, der heftig werden kann, wenn man Ströme von hoher Spannung anwendet.

Ritter hat sich viele Mühe gegeben die Höhe des Tones zu bestimmen, welcher durch die galvanische Erregung des Trommelfells entsteht. Er bemerkt, dass, wenn seine beiden Ohren in die Kette eingeschlossen waren, er beim Beginn des absteigenden Stromes eine starke Erschütterung fühlte und den Ton G hörte. Dies dauerte solange an, wie der absteigende Strom selbst; wenn die Stärke des Stromes erhöht wurde, wurde der Ton höher als G. Dagegen war, wenn er mit dem aufsteigenden Strom experimentirte, der Ton tiefer als G und wurde weiterhin noch tiefer, wenn die Stromesstärke vermehrt wurde. Erschütterung und Ton waren schwach beim Oeffnen der Kette, einerlei ob der Strom absteigend oder aufsteigend war.

Ich selbst habe einige Experimente mit allen Stromesarten und Richtungen vorgenommen und den Ton, welcher durch die elektrische Erregung der Membrana tympani entsteht, mit dem einer Stimmgabel von der gegenwärtigen philharmonischen Stimmung verglichen und denselben von A gehört. Ich habe dabei niemals bemerkt, dass, wenn ich die Stromesrichtung änderte oder die Stromesstärke vermehrte, die **Höhe** des Tones davon afficirt wurde; der Ton wurde dann nur mehr oder weniger **laut**. Er war lauter, wenn der negative Pol ins Ohr gehalten wurde und der positive am Nacken angebracht war, als bei umgekehrter Stromesrichtung. Wenn ich einen Strom von sehr geringer Spannung anwandte, so war der Ton kaum wahrnehmbar; er wurde sehr laut und lärmend, sobald ich mit Strömen von hoher Spannung operirte; aber die Höhe des Tones blieb immer dieselbe.

Durch die Elektrisirung der Membrana tympani im lebenden Menschen entstehen zwei andere bemerkenswerthe Phänomene, nämlich ein leichter und unangenehmer metallischer Geschmack und ein mehr oder minder reichlicher Speichelfluss. Die erste Erscheinung ist von Duchenne[1]) und Baierlacher[2]) angemerkt worden, während die letzte bisher unbeachtet geblieben ist.

Das Entstehen der eigenthümlichen Geschmacksempfindung ist der elektrischen Erregung des Stammes der Chorda tympani zuzuschreiben, welche, nachdem sie aus der Paukenhöhle durch die Fissura Glaseri herausgetreten ist, gegen den N. lingualis herabsteigt, in seine Scheide aufgenommen wird und dann weiter gegen die Zunge vorwärts dringt. Die Chorda tympani trägt daher wesentlich zur Perception des Geschmackes bei; und dieser physiologische Schluss wird durch klinische Erfahrung bestätigt; da in gewissen Fällen von Facial-Paralyse ein Verlust des Geschmackes Hand in Hand geht mit der Lähmung der Gesichtsmuskeln. Dieser Verlust des Geschmacks existirt bloss auf der afficirten Seite und verschwindet zugleich mit den übrigen Symptomen der Facial-Paralyse. Dr. Gull[3]) und viele andere Beobachter haben solche Fälle veröffentlicht.

---

[1]) De l'électrisation localisée et de son application à la physiologie, la pathologie et le thérapeutique. Paris 1855 p 809.

[2]) Die Induktions-Elektricität. Nürnberg 1857 p. 98.

[3]) A further report on the value of electricity as a remedial agent, in Guy's Hospital Reports. Vol. III. Part I 1852 p. 8 .

Eine ebenso merkwürdige Erscheinung ist der Speichelfluss, welcher durch Elektrisirung des Trommelfells entsteht. Ich kam in folgender Weise dazu diese Beobachtung zu machen: sehr oft haben mich Patienten, die an sogenannter nervöser Taubheit litten, ersucht, den Galvanismus gegen diese Affektion anzuwenden; während solcher Operationen bemerkte ich, besonders wenn ich in hartnäckigen Fällen Ströme von starker Spannung anwandte, dass die Patienten Schluckbewegungen machten; ich experimentirte dann an mir selbst in der Absicht die Ursache dieser Bewegungen ausfindig zu machen und fand, dass solche Ströme auf die Membrana tympani angebracht, einen mehr oder weniger reichlichen Zufluss von Speichel bewirken. Es ist klar, dass dies einer elektrischen Erregung der Fasern der Chorda tympani zuzuschreiben ist, welche nicht mit dem N. lingualis zur Zunge gehen, sondern sich von dem Stamme der Chorda tympani ablösen und ins Ganglion submaxillare eindringen. Der Speichel, welcher nach der Elektrisirung der Chorda tympani fliesst, wird also in der Unterkieferdrüse abgesondert.

4. Geschmacksorgan.

Dass man eine eigenthümliche Geschmacksempfindung wahrnimmt, wenn man die Zunge mit zwei heterogenen Metallen berührt, hat man schon lange vor der Entdeckung des Galvanismus gewusst. Es scheint, dass Sulzer der erste war, welcher auf dieses Phänomen aufmerksam wurde.[1] In einer Abhandlung, welche in den Berichten der Berliner Akademie, vom Jahre 1754 abgedruckt ist, finden wir die folgenden Bemerkungen: „Wenn ein Stück Blei und ein silberner Stab mit einander verbunden und verschiedenen Theilen der Zunge genähert werden, so entsteht dadurch eine Geschmacksempfindung, wie sie sonst durch Eisenvitriol hervorgerufen wird; während wenn wir eines

[1]) Recherches sur l'origine des sentimens agréables et désagréables; in Histoire de l'Académie des Sciences et Belles Lettres de Berlin. 1754, p. 356.

von den beiden Metallen für sich allein anwenden, nicht der geringste Geschmack wahrgenommen wird. Es ist wahrscheinlich, dass durch die Verbindung der beiden Metalle eine Schwingung in den kleinsten Theilen des Blei's oder des Silbers, oder beider, entsteht; und dass diese Schwingung, welche nothwendigerweise die Zungennerven afficiren muss, den beschriebenen Geschmack erzeugt.“ Dies ist insofern interessant, als es in aller Wahrscheinlichkeit die erste Beobachtung ist, welche überhaupt jemals über die physiologischen Wirkungen des Galvanismus gemacht worden ist.

Wenn man ein einfaches galvanisches Element aus Zink und Silber so auf die Zunge bringt, dass das Zink die Zungenspitze und das Silber den Zungenrücken berührt, so entsteht ein sehr beträchtlicher saurer Geschmack unter der Zinkplatte, und ein schwacher alkalischer Geschmack unter dem Silber. Es gehört einige Uebung dazu beide Empfindungen zur gleichen Zeit wahrzunehmen; bei den ersten Versuchen, welche man auf diese Weise anstellt, bemerkt man meistentheils nur den weit stärkeren sauren Geschmack. Diese Empfindungen werden nicht nur beim Schliessen und Oeffnen der Kette wahrgenommen, sondern auch die ganze Zeit hindurch, während der die Kette geschlossen bleibt. Die Wirkung ist am deutlichsten, wenn die Zunge ihre gewöhnliche Temperatur besitzt und wenn die Metalle von derselben Temperatur sind wie die Zunge. Sind die Metalle, oder die Zunge, oder beide stark erhitzt oder erkältet, so entsteht fast gar keine Geschmacksempfindung; und Alles, was darauf hinarbeitet die Sensibilität der Zunge abzustumpfen, wie Säuren, Pfeffer, Laudanum, Spirituosen u. s. w., vermindern die Wirkung des Galvanismus um ein Erhebliches.

Bedient man sich anstatt eines einzigen Elementes einer Säule, so beobachten wir nicht nur die specifische Geschmacksempfindung, sondern auch den uns bereits bekannten Lichtstrahl, Schmerz in der Zunge und krampfhafte Zuckungen dieses Organs. Der unterbrochene Strom erzeugt nur die letzteren Phänomene, aber keine besondere Geschmacksempfindung. Die Reibungselektricität hat dagegen eine spezifische Wirkung auf die Geschmacksnerven, welche der des Galvanismus ziemlich ähnlich ist. Fowler hat den durch die gewöhnlichen elektrischen Funken erregten Geschmack mit dem des Essigs, und den durch den Galvanismus hervorgerufenen Geschmack mit dem der verdünnten Schwefelsäure verglichen.

Diese höchst merkwürdige Wirkung der Elektricität auf die Zunge kann auf verschiedene Weise erläutert werden. Man könnte z. B. sagen, dass die Geschmacksempfindung von einem eigenthümlichen, durch die Elektricität erregten Zustande der Geschmacksnerven herrühre, gerade wie eine Lichterscheinung subjectiv wahrgenommen wird, wenn man die Netzhaut dem galvanischen Reize unterwirft. Aber die Verschiedenheiten im Geschmack unter den beiden Polen scheinen zu dem Schlusse zu leiten, dass die Wirkung einer Elektrolyse der Salze des Speichels zugeschrieben werden müsse, indem aus dem im Speichel aufgelösten Chlornatrium Chlorwasserstoffsäure am Zinkpole freiwerden und dort den sauren Geschmack hervorrufen würde, und Natron am Silberpole, wo dann der alkalische Geschmack entstände. Mit dieser chemischen Erklärungsweise scheint auch die Thatsache zu stimmen, dass der Induktionsstrom, dessen chemische Kräfte bekanntlich sehr schwach sind, keine Geschmacksempfindung in der Zunge hervorruft. Man hat dieser Anschauungsweise jedoch entgegengehalten, dass ein galvanischer Strom, der zu schwach ist um die Salze des Speichels zersetzen zu können, nichtsdestoweniger die Zunge in frappanter Weise affizirt; ausserdem wissen wir, dass die Reibungselektricität eine sehr deutliche Geschmacksempfindung hervorruft, und doch gewiss ein Paar kleine elektrische Funken zu schwach sind, um eine Zersetzung der Salze des Speichels hervorzubringen. Endlich hat Volta auch beobachtet, dass ein saurer Geschmack selbst dann unter dem Zinkpole wahrgenommen wird, wenn die Schleimhaut der Zunge mit einer alkalischen Lösung in Berührung ist, wodurch die Säure, wenn eine solche etwa gebildet wäre, sofort wieder neutralisirt werden müsste, so dass überhaupt gar keine physiologischen Wirkungen entstehen würden.

Professor Schönbein hat eine andere Erklärung versucht[1]). Er vermuthet, dass durch den galvanischen Strom die atmosphärische Luft zersetzt werde, und dass an dem positiven Pole Sauerstoff und Stickstoff sich vereinigten, um Salpetersäure zu bilden, welche ihrerseits die saure Geschmacksempfindung hervorrufen würde. Schönbein erklärt dabei aber nicht die Ursache des alkalischen Geschmacks, den man unter dem Zinkpole wahrnimmt, und im Ganzen gehört auch wohl ein stärkerer galvanischer Strom, und mehrere und ziemlich grosse elektrische Funken dazu, um die Luft zu zersetzen, als um die besonderen Geschmacksempfindungen hervorzurufen, welche, wie man sieht, noch immer nicht ganz befriedigend erklärt sind.

IV. Von der Wirkung der Elektricität auf die motorischen Nerven und Muskeln.

In diesem Paragraphen werden wir zuerst von den Wirkungen der Stromesschwankung sprechen; sodann den Einfluss beschreiben, welchen die geschlossene Kette auf die motorischen Nerven und Muskeln hervorruft, und endlich die Frage der selbstständigen Muskelreizbarkeit erörtern; woran sich die Betrachtung der Wirkungen der Elektricität auf bestimmte Muskeln und auf das Muskelgewebe im Allgemeinen schliessen wird.

1. Die Stromesschwankung.

Wenn man einen motorischen Nerven eines vor Kurzem getödteten Thieres der Wirkung eines constanten galvanischen Stromes aussetzt, so entstehen Zusammenziehungen aller Mus-

[1]) Ueber einige mittelbare physiologische Wirkungen der atmosphärischen Elektricität. Henle und Pfeuffer's Zeitschrift 1851. Heft III p. 385.

keln, welche von diesem Nerven versorgt werden, sowohl beim Schliessen als beim Oeffnen der Kette, einerlei ob die Stromesrichtung absteigend oder aufsteigend ist. Dabei muss man jedoch darauf bedacht sein, die Elektroden, welche mit den Polen der Batterie vereinigt sind, an zwei Stellen des betreffenden Nerven anzubringen, welche, obwohl sie nicht weit von einander entfernt zu sein brauchen, doch in verschiedener Höhe liegen, so dass der elektrische Strom den Nerven in einer schrägen Richtung durcheilen kann. Wenn nämlich der Strom quer durch einen Nerven geht — also wenn man die eine Elektrode an der rechten und die andere an der linken Seite des Nerven an derselben Stelle seines Querschnitts anbringen wollte, so würden keine Muskelzuckungen eintreten.

Es war Luigi Galvani, von Bologna, der zuerst im Jahre 1786 beobachtete dass, wenn die Nerven und Muskeln eines Frosches durch einen aus verschiedenen Metallen zusammengesetzten Bogen berührt wurden, die Muskeln sich kräftig zusammenzogen [1]). Bald nachdem Galvani seine Entdeckung bekannt gemacht hatte, fand Volta, dass die Muskeln sich auch dann zusammenzogen wenn die Nerven allein in die Kette eingeschlossen waren [2]). In ihren ersten Experimenten bemerkten Galvani und Volta nur die Zuckung, welche beim Kettenschluss entsteht; es war einem andern italienischen Naturforscher, Valli, vorbehalten, die beim Oeffnen der Kette entstehende Zuckung zuerst zu beobachten [3]). Duméril hat kürzlich behauptet, dass alle diese Beobachtungen bereits lange Zeit vorher von dem Holländer Swammerdam gemacht worden seien, welcher das Experiment im Jahre 1668 dem Grossherzog

---

[1]) De viribus electricitatis in motu musculari commentarius. Bologna 1791. Diese Schrift wurde veröffentlicht fünf Jahre, nachdem Galvani seine Entdeckung gemacht hatte.

[2]) Collezione dell' opere del Conte Cavaliere Alessandro Volta. Florenz 1816. Vol. IV p. 134.

[3]) Reinhold, Geschichte des Galvanismus etc. 1792. P. 25.

von Toskana gezeigt habe [1]). Matteucci und Golding Bird haben Duméril's Behauptung wiederholt, aber eine genaue Prüfung der Experimente, welche Swammerdam angestellt hat, zeigt, dass die Zuckungen, die er beobachtete, durch mechanische Reizungen des Nerven und nicht durch den Galvanismus bedingt waren.

Bevor wir uns in eine weitere Beschreibung der interessanten, durch die galvanische Erregung der motorischen Nerven und Muskeln erzeugten Phänomene einlassen, müssen wir bemerken, dass die durch das Oeffnen und Schliessen der Kette hervorgerufenen Zuckungen nicht dadurch entstehen, dass der motorische Nerv einfach das elektrische Fluidum zu den Muskeln hinleitet, obwohl das Nervengewebe unzweifelhaft ein Leiter der Elektricität ist. Aber das Leitungsvermögen der Nerven erklärt durchaus nicht die physiologischen Wirkungen, welche durch die elektrische Erregung der Nerven hervorgebracht werden; die Muskelzuckung tritt nicht deshalb auf weil ein bestimmtes Fluidum von den Nerven auf die Muskeln übertritt. Denn wenn man einen Nerven mittelst eines feuchten Fadens zusammenschnürt, so dass der Nerv dünn wird und an der betreffenden Stelle nur noch die Nervenscheide zurückbleibt, so wird es uns nie mehr gelingen, Zuckungen in den von diesem Nerven versorgten Muskeln zu erregen, wenn wir die Elektroden oberhalb der Stelle anlegen, wo der Nerv zusammengeschnürt war; obgleich durch ein solches Verfahren die Fortleitung der Elektricität nicht behindert wird, da der feuchte Faden ebenso gut leitet wie der Nerv. Ein anderer noch augenfälligerer Beweis ist, dass einige Tropfen Aether, welche man an einer beliebigen Stelle der Nervenbahn anbringt, die Muskelzuckungen suspendirt, wenn die Elektroden oberhalb oder an der Stelle applicirt werden, wo man den Aether angebracht hat; dagegen erscheinen

[1]) Annales des Sciences naturelles. 2 série. Zoologie. Paris 1840. Vol. XIII p. 65.

die Zuckungen wieder sobald sich die Wirkungen des Aether verloren haben. Endlich sehen wir, dass, wenn wir die Nerven eines Frosches galvanisiren der vorher mit Woorara vergiftet ist, nicht die geringste Zuckung in den von diesen Nerven versorgten Muskeln auftritt, obgleich das Woorara weder das Leitungsvermögen der Nerven noch die Muskelreizbarkeit irgendwie beeinträchtigt; die Muskeln erleiden nämlich Erschütterungen, wenn ein elektrischer Strom direkt ohne Dazwischenkunft der Nerven auf sie einwirkt; der Grund dafür ist also, dass Woorara die eigenthümliche Kraft zerstört, durch welche die Nerven befähigt sind das Muskelspiel hervorzurufen. Man sieht also, dass Muskelzuckungen nur dann durch die galvanische Erregung motorischer Nerven entstehen, wenn die Nerven selbst sich in ihrem Normalzustande befinden. Der elektrische Strom erregt den Nerven und ruft seine Kraft Muskelzuckungen zu veranlassen, ins Leben; der Strom verursacht eine Störung in dem Gleichgewicht der kleinsten Theile des Nerven, wodurch der Nerv befähigt wird, eine Muskelverkürzung und Muskelverdickung herbeizuführen.

Volta, der so viele mit der galvanischen Elektricität zusammenhängende Phänomene entschleierte, glaubte die beim Kettenschluss entstehende Zuckung sei leicht zu erklären, aber konnte nicht recht verstehen, warum eine ähnliche Zuckung auch beim Oeffnen der Kette entstehen sollte; und stellte die unrichtige Hypothese auf, dass diese Zuckung von einer Art von Gegenstrom herrühre, welcher im Augenblick der Kettenöffnung entstände (causées par une espèce de reflux du fluide électrique)[1]. Lehot war der Ansicht, dass, während der elektrische Strom einen Nerven durchflösse, ein Theil der Elektricität sich darin ansammelte und bei der Unterbrechung des Stromes sich entlüde, den Nerven in entgegengesetzter Richtung

[1]) On the electricity excited by the mere contact of conducting substances of different kinds. Philos. Transactions, 1800 p. 421.

durcheilte und so die Zuckung erzeugte[1]). Fast dreissig Jahre später hat Marianini Lehot's Theorie wieder hervorgezogen[2]); aber weder Volta, noch Lehot, noch Marianini haben Beweise für ihre Ansichten beibringen können, und das betreffende Phänomen ist jetzt leicht zu erklären, ohne dass man zu Hypothesen greift, welche durch keine Thatsachen unterstützt sind.

Wir haben gesehen dass während der Zeit, welche ein constanter galvanischer Strom einen motorischen Nerven durchfliesst, keine sichtbare Wirkung in den Muskeln stattfindet, vorausgesetzt, dass die Kette wirklich constant ist. Es ist daher höchst sonderbar, dass Matteucci in einer Abhandlung „über die Messung der durch den elektrischen Strom entwickelten Nervenkraft“ [3]) behauptet hat, dass zwischen dem Verbrauch des Zinks in der Entwicklung der Elektricität und der mechanischen Wirkung der Zuckung im Froschschenkel ein gerades und beständiges Verhältniss obwalte; während es doch einleuchtend ist, dass wir mit derselben Menge Zink in einer galvanischen Kette ad libitum wenige oder eine ungeheure Zahl von Muskelzuckungen erhalten können. Es ist freilich richtig, wie Du Bois Reymond bemerkt hat, dass der Zinkverbrauch das Maass der Elektricitätsmenge ist, welche den Nerven getroffen hat, aber die Elektricitätsmenge hat mit der hervorgebrachten Nervenerregung gar nichts zu schaffen, indem man mit einer sehr geringen Menge Zink eine beliebig grosse, und mit einer bedeutenden Menge Zink eine kaum merkliche physiologische Wirkung hervorzurufen im Stande ist. Matteucci verwandte zu diesen Untersuchungen zweitausend Frösche; hatte sich ein Frosch hundertmal zusammengezogen, so warf man ihn fort und nahm einen anderen; im Ganzen wurden 100,000 Zuckungen beobachtet und verzeichnet, aber da diese Experimente von ganz falschen Vor-

[1]) Gilbert's Annalen der Physik. Vol. IX p. 188.

[2]) Sur la secousse qu' éprouvent les animaux etc. in Annales de Chimie et de Physique, par Gay-Lussac et Arago. Paris 1829. Vol. XL p. 225.

[3]) Annales de Chimie et de Physique 1844. 3 série Vol XI p. 403.

aussetzungen ausgingen, ist alle Mühe, welche sich Matteucci dabei gegeben hat, verloren gewesen und sind die Folgerungen, welche er aus seinen Beobachtungen gezogen hat, vollkommen sinnlos.

In der That, die physiologische Wirkung, welche man durch galvanische Erregung der motorischen Nerven beobachtet, entsteht in dem Augenblicke, wo die Stromesdichtigkeit plötzlich von Null auf eine gewisse Höhe steigt, was geschieht, wenn man die Kette schliesst; und auf der anderen Seite, wenn sie plötzlich von einer gewissen Höhe auf Null herabsinkt, was der Fall ist, wenn man die Kette öffnet. Von diesen Thatsachen ausgehend hat Du Bois-Reymond ein elektro-physiologisches Gesetz für die motorischen Nerven formulirt, welches folgendermaassen lautet: „Nicht der absolute Werth der Stromdichtigkeit in jedem Augenblicke ist es, auf den der Bewegungsnerv mit Zuckung des zugehörigen Muskels antwortet, sondern die Veränderung dieses Werthes von einem Augenblicke zum anderen, und zwar ist die Anregung zur Bewegung, die diesen Veränderungen folgt, um so bedeutender, je schneller sie bei gleicher Grösse vor sich gingen oder je grösser sie in der Zeiteinheit waren.“ [1]) Es ist klar, dass dies der Entwicklung von Induktionsströmen vollkommen analog ist, da Induktionsströme nur im Augenblick des Kettenschlusses und beim Oeffnen der Kette existiren, aber nicht während die Kette geschlossen bleibt. Wenn Matteucci also den Zinkverbrauch als Maass für die Nervenerregung ansetzt, so verfällt er in denselben Fehler wie ein Physiker, der den Zinkverbrauch in dem inducirenden Volta'schen Element als Maass für die dadurch inducirten Ströme ansehen würde.

Durch Du Bois-Reymonds Gesetz lassen sich eine Menge von Erscheinungen erklären, welche seit langer Zeit beobachtet,

---

[1]) Untersuchungen über thierische Elektricität. Berlin 1848.

aber unverständlich geblieben waren. So ist es, um Zuckungen zu erregen, nicht absolut nothwendig, dass der einen Nerven durcheilende Strom geschlossen oder geöffnet wird, da hierdurch nur das Maximum der Stromesschwankung entsteht. Es werden vielmehr auch durch geringere Variationen in der Stromesdichtigkeit physiologische Wirkungen entstehen; z. B. wenn man die Intensität des einen motorischen Nerven durcheilenden Stromes plötzlich erhöht; oder wenn man plötzlich einen anderen Strom auf einen Nerven wirken lässt, der bereits von einem constanten Strome durchflossen wird; oder wenn man einen Theil des Stromes, der einen Nerven durchfliesst, plötzlich ableitet, was leicht in folgender Weise geschehen kann: die Froschschenkel, welche gehäutet und wie gewöhnlich präparirt sind, werden in zwei von einander getrennte mit Wasser gefüllte Gefässe eingetaucht, und die Pole mit den Gefässen verbunden; während nun der Strom in den Nerven cirkulirt, verbindet man plötzlich beide Gefässe mittelst eines Leitungsbogens von Kupfer oder Silberdraht; durch diesen Drath wird dann ein Theil des Stromes abgezogen, und zu gleicher Zeit beobachtet man eine Zuckung.

Es ist einleuchtend, dass Stromesschwankungen dieser Art nicht so beträchtlich sind und die physiologische Wirkung desshalb nicht so bedeutend ausfällt, als wenn man die Kette schliesst oder öffnet.

Die Wirkung inducirter Ströme auf motorische Nerven und Muskeln ist gleichfalls leicht aus Du Bois-Reymonds Gesetz zu verstehen. Induktionsströme sind von augenblicklicher Dauer, sie bestehen nur aus grossen und plötzlichen Schwankungen, welche mehr oder weniger schnell auf einander folgen, je nachdem die inducirende Kette geschlossen oder geöffnet ist und das weiche Eisen Magnetismus gewinnt oder verliert. Ein einziger inducirter Strom wird daher gerade so wirken wie das Schliessen oder Oeffnen eines galvanischen Elements; eine Zuckung entsteht in Folge der Störung des Gleichgewichts in den kleinsten Theilen des Nerven; danach aber fällt der Muskel sofort wieder in seinen früheren, erschlafften Zustand zurück. Wenn aber die Induktionsströme in schneller Aufeinanderfolge auf die motorischen Nerven einwirken, so werden auch die Zuckungen ebenso schnell auf einánder folgen, und der Muskel wird um so weniger erschlaffen, je geschwinder die Stromesunterbrechungen sind. Bei einer gewissen Geschwindigkeit der Stromesunterbrechungen wird daher die Contraktion permanent erscheinen, wie sie durch den Willen entsteht; jedoch muss man sich dabei gegenwärtig halten, dass diese scheinbar permanente Contraktion nur aus einer ausserordentlich schnellen Aufeinanderfolge einzelner Zuckungen besteht, welche von zu kurzer Dauer sind, als dass man jede einzelne als solche unterscheiden könnte. Lässt man z. B. den Strom eines Apparates, welcher 120 Ströme in der Sekunde liefert, eine Minute lang auf einen Muskel einwirken, so entstehen 7200 einzelne Zuckungen dieses Muskels im Zeitraum einer Minute. Es ist übrigens nöthig zu bemerken, dass, während der beim Schliessen der Kette in der Drahtspirale inducirte Strom einen Froschschenkel zu Zuckungen anzuregen im Stande ist, derselbe Strom zu schwach ist, irgend eine solche Wirkung auf die Muskeln des lebenden Menschen auszuüben; man bedient sich vielmehr beim lebenden Menschen ausschliesslich des Oeffnungsschlages der Induktions-Maschinen, welcher eine ungleich kräftigere Wirkung äussert.

Nachdem wir somit die Wirkung der Stromesschwankung an sich kennen gelernt haben, wenden wir uns nun zur Betrachtung des Einflusses, welchen die Intensität und die Richtung des erregenden Stromes besitzen.

Lässt man einen schwachen constanten Strom auf einen Nerven einwirken, so wird dieser seine Erregbarkeit lange Zeit beibehalten und nicht zerstört werden, wie er es durch mechanische und chemische Reize wird. Hat aber der constante Strom eine gewisse Intensität (also wenn man anstatt eines einzigen Plattenpaares den Strom einer Säule anwendet), so wird der

Nerv desorganisirt, durch die kaustische und chemische Wirkung der Säule, besonders an dem Theile, wo der negative Pol den Nerven berührt hat. Der letztere Umstand rührt von der Elektrolyse der Salzlösung her, welche in dem Nerven enthalten ist, woraus am negativen Pole Alkali abgeschieden wird, welches den Nerven kauterisirt. Unterwirft man einen Nerven, auf den man einen starken constanten Strom hat einwirken lassen, nachher von Neuem der Wirkung eines schwachen constanten Stromes oder eines inducirten Stromes, oberhalb oder an dem Punkte, wo der negative Pol früherhin applicirt war, so entstehen keine physiologischen Wirkungen mehr, reizt man aber denselben Nerven an einer Stelle unterhalb des negativen Poles, so beobachtet man von Neuem Muskel-Zuckungen. Es ist nur der constante galvanische Strom, welcher durch seine kaustische und chemische Wirkung einen Nerven zerstören kann; Induktionsströme haben eine solche Wirkung nicht.

Die Erscheinungen, welche durch die elektrische Erregung der motorischen Nerven entstehen, zeigen auch gewisse Verschiedenheiten je nach der Richtung des angewandten Stromes. Auf diese Thatsache hat Pfaff zuerst aufmerksam gemacht [1]). Um solche Verschiedenheiten zu beobachten, muss man jedoch einen schwachen Strom anwenden, wie er durch ein einziges galvanisches Plattenpaar entsteht; wollte man den Strom einer starken Säule dabei benutzen, so würde man keine solche Verschiedenheiten wahrnehmen.

Diese Verschiedenheiten stellen sich folgendermaassen dar: Wenn die Nerven den höchsten Grad der Erregbarkeit darbieten, wie es unmittelbar nach dem Tode der Thiere der Fall ist, und wenn die Nerven noch nicht der Wirkung eines galvanischen Stromes ausgesetzt gewesen sind, kann man meistentheils nicht genau unterscheiden, ob die Zuckungen durch den aufsteigenden oder den absteigenden Strom, und beim Oeffnen

---

[1]) Ueber thierische Elektricität und Reizbarkeit. Leipzig 1795 p. 74.

oder Schliessen der Kette stärker ausfallen. Wenn aber der Nerv etwas von seiner Erregbarkeit eingebüsst hat, wie es der Fall ist, wenn bereits einige Zeit nach dem Tode der Thiere verflossen und wenn der Nerv durch die wiederholte Applicirung des galvanischen Stromes erschöpft ist, so lassen sich gewisse Verschiedenheiten in der physiologischen Wirkung beobachten. Galvanisirt man den Nerven nämlich mittelst eines absteigenden Stromes, so entsteht die Zuckung nur in dem Moment des Kettenschlusses, aber nicht während der Strom fortfährt den Nerven zu durchfliessen, noch auch in dem Augenblicke, wo man die Kette öffnet; auf der anderen Seite dagegen beobachtet man, wenn man einen aufsteigenden Strom durch den Nerven sendet, keine Zuckung beim Kettenschluss, noch auch so lange die Kette geschlossen bleibt; sondern nur wenn man die Kette öffnet. Wendet man bei solchen Versuchen einen Frosch an, der in Galvani's Manier präparirt ist, und taucht man die beiden Beine in zwei mit Wasser gefüllte und mit den Polen der Batterie in Verbindung stehende Gefässe ein, so entstehen die Zuckungen nicht mehr in beiden Gliedern zu gleicher Zeit, wie es unmittelbar nach dem Tode des Thieres der Fall war, sondern man beobachtet eine Zuckung beim Kettenschluss in dem Bein, in welchem der Strom absteigend ist, und eine andere Zuckung beim Oeffnen der Kette in dem Bein, in welchem er aufsteigend ist. Ist eine noch längere Zeit nach dem Tode des Thieres verflossen, oder wenn die Nerven sehr lange unter dem Einfluss des constanten Stromes gewesen sind, so wird nur Eine Zuckung bemerklich sein, nämlich beim Kettenschluss und absteigenden Strom, und schliesslich verschwindet jede Spur der Contraktilität. Diese Verschiedenheit der Muskelzuckungen sind am genauesten von Herrn Nobili aus Reggio untersucht worden [1]), welcher fünf verschiedene Stufen der Muskelerreg-

[1]) Memorie ed Osservazione edite ed inedite del cavaliere Leopoldo Nobili, Firenze 1834 Vol I p. 135; und Annales de Chimie et de Physique Mai 1830 Vol XLIV p. 60.

barkeit unterschieden hat, von denen die erste diejenige ist, auf welcher sowohl beim Kettenschluss als beim Oeffnen der Kette Zuckungen entstehen, einerlei ob der Strom aufsteigend oder absteigend ist; und die letzte, wo weder durch den aufsteigenden noch durch den absteigenden Strom Zuckungen entstehen, einerlei ob man die Kette öffnet oder schliesst. Das folgende Schema soll dazu dienen, Nobili's Gesetz der Zuckungen zu veranschaulichen:

	↓ Absteigender Strom ↓		↑ Aufsteigender Strom ↑	
	Kettenschluss	Oeffnen der Kette	Kettenschluss	Oeffnen der Kette
I	Zuckung	Zuckung	Zuckung	Zuckung
II	Starke Zuckung	Schwache Zuckung	0	Starke Zuckung
III	Starke Zuckung	0	0	Starke Zuckung
IV	Zuckung	0	0	0
V	0	0	0	0

Es ist sehr wahrscheinlich, dass diese Verschiedenheiten mit gewissen Veränderungen zusammenhängen, die im Eigenstrom der Nerven entstehen, nachdem dieselben aus dem Zusammenhang mit dem lebenden thierischen Körper herausgerissen sind. Jedoch muss man nicht glauben, dass Nobili's Gesetz allgemeine Gültigkeit hat; in manchen Fällen hat man gerade das Gegentheil beobachtet, nämlich eine starke Zuckung beim Oeffnen der absteigenden Kette und beim Schliessen des aufsteigenden Stromes. Diese Schwankungen, welche freilich nur selten vorkommen, hängen wahrscheinlich von gewissen Verschiedenheiten in der Ernährung der Nerven und Muskeln ab und auch von der verschiedenen Art und Weise, in welcher man diese Theile nach dem Tode behandelt hat. Ausserdem wollen wir mit Rücksicht auf die verschiedenen Stufen der Erregbarkeit der Muskeln bemerken, dass man zwei oder selbst drei dieser Perioden zu gleicher Zeit in demselben Theile beobachten kann, wenn man nämlich den Nerven an verschiedenen Stellen seines Verlaufes elektrisch erregt. Dies hängt davon ab, dass die peripherischen Nerven, wenn sie von den Centralorganen des Nervensystems getrennt sind, in der Richtung vom Centrum nach der Peripherie absterben, wie zuerst von den Herren Valli und Ritter angegeben wurde; die Lebensenergie wird sich daher am längsten in den Endzweigen eines Nerven erhalten, und so mag es kommen, dass man, wenn man diese Endzweige reizt, noch Zuckungen sowohl beim Schliessen als beim Oeffnen der Kette beobachtet, einerlei ob der Strom absteigend oder aufsteigend ist; während, wenn man den Nervenstamm näher dem Rückenmark zu reizt, nur zwei Zuckungen entstehen, nämlich eine, wenn man den absteigenden Strom schliesst, und eine andere, wenn man den aufsteigenden Strom unterbricht; und überhaupt nur Eine Zuckung — nämlich, wenn man die absteigende Kette schliesst — erfolgt, wenn man den Nerven ganz nahe an seinem Ursprung vom Rückenmark reizt. Daraus können wir entnehmen, dass die vielfältigen Unterschiede, welche man in den Zuckungen beobachtet hat, nicht die physiologische Wichtigkeit besitzen, welche ihnen von früheren Beobachtern zugeschrieben wurde. Es ist ganz richtig, dass es verschiedene Stufen der Erregbarkeit in den motorischen Nerven gibt, nachdem sie aus dem Zusammenhang mit dem Organismus herausgerissen sind. Aber diese kommen nie in lebenden Nerven vor, welche noch mit den Centralorganen des Nervensystems in Verbindung stehen; sie sind nur Folge der Ermüdung der Nerven, welche nothwendiger Weise entsteht, nachdem sie eine Zeitlang aus ihren Verbindungen getrennt sind; und dieser Zustand der Ermüdung wird schneller eintreten, wenn man die Nerven durch galvanische Ströme misshandelt hat.

Bevor wir diesen Gegenstand verlassen, müssen wir noch der Versuche erwähnen, welche von den Herren Longet und Matteucci angestellt wurden, um ausfindig zu machen, ob verschiedene physiologische Wirkungen durch Galvanisirung der motorischen und gemischten Nerven entstehen; d. h. also der reinen motorischen Nerven, ehe sie sensible Fasern erhalten, oder der motorischen Nerven, nachdem sensible Fasern sich ihnen beigemischt haben.[1]) Die genannten Herren behaupten, dass, wenn sie die vorderen Rückenmarkswurzeln galvanisch erregten, Zuckungen nur dann entstanden, wenn sie die aufsteigende Kette schlossen und die absteigende öffneten, während bekanntlich gerade das Gegentheil stattfindet, wenn man die gemischten Nerven elektrisirt. Sie schlossen daraus, dass man auf diese Weise im Stande sein würde, nach der verschiedenen Art der Zuckungen zu bestimmen, ob ein Nerv rein motorisch oder gemischt sei; ihre Resultate sind aber unglücklicher Weise durch die neueren und genaueren Untersuchungen von Claude Bernard und Rousseau nicht bestätigt worden,[2]) so dass die Behauptungen der Herren Longet und Matteucci nur noch in der Geschichte der physiologischen Wissenschaften einen Platz verdienen.

Endlich erscheint es noch wichtig darauf aufmerksam zu machen, dass die galvanische Erregung der motorischen Nerven, solange diese noch mit den Centralorganen in Verbindung stehen, nicht ganz dieselben Resultate gibt, wie man sie erhält, wenn man an Nerven operirt, die aus dem Zusammenhange des Organismus gerissen sind, selbst wenn dies erst sehr kurze Zeit vorher geschehen sein sollte. So hat Bernard zuerst darauf hingewiesen, dass, wenn man einen Nerven, der noch mit dem Rückenmark verbunden ist, elektrisirt, nur Eine Zuckung entsteht, nämlich beim Kettenschluss, einerlei ob der Strom absteigend oder aufsteigend ist. Wenn aber der Nerv irgendwie ermüdet ist, wie z. B. durch die verlängerte und energische Einwirkung des galvanischen Stromes, oder durch die Einwirkung der Hitze im Sommer, oder wenn der Nerv ober-

---

[1]) Annales de Chimie et de Physique. 3. Série. Paris 1844. Bd. XII p. 574.

[2]) Leçons sur la Physiologie et la Pathologie dy système nerveux par M. Claude Bernard. Paris 1858 Vol. I p. 167.

halb des Punktes, welcher von den Elektroden berührt ist zusammengeschnürt oder durchschnitten wird, so entstehen zwei Zuckungen, eine beim Schliessen und eine andere beim Oeffnen der Kette; diese zwei Zuckungen sind daher ein Anzeichen der Ermüdung des Nerven; wenn die Ermüdung grösser wird, so entstehen Zuckungen beim Schliessen des absteigenden und beim Oeffnen des aufsteigenden Stromes; endlich erhalten wir eine einzige Zuckung beim Schliessen des absteigenden Stromes. Diese vier verschiedenen Perioden folgen einander schneller im Sommer als im Winter, da bei kaltem Wetter die Erregbarkeit des Nerven länger erhalten bleibt. Aehnliche Erscheinungen beobachtet man auch im lebenden Menschen. So haben die Herren Todd, Fick und Orelli zuerst darauf hingewiesen, dass die Zuckung, welche beim Schliessen des constanten Stromes entsteht, immer die stärkste ist, in welcher Richtung der Strom auch immer fliessen mag; und dass beim Oeffnen der Kette entweder eine sehr schwache oder gar keine Zuckung erfolgt. Wir wollen noch hinzufügen, dass die Wirkung der Induktionsströme ganz dieselbe ist, wenn man lebende Nerven, die noch mit den Centralorganen zusammenhängen elektrisirt, oder Nerven, welche von dem Gehirn und Rückenmark getrennt sind.

2. Die geschlossene Kette.

Bis jetzt haben wir nur die Wirkung der Stromesschwankung auf die Nerven in Betracht gezogen; wir wenden uns daher nun zu der wichtigen Frage, ob physiologische Wirkungen während der Zeit entstehen, dass eine geschlossene constante Kette einen motorischen Nerven durchfliesst?

Ritter war der erste, welcher seiner Aufmerksamkeit auf diesen Gegenstand richtete. [1]) Er beobachtete, dass wenn ein Froschschenkel für etwa eine halbe Stunde von einem abstei-

[1]) Beweis, dass ein selbstständiger Galvanismus u. s. w. Weimar 1798 p. 119.

genden constanten Strome durchflossen war, er nicht mehr in Zuckungen gerieth, wenn der Strom unterbrochen, dann wieder geschlossen und wieder unterbrochen wurde; dass er aber von Neuem zuckte, wenn ein aufsteigender Strom auf den Nerven applicirt wurde; diese Zuckung war schwach beim Schliessen, und stark beim Oeffnen der Kette. Wirkte jetzt ein aufsteigender Strom auf den Schenkel ein, so steigerte sich die Erregbarkeit desselben. Daraus schloss Ritter, dass der absteigende Strom eine lähmende, und der aufsteigende eine erregende Wirkung auf den Nerven ausübe.

Drei Jahre später stellte Volta einige Versuche an, um die Wirkung der geschlossenen Kette seiner Säule auf die Nerven zu ergründen [1]. Während Ritter mit einem einzigen Plattenpaare operirt hatte, wandte Volta die Säule, d. h. einen viel intensiveren Strom an und erhielt deshalb andere Resultate, welche wir folgendermaassen zusammenfassen: Sowohl der aufsteigende wie der absteigende Strom üben eine lähmende Wirkung aus, wenn sie den Nerven eine gewisse Zeit lang durchfliessen. Ist der Nerv von einem absteigenden Strome durcheilt worden, so antwortet der Froschschenkel nicht mehr mit Zuckung auf die Applicirung desselben Stromes; dagegen geräth er von Neuem in Zuckungen, wenn man statt des absteigenden den aufsteigenden Strom anwendet und umgekehrt. Man kann dies Verfahren mehrere Male wiederholen, und somit nach Belieben die Fähigkeit der Muskeln, mit Zuckung auf den galvanischen Reiz zu antworten, vernichten und wiederherstellen. Die Aufeinanderfolge der so eben beschriebenen Phänomene bezeichnet man gewöhnlich mit dem Namen der Volta'schen Alternativen, aber Ritter gebührt das Verdienst zuerst bewiesen zu haben, dass die geschlossene Kette eine wahrnehmbare Wirkung auf die motorischen Nerven besitzt.

Im Jahre 1834 wurden Volta's Untersuchungen über die

[1]) Collezione dell' opere etc. Vol II p. 219, Note (a).

Wirkung der geschlossenen Kette von Marianini wiederholt, der mit einer aus 60 Plattenpaaren bestehenden Säule operirte und im Wesentlichen Volta's Resultate bestätigte [1]). Nobili versuchte diese Erscheinungen auf folgende Weise zu erklären [2]). Er nahm an, dass es drei verschiedene Zustände im Nerven gäbe, nämlich erstens den natürlichen Zustand, zweitens den Zustand der direkten Veränderung, welche durch die Einwirkung des absteigenden, und endlich drittens den Zustand der inversen Veränderung, wie sie durch die Einwirkung des aufsteigenden Stromes entsteht. Soll eine Muskelzuckung entstehen — so räsonirte Nobili — so muss der Nerv plötzlich aus einem Zustande in den anderen übergehen, und durch die verlängerte Einwirkung eines constanten Stromes, was auch immer seine Richtung sein mag, wird der Nerv seiner Fähigkeit beraubt, die Wirkung eines in derselben Richtung sich bewegenden Stromes zu beantworten, und gewinnt diese Eigenschaft erst zurück, wenn er eine Zeitlang in Ruhe gelassen oder von einem sich in entgegengesetzter Richtung bewegenden Strome durchflossen ist. Aber obwohl der Frosch gemeiniglich noch zuckt, so wird man doch finden, dass seine Erregbarkeit geschwächt ist, und durch wiederholte Experimente dieser Art wird dieselbe endlich ganz vernichtet.

Es ergibt sich daher, dass die Erregbarkeit des Nerven durch die verlängerte Wirkung eines constanten Stromes von einer gewissen Stärke geschwächt wird. Es entsteht somit die Frage, ob ein constanter Strom die Wirkung irgend eines Reizes der auf den Nerven angebracht ist, und überhaupt eines gereizten Nervenzustandes, zu paralysiren im Stande ist; und ob es zur Hervorrufung einer solchen paralysirenden Wirkung gleichgültig ist, in welcher Richtung der Strom den Nerven durchfliesst.

Dass ein constanter Strom, unter gewissen Verhältnissen,

---

[2]) Annales de Chimie et de Physique. Vol LVI p. 387. Paris 1834.

[3]) Ibidem Vol XLIV p. 60.

einen gereizten Nervenzustand beschwichtigen kann, wurde bereits von Nobili beobachtet[1]), der dann und wann im Laufe seiner Untersuchungen bemerkte, dass präparirte Frösche ohne eine scheinbare Ursache in heftigen Tetanus verfielen; und dass diese Frösche ruhig wurden, wenn ein constanter Strom in einer gewissen Richtung durch ihre Glieder gesandt wurde; während der Tetanus unverändert fortdauerte, wenn der Strom sich in der entgegengesetzten Richtung bewegte. (Nobili erwähnt nicht, in welcher Richtung.) Matteucci bemerkte späterhin, dass wenn durch Strychnin tetanisirte Frösche der Wirkung eines constanten galvanischen Stromes unterworfen wurden, der Tetanus bald verschwand und nicht wieder erschien; die Frösche starben an dem Strychnin, aber ohne die Convulsionen, welche sonst in Folge von Strychninvergiftung einzutreten pflegen[2]). Was die Stromesrichtung anbetrifft, so bemerkte er, dass Tetanus durch einen aufsteigenden Strom verschwand und durch einen absteigenden Strom verstärkt wurde. Er probirte selbst, in Gemeinschaft mit Herrn Farina, die therapeutische Wirkung des constanten Stromes an einem Patienten, der in Folge einer Schusswunde im Bein an traumatischem Tetanus litt; zu dem Ende sandte er einen Strom von 30 bis 40 Plattenpaaren durch das Rückenmark (?), in der Richtung vom Kreuzbein nach den Halswirbeln, und führte den Patienten allmälig in die Kette ein um die Muskelzuckungen zu vermeiden. Der Patient öffnete seinen Mund, die Cirkulation und Respiration stellten sich wieder her, und der Kranke schien im Allgemeinen beruhigt, starb aber doch später, indem der Reizzustand durch fremde Körper in dem verwundeten Gliede unterhalten war.

Eine andere hierhin einschlagende Beobachtung ist von Du Bois-Reymond gemacht worden[3]). Dieser Forscher bemerkte,

---

1) Memoire etc. p. 91.
2) Comptes rendus etc. Mai 1838 Bd. VI p. 680.
3) Untersuchungen u. s. w. Bd. I p. 384.

dass in einem tetanisirten Froschschenkel der Musculus gastrocnemius ruhig wurde, sobald der Nervus ischiadicus auf die Sehne des Muskels gelegt wurde, d. h. wenn der aufsteigende Eigenstrom des Muskels durch den Nerven ging, während der Tetanus unverändert fortbestand, wenn der Nerv den Bauch des Muskels berührte, d. h. wenn der absteigende Eigenstrom des Muskels den Nerven durchfloss.

Die wichtigsten Forschungen auf diesem Gebiete sind jedoch die kürzlich von Herrn Eckhard unternommenen [1]); es ergab sich daraus, dass, wenn ein constanter Strom von einer gewissen Intensität und Richtung durch einen Nerven geht, die Erregbarkeit dieses Nerven dadurch so erheblich geschwächt wird, dass irgend welche mechanische, chemische oder elektrische Reize, welche sonst eine Muskelzuckung erregen würden, nicht mehr dazu fähig sind, so lange der galvanische Strom den Nerven durchfliesst; dass aber, sobald die Kette geöffnet wird, von Neuem Zuckungen entstehen, wenn der Nerv auf irgend eine Weise gereizt wird.

Um die Verschiedenheit in der Wirkung eines absteigenden und aufsteigenden Stromes zu ergründen, machte Eckhard drei Versuchsreihen mit zwei Daniell'schen Elementen.

I. Er brachte die positive Elektrode an einer gewissen Stelle des Nerven an, die negative dagegen tiefer unten, dann tetanisirte er die Muskeln indem er etwas Salzwasser auf den Nerven applicirte, an einem Punkte zwischen den beiden Elektroden; sobald diese letzteren mit den Polen der Batterie vereinigt waren, d. h. also wenn ein absteigender constanter Strom den gereizten Nerven traf, so verschwand der Tetanus; wurde die Kette dann geöffnet, so beobachtete man wieder tetanische Krämpfe wie vorher. Die lähmende Wirkung war ausgesprochener, wenn anstatt des absteigenden der aufsteigende Strom den Nerven durchfloss, indem es sich zeigte, dass der aufstei-

---

[1]) Beiträge u. s. w. p. 25.

gende Strom von derselben Intensität einen stärkeren Reiz zu paralysiren im Stande war, welcher von dem absteigenden Strome nur unbedeutend vermindert wurde.

II. Der constante Strom wurde, wie oben, durch den Nerven gesandt, und dann ein Reiz nicht zwischen, sondern oberhalb der Elektroden applicirt. Das Resultat war dasselbe wie in dem vorigen Versuche; sowohl der absteigende als der aufsteigende Strom übten eine lähmende Wirkung aus, aber die des letzteren war beträchtlicher als die des ersteren. Wurde anstatt eines mechanischen oder chemischen Reizes ein inducirter Strom benutzt, um den Nerven zu erregen, so war die lähmende Wirkung am stärksten, wenn sowohl der constante als der inducirte Strom aufsteigend waren.

III. Ein aufsteigender constanter Strom wurde durch den Nerven gesandt und der Reiz nicht oberhalb oder zwischen, sondern unterhalb der Elektroden angebracht; man beobachtete dabei von Neuem die lähmende Wirkung, mochte nun die Salzlösung oder ein inducirter Strom als Reizmittel angewandt werden. Dann wurde ein absteigender Strom auf den Nerven angebracht und dabei die merkwürdige Thatsache beobachtet, dass in diesem Falle der constante Strom nicht nur nicht eine lähmende, sondern im Gegentheil eine erregende Wirkung äusserte, indem der durch eine Salzlösung herbeigeführte Tetanus dadurch stärker wurde. Es wurde sogar beobachtet, dass wenn ein Nerv in die Salzlösung eingetaucht und der Tetanus noch gar nicht erschienen war, die Krämpfe sofort anfingen, wenn man die Kette in der eben beschrieben Weise schloss. Wurden zwei Schläge einer Induktions-Vorrichtung auf den Nerven applicirt, einer vor, und ein zweiter nach dem Beginn des constanten Stromes, so zeigte sich die durch den zweiten Schlag erregte Zuckung stärker als die erste. Es folgt daher, dass ein aufsteigender constanter Strom von einer gewissen Intensität, der einen motorischen Nerven durchfliesst, dessen Erregbarkeit unter allen Umständen herabsetzen wird, welcher auch immer der Punkt des Nerven sein mag, auf welchen der Reiz gerichtet wird, und einerlei, wie die Art des Reizes selbst ist; während ein *absteigender* constanter Strom, der einen Nerven durchfliesst, dessen Erregbarkeit nur an solchen Stellen der Nervenbahn herabsetzen wird, auf welche die Elektroden selbst applicirt sind und an allen Punkten *oberhalb* des positiven Poles; während sich die Erregbarkeit an allen Punkten steigert, welche *unterhalb* der negativen Elektrode liegen. Wenn dieser letztere Fall daher keine Ausnahme bildete, so könnte man den *constanten Strom mit Recht den lähmenden nennen*. Das folgende Schema mag dazu dienen die Wirkung der constanten Kette auf motorische Nerven zu veranschaulichen:

	I	II	III	IV	V	VI
	↑	↑	↑	↓	↓	↓
	Reiz	—	—	Reiz	+	+
	—	Reiz	+	+	Reiz	—
	+	+	Reiz	—	—	Reiz
Wirkung	Lähmend	Lähmend	Lähmend	Lähmend	Lähmend	Erregend

In diesem Schema bedeuten die Röhren I—VI Nerven; ↑ und ↓ die auf- und absteigende Stromesrichtung; Reiz —, und +: die Stellen der Nervenbahn, wo der Reiz, die negative und die positive Elektrode angebracht sind; die Wirkung des constanten Stromes ist lähmend in I—V, aber erregend in VI.

Wir wollen noch einige andere Beispiele von der lähmenden Wirkung des constanten Stromes hier anreihen. Es ist eine wohlbekannte Thatsache, dass die Vagi nicht das muskulo-motorische Nervensystem des Herzens bilden, sondern dass sie die Herzaktion reguliren, während die rhythmische Bewegung des Herzens ausschliesslich von sympathischen Fasern verursacht wird; desshalb werden die Herzschläge seltener, wenn man die Vagi reizt, und endlich hört das Herz ganz auf zu schlagen. Dies ist der Fall, wenn die Vagi von einem *inducirten* Strome gereizt werden. Eine sehr beschleunigte Herzbewegung deutet einen an Lähmung grenzenden Zustand der Vagi an; hat man diese Nerven durchschnitten, so werden die Herzschläge unzählbar. Dasselbe beobachtet man wenn man die Vagi von einem constanten Strome durchfliessen lässt.

Aehnliche Erscheinungen kann man in den Lymphherzen von Fröschen und anderen Reptilien beobachten. Die Pulsationen dieser Organe hängen von Nerven ab, die vom Rückenmark entspringen und von da die Lymphherzen aufsuchen. Hat man diese Nerven durchschnitten, so verschwinden die Bewegungen der Lymphherzen. Sie mögen einige Zeit nachher noch einmal wieder erscheinen, zeigen aber dann einen ganz anderen Typus der Zusammenziehungen, indem nur einige Theile der Lymphherzen sich contrahiren, oder wenn, was selten vorkommt, das ganze Herz sich zusammenzieht, so geschieht es doch nicht in dem Rhythmus, welcher existirte bevor die Nerven durchschnitten waren. Auf der anderen Seite erregt ein einziger Schlag von einem Induktionsapparat eine systolische Contraktion der Lymphherzen; während, wenn man einen constanten Strom durch die Nerven sendet, ein diastolischer (paralytischer) Stillstand der Lymphherzen erfolgt.

Da Eckhard's Experimente über die Wirkung der geschlossenen constanten Kette auf die motorischen Nerven nur an Froschschenkel angestellt sind, welche aus dem Zusammenhang mit dem lebenden Organismus abgetrennt waren, habe ich einige Versuche darüber gemacht, ob man dieselben Resultate an einem Nerven erhalten würde, der noch mit den Centralorganen in Verbindung stand. Um dies zu ergründen, legte ich den Nervus cruralis eines lebenden Kaninchens bloss und applizirte darauf den constanten Strom von drei grossen Daniell'schen Elementen. Die Zuckung trat nur im Augenblick des Kettenschlusses ein, einerlei, in welcher Richtung der Strom den Nerven durchfloss. Nachdem die durch den Kettenschluss entstandene Zuckung vorüber war, brachte ich einen Reiz auf den von dem constanten Strome durchflossenen Nerven an, nämlich einen inducirten

Strom, der durch die Einschiebung einer Schicht Wassers in die Kette abgeschwächt war. Das Resultat der Versuche war, dass der constante Strom immer eine lähmende Wirkung ausübte, mochte nun der Reiz oberhalb, zwischen oder unterhalb der Elektroden angebracht und der Strom absteigend oder aufsteigend sein. Der Schlag von der Induktionsvorrichtung rief eine sehr deutliche Zuckung hervor, wenn der Nerv nicht von dem constanten Strome durchflossen war; sobald ich aber die constante Kette schloss, brachte der inducirte Strom keine Zuckung hervor.

Die Wirkung der geschlossenen constanten Kette auf die motorischen Nerven ist jedoch sehr verschieden je nach der mehr oder minder beträchtlichen Intensität des Stromes. Wir haben kürzlich von Herrn Remak Aufschlüsse über die Wirkung eines sehr starken constanten Stromes auf die motorischen Nerven erhalten [1]). Die Experimente des eben genannten Forschers würden mehr Aufmerksamkeit erregt haben, als in der That der Fall gewesen ist, wenn sie nicht als Grundstein für ein höchst extravagantes therapeutisches System beigebracht worden wären, was natürlich die Aufmerksamkeit der Aerzte davon abwenden musste.

Diese Experimente ergaben die folgenden Resultate: Wurde ein Strom von 30 Plattenpaaren der Daniell'schen Batterie durch einen Nervenstamm gesandt, so beobachtete man einige Zeit darauf Zusammenziehungen in den Muskeln, welche einen eigenthümlichen Charakter haben.

Zuweilen kam es vor, dass ein Strom unerträglichen Schmerz bereitete, ohne dass es zu einer Zusammenziehung kam, während bei einem andern Menschen oder bei demselben Menschen zu einer anderen Zeit, derselbe Strom heftige Zusammenziehungen und nicht so bedeutenden Schmerz hervorrief. Das Zustandekommen der Zusammenziehungen wurde gewöhnlich durch

---

[1]) Galvanotherapie der Muskel- und Nervenkrankheiten. Berlin 1858.

raschen und plötzlichen Ansatz der Elektroden auf den Nerven begünstigt, jedoch kamen auch Fälle vor, wo erst während langsamer Entfernung eines Stromgebers von dem Nervenstamme, auf dem er etwa eine Minute aufgedrückt war, die Contraktion im Bereiche des Nerven begann und fortdauerte, solange der Stromgeber die Haut nur eben berührend, auf dem Nerven ruhte. Gewöhnlich reichten 20 bis 30 Daniell'sche Elemente hin, um Contraktionen am Arme eines Menschen sichtbar zu machen. Bei einigen Individuen aber waren 40—50 Elemente nöthig, um diese Erscheinung hervorzurufen. Blieb die Contraktion beim ersten Ansatze der Stromgeber aus, so trat sie nicht selten beim zweiten ein. Die Mehrzahl der Menschen zeigte unter sonst gleichen Verhältnissen bloss Contraktionen im Bereiche des vom Strome durchflossenen Nervenstammes. Doch wechselten auch bei einem und demselben Menschen die Erscheinungen an verschiedenen Tagen, so dass man in dem einen Falle Zusammenziehungen im Bereiche des durchflossenen Nerven, im anderen Falle Contraktionen in dem des antagonistischen Nerven erhielt. Der Wille zeigte sich insofern dabei von Einfluss, als er das Zustandekommen der antagonistischen Zusammenziehungen zu verhindern vermochte. Dann aber folgten gewöhnlich beim Eintritte des Stromes tonische Zusammenziehungen im Bereiche der Muskeln und Nerven, auf die der Wille concentrirt war. Dieser Kampf zwischen den antagonistischen Muskelgruppen zeigte sich nicht selten auch ohne Zuthun des Willens und es kam vor, dass die eine Contraction, z. B. die Beugung, während des Stromes sich auslöste und in die antagonistische, also die Streckung, überging und umgekehrt. Wirkte Remak auf seinen eigenen Nervus medianus, so fühlte er eine Art von Prickeln in allen von diesem Nerven versorgten Theilen und beobachtete eine Contraktion in den Streckern des Handgelenks und der Finger, welche allmählig zunahm. Die Hand wurde zu einem Winkel von etwa 45° erhoben und die Finger gestreckt. Diese Zusammenziehung dauerte so lange, als der Strom der Batterie in dem

Nervus medianus cirkulirte; so wie man aber die Kette öffnete, fiel die Hand sofort nieder. Remak bemerkte ausserdem, dass er im Stande war, der unfreiwilligen Streckung der Hand während des Geschlossenseins der Kette Widerstand zu leisten und die volle Willenskraft über die von dem Nervus medianus versorgten Muskeln behielt; sobald er aber aufhörte, Widerstand zu leisten, so entstand von Neuem Streckung des Handgelenks und der Finger. Dasselbe beobachtete er, wenn er einen constanten Strom durch den Stamm des Nervus radialis schickte, indem er einen Stromgeber auf den Punkt zwischen Biceps und Triceps ansetzte, wo der Nervus radialis oberflächlich ist und den andern Stromgeber auf die Streckseite des Vorderarms, wo der Nervus interosseus verläuft. Es zeigten sich dann an seinem Arme stetige oder tonische Zusammenziehungen in den Muskeln, welche am Vorderarme und der Hand vom Nervus medianus und Nervus ulnaris versorgt werden. Diese Contraktionen nannte er galvanotonische Zusammenziehungen und glaubt, dass sie nicht durch direkte Erregung der Nerven entstehen, sondern Reflex-Bewegungen sind, welche durch Reizung der Central-Organe des Nervensystems hervorgebracht werden. (?)

3. Die Muskel-Irritabilität.

Wir wenden uns nun zur Betrachtung der Frage, ob der elektrische Strom eine direkte und unmittelbare Wirkung auf die Muskelfaser hat, ohne die Dazwischenkunft von Nervenfäden. Sollte sich dabei herausstellen, dass der Strom eine solche direkte Wirkung auf die Muskeln besitzt, so würde eine Frage entschieden werden, welche die Aufmerksamkeit der grössten Physiologen mehr als ein Jahrhundert lang beschäftigt hat und worüber selbst im gegenwärtigen Augenblicke die ersten Forscher aller Länder uneinig sind. Die Nichtexistenz der Haller'schen Irritabilität ist besonders von Alexander von Humboldt, Marshall Hall, Johannes Müller, Sticker, Weber, Eckhard, Remak, Friedberg und Andern behauptet worden, im Widerspruch mit Volta, Marianini, Matteucci, Bowman, Longet, Claude Bernard, Kölliker und Andern. Giebt es eine Vis musculosa insita, eine Eigenschaft, welche der Muskelfaser immanent ist und unabhängig von den Nerven in's Leben gerufen werden kann, oder sind die Nerven die einzigen Erreger der Muskelbewegung, und ist es immer nöthig, um Muskelzuckungen hervorzubringen, vorher die motorischen Nerven dieser Muskeln zu reizen?

Es ist einleuchtend, dass es nicht schwer fallen würde, diese Frage zufriedenstellend zu beantworten, wenn es eben so leicht wäre, Muskelfasern ohne Nervensubstanz herzustellen, als Nerven ohne Muskelsubstanz. Aber selbst wenn man sich die grösste Mühe gibt, jedes Nervenfädchen aus dem Muskelgewebe zu entfernen, so entdeckt man doch gewöhnlich mittelst des Mikroskops kleine Nervenfäden, welche noch an den Muskelbündeln festsitzen. Man kann daher die Frage auf zweierlei Weise entscheiden: wenn man nämlich Muskelfasern unter das Mikroskop legt und es sich dabei herausstellt, dass es wirklich ausschliesslich quergestreifte Muskelröhren sind, ohne eine Spur von Nervenfasern, so würde die Irritabilität der Muskeln erwiesen sein, wenn diese Fasern durch einen direkt auf sie angebrachten Reiz zur Zusammenziehung gebracht würden. Auf der andern Seite könnte man die Frage entscheiden, wenn es möglich wäre, einen Arzneistoff zu finden, welcher die motorischen Nerven zerstören und die Muskeln unversehrt lassen würde, so dass auf diese Weise eine vollständige Scheidung der beiden Gewebe herbeigeführt werden könnte. Es ist klar, dass die letztere Methode eventualiter die sicherste sein würde, da ein sehr kleines Nervenfädchen selbst einem in mikroskopischen Beobachtungen geübten Beobachter entgehen könnte. Sollte es sich aber herausstellen, dass beide Untersuchungsmethoden dasselbe Resultat ergeben, so werden wir die Frage positiv beantworten können und weitere Diskussionen über den Gegenstand für Zeitverschwendung erklären.

Glisson scheint der Erste gewesen zu sein, der das Wort

Irritabilität gebraucht hat [1]). Er sagt: „Motiva fibrarum facultas, nisi irritablis foret, vel perpetuo quiesceret vel perpetuo idem ageret. Actionum igitur earum varietates et differentiae earundem irritabilitatem clare demonstrant.“ Aber Glisson schrieb eine eigenthümliche Irritabilität allen Geweben des menschlichen Körpers, selbst den Knochen und Säften zu, während Haller dieselbe zuerst als eine der Muskelfaser immanente Eigenschaft ausgab [2]). Er nannte irritable Theile des menschlichen Körpers (Muskelfasern) alle solche, welche sich verkürzen, wenn sie von einem fremden Körper berührt worden; sensitive Fasern dagegen (Nervenfasern) solche, welche, wenn sie berührt sind, die Vorstellung von der Berührung auf die Seele übertragen und deren Reizung in Thieren deutliche Zeichen von Schmerz und Unbehagen veranlasst. Nach Haller sind Sensibilität und Irritabilität vollkommen verschiedene Eigenschaften. Die meisten Gewebe sind sensitiv und besitzen diese Eigenschaft in geradem Verhältniss zu der Menge von Nervenfasern, welche sie enthalten; ein Theil, dessen Nerven durchschnitten oder zusammengeschnürt sind, hat seine Sensibilität eingebüsst; Theile, welche gar keine Nervenfasern besitzen, wie die Dura mater, die Hornhaut, die Sehnen, sind nicht sensitiv. Die Nerven aber besitzen nicht die geringste Irritabilität, da sie niemals selbst in Bewegung versetzt werden, was für Reize man auch immer auf sie anbringen mag. Die Sensibilität ist eine Eigenschaft, welche mit dem Leben erlischt. Die Irritabilität kann man noch eine Zeitlang nach dem Tode beobachten und auch, nachdem die Nerven eines Theils durchschnitten sind; sie ist durchaus nicht so allgemein in dem Organismus verbreitet, wie die Sensibilität, da bloss die Muskeln, Eingeweide, Chylusgefässe und Arterien irritabel sind. Diese Theile sind nicht sensibel, oder wenn sie es doch sind, rührt dies keineswegs von ihrer eigenen Structur her, sondern

---

[1]) Francisci Glissonii tractatus de ventriculo et intestinis. Lugd. Batavor. 1691. S. 168.

[2]) Elementa physiologiae. Bd. IV. Buch 11. Lausanne 1762.

ist eine Folge davon, dass einige Nervenfasern sich ihnen beigesellt haben. Entsteht Bewegung durch Anregung der Nerven, so geschicht dies nur dadurch, dass die Nerven die Befehle des Willens den Muskeln überbringen und die immanente Kraft derselben verstärken. So ergiebt es sich, dass Haller zuerst zwischen den Functionen der Bewegung und Empfindung unterschieden hat; er ist in dieser Beziehung der Vorläufer von Sir Charles Bell, welcher nachwies, dass es auch bestimmte Organe für Bewegung und Empfindung giebt, nämlich die motorischen und sensiblen Nerven.

Haller unterstützte seine Ansicht besonders durch Hinweisung auf das Missverhältniss, welches zwischen der Masse der Nerven und der contraktilen Kraft der Organe stattfindet, in welchen sie sich verzweigen. So hat das Herz, welches doch die bedeutendste Bewegungskraft von allen Muskeln des thierischen Körpers besitzt, nur wenige und kleine Nerven, u. s. w. Gegen Haller's Ansicht trat damals besonders Dr. Unzer, ein ausgezeichneter deutscher Arzt, auf [1]); dieser bewies, dass alle muskulösen Organe Nerven besitzen und behauptete, dass die Nerven die einzigen Erreger der Muskelbewegung wären; wenn Bewegung in Muskeln auftritt, deren Nerven durchschnitten oder zusammengeschnürt sind, so rührt die Bewegung nach Unzer ausschliesslich von den feinen Nervenfäden her, welche immer mit den Muskeln eins bleiben. Unzer's Ansicht wurde jedoch von Felice Fontana bekämpft, [2]) welcher seine Meinung durch ein wichtiges Experiment unterstützt. Er durchschnitt die Schenkelnerven von Fröschen und beobachtete, dass nach einer gewissen Zeit die Muskeln des Schenkels noch zuckten, wenn ein Reiz direkt auf die Muskelsubstanz angebracht wurde, während die Muskeln vollkommen ruhig blieben, wenn die Nervenstämme gereizt wurden.

---

[1]) Erste Gründe einer Physiologie. Leipzig 1771.

[2]) Ricerche philosophiche sopra la fisica animale. 1775. Bd. I. S. 123.

Nach der Entdeckung des Galvanismus wurde diese Frage wieder mit grossem Interesse aufgenommen. Galvani, Volta und Valli behaupteten, dass Muskelzuckungen ohne allen Zweifel dann entständen, wenn die Muskeln allein von dem galvanischen Plattenpaare berührt würden, während Andere, wie Fowler, der Ansicht waren, dass man nie dahin gelangen würde, diese Frage zu entscheiden, da es immer unmöglich bleiben würde, zur absoluten Gewissheit darüber zu kommen, ob nicht etwa doch Nerven in einem Muskel vorhanden gewesen wären, welcher durch den galvanischen Reiz in Zuckung versetzt worden sei. [1])

Alexander von Humboldt neigte sich derselben Ansicht zu. Er behauptete, dass, wenn man ein Stück Muskelfleisch so präparirte, dass keine Nervenfaser darin sichtbar war, (was am besten in dem oberen Theile eines Froschschenkels oder in den Flossen eines Fisches geschehen kann) keine Zuckung entstand; und wenn doch eine Zuckung entstand, so war es leicht, durch ein Vergrösserungsglas Spuren von Nervenfäden nachzuweisen, welche trotz vorsichtiger Secirung in der Muskelsubstanz geblieben waren. Er zog daher den Schluss, dass die Irritabilität eine Eigenschaft der vereinigten Gewebe sei, indem die Nerven den Reiz empfingen und die Muskeln mit Zuckung darauf antworteten. [2])

Fünfzig Jahre später wurde dieselbe Ansicht von Dr. Marshall Hall ausgesprochen. Er hielt die Frage, ob die Irritabilität der isolirten Muskelfaser oder der mit den Nerven vereinigten Muskelfaser zukomme, auf experimentellen Wege für unlösbar und glaubte, dass die Irritabilität der vereinigten Muskel- und Nervensubstanz zugehöre. [3])

---

[1]) Experiments and observations relative to the influence lately discovered by M. Galvani and commonly called animal electricity. Edinburgh, 1793. S. 63.

[2]) Versuche über die gereizte Muskel- und Nervenfaser. Posen und Berlin 1797. Band I. Seite 105.

[3]) Article irritability in Cyclopaedia of anatomy and physiology 1847 Band III Seite 29.

Im Jahre 1834 wurde Fontana's Experiment, welches wir oben erwähnt haben, von Dr Sticker unter der Aufsicht von Johannes Müller in Berlin wiederholt.[1]) Sticker fand, dass wenn einige Wochen nach der Durchschneidung der Nerven verflossen waren, weder die Nerven noch die Muskeln auf den galvanischen Reiz antworteten. Longet jedoch warf mit Recht dagegen ein, dass Sticker einen zu langen Zeitraum hatte verstreichen lassen, bevor er die Erregbarkeit der Nerven und Muskeln verglichen hatte. Ein anderer Einwurf, welcher, unserer Ansicht nach, Sticker gemacht werden muss, ist, dass er in seinen Untersuchungen nur ein einziges galvanisches Element benutzte, um die Muskeln zu erregen und dass es ihm vielleicht gelungen wäre, Zuckungen zu erhalten, wenn er anstatt dessen den Strom einer starken Batterie angewandt hätte.

Die Experimente von Fontana und Sticker wurden später von Longet[2]) wiederholt und er gebrauchte dabei die Vorsichtsmaassregel, den Nerven in den ersten Tagen nach der Operation zu untersuchen. Er fand dabei, dass ein motorischer Nerv, welcher von den Centralorganen des Nervensystems getrennt worden war, jede Spur der Erregbarkeit am vierten Tage nach der Operation verloren hatte; mechanische, chemische oder elektrische Reize riefen dann keine Zuckungen mehr hervor, wenn sie auf das freie Ende oder die Zweige des Nerven angebracht wurden; im Gegentheil vibrirte ein Muskel, dessen motorischer Nerv seine Erregbarkeit verloren hatte, sichtbar unter dem Einfluss des galvanischen Reizes selbst noch 12 Wochen, nachdem die Durchschneidung des Nerven vorgenommen war. Daraus zog Longet den Schluss, dass die motorischen Nerven nicht die einzigen Erreger der Muskelbewegung sind;

---

[1]) Ueber die Veränderungen der Kräfte durchschnittener Nerven. Müller's Archiv 1834. S. 202.

[2]) De l'irritabilité musculaire. Archives générales de médecine. III Série. Paris 1842. Band XIII S. 81.

dass die Reizbarkeit der Muskelfaser von den motorischen Nerven unabhängig ist, und im Wesentlichen von der Zufuhr des arteriellen Blutes abhängt — eine Bedingung, welche nicht nothwendig ist, um den Muskeln die genannte Eigenschaft mitzutheilen, sondern bloss, um die Ernährung in dem Muskelgewebe aufrecht zu erhalten, wodurch überhaupt die Lebensenergie aller Gewebe des thierischen Körpers unterhalten wird.

Dr. John Reid kam zu demselben Schluss, wie Longet [1]). Um den Erfolg seiner Experimente noch sicherer zu machen, hielt er es für gut, die Muskeln durch einen geeigneten Reiz in Uebung zu halten. Er schnitt die Spinalnerven an dem untern Theile des Wirbelkanals von vier Fröschen ab, so dass beide hintere Extremitäten ihre nervöse Verbindung mit dem Rückenmarke verloren hatten. Dann setzte er täglich die Muskeln der gelähmten Glieder durch einen schwachen galvanischen Strom in Bewegung, während die Muskeln des andern Gliedes in Ruhe gelassen wurden. Dies setzte er 2 Monate lang fort und nach Ablauf dieser Zeit behielten die Muskeln des galvanisirten Gliedes ihre ursprüngliche Festigkeit und Masse und zuckten kräftig, während die Muskeln des anderen Gliedes die unbewegt geblieben waren, wenigstens die Hälfte ihres früheren Volumens eingebüsst hatten und einen sehr bedeutenden Gegensatz mit denen des galvanisirten Gliedes darboten. Aber selbst nach 2 Monaten hatten die Muskeln des ruhig gebliebenen Gliedes noch nicht ihre Contraktilität verloren.

Stannius wiederholte diese Experimente und fand, dass die Muskeln ihre Erregbarkeit noch 6 Monate lang behielten, nachdem die Nerven durchschnitten worden waren, während die Nerven ihre Erregbarkeit weit früher verloren hatten. Die Muskeln, welche auf Reizung der Nerven nicht zuckten, antworteten bereitwillig auf den elektrischen Reiz, sobald er direkt auf das Muskelgewebe angebracht wurde. Aber Stannius selbst

---

[1]) Edinburgh Monthly Journal of medical Science. May 1842. S. 327.

machte darauf aufmerksam, dass dies noch kein Beweis für die selbstständige Reizbarkeit der Muskelfaser ist, indem die Nerven bekanntlich in der Richtung von dem Centrum nach der Peripherie absterben (Valli-Ritter'sches Gesetz) und dass desshalb die Nervenstämme allerdings ihre Erregbarkeit verloren haben möchten, während die feinen in dem Muskelgewebe selbst enthaltenen Nervenfädchen noch in ihrer Integrität erhalten sein könnten. [1])

Marianini zog aus seinen Untersuchungen den Schluss, dass die Muskeln direkt und ohne Dazwischenkunft der Nerven durch den elektrischen Strom erregt werden könnten. Er gibt an, dass, wenn ein constanter Strom auf die Muskeln allein wirkt, die Zuckungen nur in dem Augenblicke stattfinden, wenn man die Kette schliesst; und er unterschied zwei Arten von Zuckungen, nämlich erstens idiopathische Zuckungen, wie sie durch die direkte Erregung der Muskeln entstehen; und sympathische Contraktionen, wie sie der Applicirung des elektrischen Stromes auf die motorischen Nerven folgen. Marianini lieferte übrigens keine Beweise zur Unterstützung seiner Ansicht.

Matteucci adoptirte gleichfalls die Ansicht der selbstständigen Reizbarkeit der Muskeln, welche, wie er glaubte, durch seine Versuche über das verschiedene Leitungsvermögen der Nerven und Muskeln bewiesen war. Er giebt an, dass, da die Muskeln bessere Leiter der Elektricität sind, als die Nerven, kein Theil des Stromes die Nerven durchfliessen wird, welche mit den Muskeln vereinigt sind, wenn man einen elektrischen Strom auf einen Muskeln einwirken lässt. Er nahm einen Muskel von dem Beine eines Kaninchens, welches schon so lange todt gewesen war, dass es jede Spur der Muskelreizbarkeit verloren hatte. Er machte dann einen Einschnitt in diese Muskeln, legte den Nerven eines sehr empfindlichen stromprüfenden Froschschenkels hinein, und liess darauf den Strom einer starken Säule durch die Muskelsubstanz fliessen, wobei

[1]) Untersuchungen über Muskelreizbarkeit. Müller's Archiv 1847. Seite 443.

er die Stromgeber an verschiedenen Stellen des Muskelgewebes anbrachte; und obwohl ein starker Strom den Muskel jetzt in jederR ichtung durchfloss, so zuckte der stromprüfende Froschschenkel doch nicht, obgleich sein Nerv in den Muskel eingeschlossen war und gewissermaassen ein Ganzes damit bildete. Man muss übrigens dafür sorgen einen Muskel zu haben, welcher alle Irritabilität verloren hat, da sonst der Frosch sekundäre Zukungen erleiden könnte. Matteucci's Raisonnement ist ohne Zweifel ingeniös, aber nicht beweisend, da das Leitungsvermögen sehr zarter Nervenfädchen sehr verschieden ist von dem grösserer Nervenstämme, welche einen weit grösseren Leitungswiderstand besitzen.

· So blieb denn nach mannigfaltigen und sorgfältigen Untersuchungen die Frage doch noch unentschieden, da diejenigen, welche sich für die Haller'sche Irritabilität erklärten, niemals versucht hatten, eine Zuckung von Muskelfasern nachzuweisen, welche vollkommen von aller Verbindung mit Nervenfäden befreit waren. Den ersten Schritt in dieser Richtung that Mr. Bowman [1]), durch direkte mikroskopische Beobachtungen an lebenden Primitiv-Fasern von willkührlichen Muskeln, welche er vollkommen von jeder äusseren Substanz (Nerv oder Gefäss) isolirt hatte. Er beobachtete, dass, wenn absichtlich oder zufällig ein Theilchen einer fremden Substanz in dem Gesichtsfelde mit eingeschlossen wurde, so dass es die Faser an einem einzigen Punkte berührte, eine Zuckung in der Faser entstand, welche nicht die ganze Muskelmasse involvirte, sondern auf die berührte Stelle beschränkt blieb. Daraus schloss er, dass die Muskeln eine selbstständige Reizbarkeit besässen, welche durch einen örtlich angebrachten Reiz ins Leben gerufen werden könnte. Es ist einleuchtend, dass diese Beobachtung Bowman's von der grössten Wichtigkeit ist und einen bedeutenden Beitrag zur Entscheidung der Frage liefert, welche wir hier abhandeln.

---

[1]) Article Muscular motion in cyclopaedia of anatomy and physiology. Band III Seite 519.

Harless hat zuerst versucht, auf einem anderen Wege zu einem befriedigenden Resultate zu gelangen [1]). Er vermuthete, dass Schwefeläther eine Substanz sei, welche die Nerven dadurch lähmte, dass er das in ihnen enthaltene Fett auflöste, wogegen es das Muskelgewebe ganz unversehrt lsssen sollte. Um dies zu beweisen, machte er die folgenden Versuche: Er betäubte Kaninchen durch Aether, legte das Gehirn und Rückenmark bloss und applicirte darauf die Stromgeber eines Induktionsapparates. Die Muskeln blieben ruhig, geriethen aber sofort in kräftige Zuckungen, wenn man den elektrischen Strom direkt auf sie einwirken liess. Aehnliche Experimente dagegen, welche von Stannius unternommen wurden, lieferten nicht dieselben Resultate und es blieb sogar zweifelhaft, ob die letzten Zweige der Nerven wirklich von dem Aether gelähmt worden waren. [2])

So standen die Sachen, als Claude Bernard seine Experimentalforschungen über die physiologische Wirkung des Woorara-Giftes anstellte. Er nahm zwei präparirte Frösche und vergiftete einen von ihnen dadurch, dass er ein kleines Stück Woorara unter die Haut desselben brachte. Wenn nun der Frosch nach 5 oder 6 Minuten leblos schien, nahm er das Gift fort. Dann liess er einen galvanischen Strom durch einen Theil des einen Lendennerven beider Frösche nach einander gehen. Die Muskeln des Frosches, welcher nicht vergiftet worden war, zuckten sofort sehr kräftig, aber nicht das leiseste Zittern zeigte sich in dem Muskel des mit Woorara vergifteten Frosches. Wenn man dagegen die Pole der Säule direkt auf das Muskelgewebe applicirte, so wurden beide Frösche erschüttert und es stellte sich sogar dabei heraus, dass der vergiftete Frosch noch länger zuckte als der, welcher nicht vergiftet war.

So schien denn die Existenz der selbstständigen Reizbarkeit der Muskeln bewiesen zu sein; aber Eckhard [3]) erhob wieder

[1]) Müller's Archiv 1847. S. 228.
[2]) Ibidem. S. 443.
[3]) Beiträge etc. p. 47.

den alten Einwurf, dass die Lähmung der letzten Nervenzweige nie bewiesen wäre, und schloss aus seinen eigenen Experimenten über den Einfluss eines constanten Stromes auf die Erregbarkeit der motorischen Nerven, welche wir oben erwähnt haben, dass die Muskeln keine selbstständige Reizbarkeit besitzen. Er behauptete, dass wenn dies der Fall wäre, ein constanter Strom, welcher den motorischen Nerven lähmt, nicht im Stande sein würde die Zuckung eines von diesem Nerven versorgten Muskels zu verhindern, wenn man den Reiz auf die Muskelsubstanz selbst einwirken liess. Geschah dies aber, so bemerkte er, dass die Zuckung sich verringerte, oder dass überhaupt gar keine Zuckung entstand. Daraus zog er den Schluss, dass die Nerven die einzigen Erreger der Muskelbewegung sind.

Es ist jedoch leicht einzusehn, dass Eckhard's Raisonnement durchaus nicht beweisend ist. In der That, erregt man eine Zuckung durch den elektrischen Strom, so entsteht dieselbe durch gleichzeitige Erregung der Muskeln und Muskelnerven, und wenn durch einen constanten Strom die Nervenfasern gelähmt werden, so fällt eins der Elemente, welche die Zuckung veranlassen, fort, so dass dieselbe natürlich verringert wird. Ausserdem hat Bernard kürzlich den Haupteinwand gegen die Muskelreizbarkeit, welcher seit der Zeit Unzer's immer wieder erhoben ist, vollkommen widerlegt. Er hat nämlich beobachtet, dass die motorischen Nerven ihre Erregbarkeit nur dann in der Richtung vom Centrum nach der Peripherie verlieren (Valli-Ritter'sches Gesetz), wenn sie vorher von den Centralorganen des Nervensystems getrennt worden sind. So wird, wenn man den Nervus ischiadicus aus seiner Verbindung mit dem Rückenmarke trennt, die Galvanisirung des Nervenstammes nach einiger Zeit keine Zuckungen mehr erregen; elektrisirt man aber die Zweige des Nerven näher an der Peripherie, so werden doch noch Zuckungen entstehen. Erhält man dagegen den Nerven in normaler Verbindung mit dem Rückenmark, so beobachtet man ganz andere Erscheinungen. In diesem Falle nämlich verliert der Nerv seine Eigenschaften in umgekehrten Verhältniss, d. h. also von der Peripherie nach dem Centrum. Legt man den Nervus cruralis eines Frosches bloss und entstehen keine Zuckungen mehr durch die Galvanisirung der Nerven in der Nähe der Muskeln, so kann man solche noch hervorrufen, wenn man den Nerven in der Nähe des Rückenmarkes elektrisirt; und hat der ganze Nervenstamm seine Erregbarkeit eingebüsst, so wird man selbst dann noch eine Zuckung erregen können, wenn man die vordern Nervenwurzeln elektrisirt. Auf diese Weise verlieren die Nerven ihre Erregbarkeit in Thieren, welche an Verblutung oder dem Woorara-Gift sterben. Man kann diese verschiedenen Todesarten der Nerven leicht an einem und demselben Thiere demonstriren. Wenn man nämlich die Lendennerven eines Frosches an der rechten Seite durchschneidet und das Thier dann mit Woorara vergiftet, so beobachtet man, dass an der rechten Seite, wo die Verbindung zwischen den Nerven und dem Rückenmarke unterbrochen ist, die Nerven in der Richtung von dem Centrum nach der Peripherie absterben; während sie an der linken Seite, wo die Verbindung noch existirt, in der umgekehrten Richtung ihre Erregbarkeit verlieren. Die Endzweige werden daher zuerst und nicht zuletzt durch Woorara zerstört; und da trotzdem, dass die Nervenfasern ihre Eigenschaften verlieren, die Muskeln bereitwillig auf den galvanischen Reiz antworten, so ist die Existenz einer selbständigen Muskelreizbarkeit aufs Klarste erwiesen.

Die Untersuchungen, welche Bernard angestellt hat, sind durch eine Reihe von Experimenten bestätigt worden, welche Kölliker mit Woorara und Coniin unternommen hat; er fand die Wirkung des Coniin der des Woorara ganz ähnlich. Ich habe selbst Experimente mit Woorara anstellen können, da ich von meinem Freunde Dr. Stamm bei seiner Rückkehr aus Brasilien eine Quantität dieses seltenen Giftes erhalten habe. Der folgende Versuch zeigt am Besten, dass nur die motorischen Nerven von dem Gifte getödtet werden. Man schnürt die Arteria und Vena cruralis an der einen Seite zusammen, so dass der Kreislauf des Blutes in dem Gliede unterbrochen wird. Man vergiftet dann das Thier, indem man eine kleine Menge Woorara unter die Haut bringt. Galvanisirt man nun die motorischen Nerven kurze Zeit nachher, so sieht man, dass alle Nerven ihre Erregbarkeit verloren haben mit der einzigen Ausnahme des Nervus cruralis an der Seite, wo man die Gefässe zusammengeschnürt hat; dieser Nerv ruft noch das Muskelspiel hervor, wenn man ihn galvanisirt. Bringt man aber den elektrischen Reiz auf die Muskelsubstanz selbst an, so zucken alle Muskeln; und die Reizbarkeit derjenigen Muskeln, deren Nerven man vergiftet hat, dauert sogar länger als in denen, welche nicht vergiftet sind, was davon herrührt, dass der Kreislauf des Blutes in den Letztern unterbrochen ist.[1])

Hier wollen wir schliesslich noch einige mikroskopische Beobtungen von Herrn Wundt anführen, welche gleichfalls der selbstständigen Muskelreizbarkeit günstig sind. Er sah, dass, wenn er einen constanten Strom auf die Muskeln richtete, die

---

[1]) Ich habe einen leichten Vergiftungsgrad durch Woorara an mir selbst erfahren. Ungeachtet der Vorsicht, welche ich beim Operiren mit diesem Gifte anwandte, kam bei einer Gelegenheit ein kleines Theilchen davon in mein Blut, wahrscheinlich durch die Respirationsbewegungen. Die Symptome, welche dabei entstanden, waren die folgenden: Es trat ein allgemeiner lähmungsartiger Zustand ein, Schwindel, kalter Schweiss auf der Stirn, und ein Puls von 140 bis 160 Schlägen. Die abnormen Empfindungen verloren sich bald, aber der Puls blieb etwa eine viertel Stunde lang auf 128, worauf er langsam und stetig auf 72 fiel. Ich würde den Vorfall nicht erwähnen, wenn dabei nicht der sonderbare Umstand vorgekommen wäre, dass ich, obwohl das Bewusstsein nicht getrübt war, etwa für zwei Minuten die englische Sprache nicht verstand, in welcher ich gerade mit einem Freunde, der zufällig zugegen war, conversirt hatte, und ich musste ihn bitten, deutsch mit mir zu sprechen. Einen ähnlichen Vorfall finde ich erwähnt in Sir Henry Hollands Chapters on mental Physiology Seite 160, wo er berichtet, dass als er an demselben Tage in zwei sehr tiefe Minen im Harzgebirge hinabgestiegen, und in jeder mehrere Stunden unter der Erde geblieben war, jedes deutsche Wort seiner Erinnerung entfiel, und dass er sie erst wiederfand, nachdem er Nahrung und Wein zu sich genommen und sich einige Zeit ausgeruht hatte.

Fasern sich verkürzten und dass, nachdem die, durch den Kettenschluss entstandene Zuckung aufgehört hatte, die Fasern nicht gleich wieder ihre frühere Länge annehmen, sondern mehrere Minuten lang etwas kürzer blieben, als sie vorher gewesen waren. Beim Oeffnen der Kette beobachtete man dann eine Verschiedenheit, je nachdem eine Zuckung entstand oder nicht. Entstand keine Zuckung beim Aufhören des Stromes, so nahmen die Muskelfasern sofort wieder ihre frühere Länge an, und wenn eine Zuckung entstand, so erschien die Faser selbst länger als vorher, nachdem die Contraktion vorüber war. Keine von diesen Erscheinungen aber trat ein, wenn man anstatt der Muskelfasern die Nerven in die Kette brachte. [1])

So hat sich denn herausgestellt, dass man das Gleichgewicht der kleinsten Theile ebensowohl in den Muskeln als in den Nerven direkt stören kann. Sobald dies geschieht, entstehen Zuckungen; diejenigen, welche auftreten, wenn man den Strom direkt auf das contraktile Gewebe der Muskeln einwirken lässt, zeigen gewisse Eigenthümlickeiten, welche erwähnenswerth sind.

Richtet man nämlich den Strom auf einen motorischen Nerven, so bewegt sich die ganze Muskelgruppe, welche von dem Nerven versorgt wird; wirkt aber der Strom direkt auf den Muskel ein, so ziehen sich nur die Fasern zusammen, welche von dem Strome durchflossen werden; und will man die ganze Muskelsubstanz in Bewegung versetzen, so muss man den einen Stromgeber an dem oberen, und den anderen an dem unteren Ende des Muskels ansetzen, Ausserdem braucht man einen stärkeren Strom, wenn man die Muskeln ohne die Dazwischenkunft der Nerven in Bewegung setzen will, als erforderlich ist, wenn man sie durch Erregung der motorischen Nerven zucken lässt. Daraus können wir schliessen, dass man das Gleichgewicht der kleinsten Theile in den motorischen Nerven leichter

---

[1]) Die Lehre von der Muskelbewegung. Braunschweig 1858. S. 122.

durch den elektrischen Strom stören kann, als das Gleichgewicht der kleinsten Theile in den Muskeln.

Setzt man einen Muskel dadurch in Bewegung, dass man die Stromgeber auf dem Bauch des Muskels ansetzt, so besteht die Contraktion aus zwei Elementen, nämlich Contraktion durch direkte Erregung der Muskeln, und Contraktion durch Erregung der Nervenfasern, welche mit den Muskeln innig verbunden sind. Es ist einleuchtend, dass Muskelcontraktionen dann am leichtesten entstehen, wenn man solche Punkte mit den Stromgebern berührt, wo die motorischen Nerven oberflächlich unter der Haut liegen; wendet man aber einen gehörig starken Strom an, so entsteht die Bewegung selbst dann, wenn die Stromgeber auf solche Stellen der Oberfläche des Muskels angesetzt werden, wo keine Nervenfäden befindlich sind.

Viele interessante Thatsachen haben sich durch die Anwendung der Elektricität auf das Studium der Muskelfunktionen im lebenden Körper ergeben; es ist auf diese Weise möglich geworden, eine lebende Anatomie zu schaffen. Systematische Untersuchungen dieser Art sind zuerst von Duchenne in Paris vorgenommen worden.

Es ist richtig, dass die tiefen Muskelschichten, welche unter den oberflächlichen liegen, sich nicht sehr deutlich zusammenziehen werden. Hier ist aber die Pathologie der Physiologie zu Hülfe gekommen. Es ist besonders die Muskel-Atrophie, welche die oberflächlichen Schichten zerstört, die Hindernisse, welche sich dem Durchgang des Stromes entgegenstellen, hinwegräumt und so uns zur Kenntniss der Funktion aller Muskeln im lebenden Körper verhilft. Dadurch sind manche Theorieen über die Funktionen der Muskeln, welche man früher adoptirt hatte, über den Haufen geworfen.

Als eine der interessantesten auf diese Weise ans Licht gebrachten Thatsachen wollen wir nur erwähnen, dass der M. extensor digitorum communis gar keinen Einfluss auf die Streckung der zweiten und dritten Phalanx hat, sondern blos auf die der ersten und dass es in der That die kleinen Interossei und Lumbricales sind, welche die zweite und dritte Phalanx strecken und die erste beugen; ebenso dass die Mm. flexor sublimis und profundus die zweite und dritte, aber nicht die erste Phalanx beugen. Dies wird durch pathologische Fälle von Bleilähmung und Muskelatrophie bestätigt. In der Bleilähmung ist nämlich gewöhnlich der M. extensor digitorum communis gelähmt, wogegen die Interossei und Lumbricales entweder ganz gesund oder nur sekundär durch die Unthätigkeit, zu welcher das Glied verdammt ist, afficirt sind. In der Bleilähmung kann daher fast immer die zweite und dritte Phalanx vollkommen gut gestreckt werden, während der Wille seine Herrschaft über die erste vollkommen eingebüsst hat. Andererseits kommen nicht selten Fälle vor, in welchen die Zwischenräume tief ausgehöhlt erscheinen, die Hand ist dabei sehr dünn, die ersten Phalang engestreckt, die zweite und dritte gebeugt. Dieser Zustand der Hand rührt von Lähmung und Atrophie der Lumbricales und Interossei her und wird oft durch die örtliche Anwendung des elektrischen Stromes auf die ebengenannten Muskeln vollkommen beseitigt.

Duchenne hat sich besondere Mühe gegeben die Funktion der einzelnen Gesichtsmuskeln ausfindig zu machen, um somit dem Mechanismus des Spiels der Physiognomie auf die Spur zu kommen; denn es sind nur die Muskeln, welche durch Gedanken, Leidenschaften und Charakter in Bewegung gesetzt werden; im ruhigen Zustande bewahren sie ihre tonische Kraft und drücken jeder Physiognomie ihren eigenthümlichen Stempel auf. Wenn es nicht in jedem Gesichte ein tonisches Uebergewicht des einen Muskels über den andern gebe, so würden alle Physiognomien einander ziemlich ähnlich sein, da die Muskeln dieselbe Richtung, Anheftung und Stärke haben, und die Knochen nur in der Masse von einander verschieden sind. Es ist gewiss, dass obwohl die Gesichtsmuskeln nur eine kleine Oberfläche haben, der elektrische Reiz in je dem einzelnen lokalisirt werden kann, so dass isolirte Zusammenziehungen entstehn.

Die beste Art jedoch um die Rolle, welche jeder einzelne Muskel in den verschiedenen physiognomischen Ausdrücken spielt, nachzuweisen, ist, die Gesichtsmuskeln eines Individuums zu elektrisiren, welches eben gestorben ist, und dessen Muskeln noch ihre Reizbarkeit besitzen; denn der lebende Mensch vermischt immer unwillkürliche Bewegungen mit der Zusammenziehung des galvanisirten Muskels, was natürlich die Beobachtung der individuellen Muskelwirkung hindert.

Der M. frontalis heitert das Gesicht auf, wenn er sich wenig zusammenzieht; ist die Contraktion stärker, so drückt er Zweifel und Ueberraschung aus; in dem höchsten Grade der Contraktion und mit einigen andern Muskeln vereinigt, gibt er den Ausdruck einer angenehmen Ueberraschung oder auch des Schreckens; derselbe Muskel runzelt die Stirn und wenn er gelähmt ist, verschwinden die Runzeln.

Die Pyramidales nasi, welche in inniger Verbindung mit dem M. frontalis stehn, und desshalb von manchen Anatomen als identisch mit demselben angesehen werden, sind nichts destoweniger die Antagonisten des Stirnmuskels; sie geben einen traurigen Ausdruck, und wenn sie sich mehr zusammenziehen, einen drohenden. Es bildet einen frappanten Contrast diese beiden entgegengesetzten Bewegungen in einem so kleinen Raume wie das Niveau der Augenbrauen ist, entstehen zu sehen.

Isolirte Zusammenziehung des Orbicularis palpebrarum und Corrugator supercilii drückt Nachdenken aus; vereinigen sich aber beide mit dem Pyramidalis, so geben sie einen boshaften Ausdruck. Das Platysma myoides giebt den Ausdruck des Schmerzes; zusammen mit dem Frontalis drückt es Schrecken, und mit dem Pyramidalis Wuth aus; der Triangularis nasi giebt den Ausdruck der Wollust. Der Zygomaticus major drückt immer Heiterkeit, vom leisen Lächeln zum tollsten Lachen aus; zusammen mit dem Frontalis gibt er den Ausdruck einer angenehmen Ueberraschung, mit dem Platysma myoides das sardonische Gelächter; während der Zygomaticus minor im Gegentheil ein melancholisches Aussehn gibt. Der Heber des Nasenflügels und der Oberlippe ist der Muskel, mit welchem die Kinder weinen, und erregt eine sehr hässliche Grimasse. Durch die Zusammenziehung der äussern Fasern des Orbicularis oris werden die Lippen nach vorn gedrängt wie beim Küssen und Pfeifen; die inneren Fasern dieses Muskels drücken die Lippen gegen die Zähne, wie man es bei Clarinettspielern sieht, wenn sie die Spitze ihres Instrumentes zwischen die Lippen kneifen. Der Heber des Kinnes ist der einzige Muskel, welchen man bei Leuten in Thätigkeit sieht, welche ihre Gebete leise in der Kirche wiederholen. Der Triangularis oris gibt einen traurigen Ausdruck; bei Kindern ist er der Vorläufer der Thränen, und wenn er das Maximum der Contraktion erreicht, so drückt er Widerwillen aus.

Der M. deltoides führt den Arm nach aussen, erhebt ihn aber nicht über die Horizontale. Elektrisirt man blos seine vorderen Fasern, so wird der Arm zu gleicher gehoben und nach vorn und innen gerichtet; werden die mittleren Fasern galvanisirt, so wird der Arm nach aussen gerichtet, während durch Elektrisirung der hinteren Fasern der Arm nach hinten gerichtet und die Hand hinter dem Rücken in die Höhe gehoben wird. Dieser Muskel wird sehr oft von Atrophie befallen.

Galvanisirt man den unteren Theil des Cucullaris, so wird die Basis des Schulterblattes der Mittellinie des Rückens genähert und der untere Winkel des Schulterblattes nach unten gezogen; dieser Theil hält durch seine tonische Kraft die Basis des Schulterblattes in einer Entfernung von $2^1/_2''$ von der Mittellinie. Wenn der mittlere Theil desselben Muskels elektrisirt wird, so hebt sich das Schulterblatt, sein unterer Winkel entfernt sich von der Mittellinie. Wenn wir endlich den Clavikulartheil dieses Muskels galvanisiren, so wird der Kopf nach der betreffenden Seite und etwas nach rückwärts gezogen, so dass das Kinn nach der entgegengesetzten Seite bewegt wird; zu gleicher Zeit geht das Schlüsselbein in die Höhe. Lässt man den elektrischen

Reiz auf einmal auf die Clavikulartheile beider Cucullares einwirken, so wird der Kopf nach hinten geschleudert. Der Clavikulartheil dieses Muskels ist sehr erregbar da.er Nervenfasern aus zwei Quellen bezieht; nämlich von dem N. accessorius Willisii und von dem Plexus cervicalis.

Galvanisirt man den Latissimus dorsi, so wird der Arm nach unten und hinten gezogen, zu gleicher Zeit nähert sich das Schulterblatt der Mittellinie, geht aber nicht in die Höhe.

Der M. rhomboides ist nur dann dem elektrischen Strome zugänglich, wenn der Cucullaris zerstört ist. Elektrisirt man ihn dann, so geht das Schulterblatt in die Höhe; zu gleicher Zeit dreht es sich so, dass der untere Winkel fast in derselben Linie mit dem äusseren Winkel steht. Dieser Muskel hält durch seine tonische Kraft die Basis des Schulterblattes an dem Brustkasten fest. Ist er zerstört, so entfernt sich die Basis des Schulterblattes von den Rippen und ragt unter der Haut hervor, so dass zwischen dem Rücken und der Basis des Schulterblattes sich eine Höhle bildet.

Der Serratus magnus ist hauptsächlich Inspirationsmuskel; er hebt die Rippen, von denen er entspringt, und trägt ausserdem dazu bei den Arm in die Höhe zu heben. Der Arm wird über die Horizontallinie erhoben durch die vereinigte Wirkung des Deltoides, Serratus magnus und der mittleren Fasern des Cucullaris. Der Serratus magnus hält durch seine tonische Kraft den äusseren Winkel des Schulterblattes in seiner normalen Stellung; indem das Gewicht der oberen Extremität diesen äusseren Winkel beständig hinabzuziehen sucht. Der Cucullaris sowohl als der Serratus stellen sich dem entgegen; wird der Cucullaris atrophisch, so senkt sich der äussere Winkel des Schulterblattes, während zu gleicher Zeit der untere Winkel sich hebt und der Mittellinie des Rückens sich nähert. Wird der Serratus gleichfalls von der Atrophie angegriffen, so senkt sich der äussere Winkel noch mehr; der untere Winkel erhebt sich zum

Niveau des äusseren und bewegt sich um ein Beträchtliches von den Rippen fort.

Das hervorstechendste Resultat der elektromuskularen Zusammenziehungen ist gewöhnlich eine Erhöhung der Wärme und Masse in den Theilen, auf welche man gewirkt hat. Ueber diesen Gegenstand hat Ziemssen in Greifswald eine Reihe von Experimenten angestellt, und hat dabei gefunden, dass sowohl in gesunden als in gelähmten Muskeln die Erhöhung der Wärme in geradem Verhältniss zu der Kraft der Zusammenziehung und der Länge der Zeit steht, welche sie andauert. Diese Contraktionen erregen ein Gefühl von Wärme in den verkürzten Muskeln, und sind von einer Massenvermehrung begleitet, welche im Vorderarm etwa $^1/_4$" beträgt, wenn die Streckmuskeln des Vorderarms elektrisirt werden; und $^1/_2$" bis 1" im Oberschenkel, wenn man den Rectus galvanisirt. Mittelst des Thermometers und auch mit der Hand kann man die Wärme, welche die galvanisirten Muskeln der sie bedeckenden Haut mittheilen, von der normalen Temperatur der umliegenden Theile unterscheiden. Wenn die Haut und das Thermometer mit Flanell oder irgend einer anderen Substanz, welche ein schlechter Wärmeleiter ist, bedeckt wird, so steigt die Temperatur schneller und zu einem höheren Grade, als wenn sie unbedeckt sind; in beiden Fällen ist die Wärme, welche entsteht, dieselbe und die scheinbare Verschiedenheit in dem letzteren Falle rührt bloss davon her, dass die Haut des galvanisirten Theiles abgeschlossen ist, wodurch natürlich die Hitze, welche entsteht, sich länger erhält.

Die Abnahme der Temperatur nach dem Aufhören der elektrischen Erregung ist langsam und regelmässig; sie geht schneller vor sich, wenn die Haut mit der atmosphärischen Luft in Berührung ist, als wenn man dieselbe bedeckt hat. Der Unterschied in der Wärme der Haut vor und nach der elektrischen Erregung der Muskeln, ist in manchen Fällen 4—5°F.

Ich habe gleichfalls eine Anzahl von Versuchen über die Wärme angestellt, welche durch die elektrische Erregung der

Muskeln entsteht, besonders an paralytischen Patienten, welche die folgenden Schlüsse ergeben haben.

1) Die Wärme, welche nach der Anwendung von Induktions-Strömen auf die Muskeln entsteht, rührt in keiner Weise von der Wirkung des Stromes auf die Haut her. Dies können wir schon von vorn herein aus der Thatsache abnehmen, dass, wenn auch die Stromgeber in direkter Berührung mit der Haut sind, der Strom, wenn er durch gehörig befeuchtete Excitatoren applicirt wird, durchaus nicht auf die Haut wirkt, sondern durch sie hindurch geht, und die Muskeln als die besten Leiter aufsucht.

Dieser Satz wird auch durch pathologische Erfahrung bestätigt. Vor einiger Zeit galvanisirte ich einen Patienten, der an Bleilähmung litt; in diesem Falle war die Contraktilität der Streckmuskeln des rechten Vorderarms ganz verschwunden, während ein gewisser Grad davon noch in denselben Muskeln des linken Arms sich erhalten hatte. Durch die fünf Minuten lang fortgesetzte Anwendung von Induktions-Strömen auf die Strecker des linken Vorderarms stieg die Temperatur von 89° bis auf 91°,5 F., während dieselbe Operation an den Streckern des rechten Vorderarms gar keine Erhöhung der Temperatur hervorrief, sondern im Gegentheil verminderte sich die Wärme, indem sie vor der Applicirung der Elektricität 87°,5 und nach derselben nur 86° F. war; eine Verminderung der Temperatur, welche offenbar der Berührung des Vorderarms mit der atmosphärischen Luft zugeschrieben werden musste.

2) Die Wärme, welche nach der Anwendung der Induktionsströme auf die Muskeln entsteht, rührt nicht von einem grösseren Zufluss von Blut zu den Arterien und Venen her, denn diese letzteren werden durch direkte Faradisirung nicht ausgedehnt, sondern verengert und enthalten deshalb weniger Blut, nachdem Induktionsströme auf sie eingewirkt haben als in ihrem physiologischen Normalzustande.

3) Die gesteigerte Wärme, welche man nach der Anwendung der Induktionsströme auf die Muskeln beobachtet, rührt

vielmehr von einer Steigerung der chemischen Umsetzungen her, welche beständig in dem Muskelgewebe vor sich gehen und welche die Ernährung des Muskels constituiren. Die solide Muskelsubstanz ist von einer Flüssigkeit durchtränkt, deren chemische Zusammensetzung nicht immer die gleiche bleibt; diese Muskelflüssigkeit reagirt neutral, wenn man sie aus einem Muskel nimmt, welcher lange Zeit in Ruhe gewesen ist; haben aber Induktionsströme auf den Muskel eingewirkt, so reagirt die erwähnte Flüssigkeit sauer, da eine grössere Menge von Sauerstoff absorbirt und eine entsprechend grössere Menge Kohlensäure gebildet wird. Messen wir nämlich das Quantum Sauerstoff, das absorbirt, und das Quantum Kohlensäure, welches abgegeben wird, in Froschschenkeln, welche man gehäutet und in mit Luft oder Sauerstoff gefüllten Gefässen aufgehängt hat, so finden wir, dass wenn einige dieser Schenkelmuskeln elektrisirt werden und die andern nicht, die Menge der von den galvanisirten Muskeln aufgenommenen und abgegebenen Gase, die während derselben Zeiteinheit von den ruhig gebliebenen Muskeln aufgenommenen und ausgeschiedenen Gase um mehr als das Doppelte übertrifft. Dieselben Verschiedenheiten kommen in den lebenden Muskeln des Menschen vor, indem durch die Vermehrung der chemischen Umsetzungen die Wärme erhöht und mehr Blut in die Capillargefässe der Muskelsubstanz angezogen wird, wodurch sich das Volumen der Muskeln vergrössert; und der Umstand, dass mehr Blut in das Gewebe einfliesst, ruft seinerseits eine erhöhte Ernährung in den Theilen hervor.

4) Was den Einfluss der Stromesrichtung auf die Erhöhung der Wärme anbetrifft, so habe ich meistentheils eine leichte Verschiedenheit zu Gunsten des absteigenden Stromes (vom Centrum nach der Peripherie) in gesunden Muskeln wahrgenommen; und eine ebenfalls ziemlich unbedeutende Verschiedenheit zu Gunsten des aufsteigenden Stromes (von der Peripherie nach dem Centrum) in gelähmten Muskeln. Ich brauche nicht zu erwähnen, dass in solchen vergleichenden Ver-

suchen der angewandte Strom immer von derselben Intensität war, dass die Stromesunterbrechungen mit derselben Schnelligkeit aufeinander folgten, und dass an denselben Muskeln für dieselbe Zeit operirt wurde.

5) Was die grössere oder geringere Geschwindigkeit der Stromesunterbrechungen anbetrifft, so habe ich bemerkt, dass, wenn die einzelnen Ströme sehr schnell aufeinander folgten, die Wirkung bedeutender war und rascher eintrat, als wenn die Intermissionen langsam waren.

Diese Resultate sind insofern von Wichtigkeit, als sie uns zur Beantwortung der vielfach ventilirten Frage verhelfen, worin die Wirkungen der Elektricität auf gelähmte Muskeln bestehen.

V. Von der Wirkung des elektrischen Stromes auf die sensibeln Nerven.

Funken, welche man von der gewöhnlichen Elektrisirmaschine auf die Haut übertreten lässt, erregen eine scharfe, stechende Empfindung in derselben. Die Entladung einer Leyden'schen Flasche ruft eine eigenthümliche betäubende Sensation hervor, welche als elektrischer Schlag bekannt ist. Ein constanter galvanischer Strom, den man auf die Haut applicirt, erregt ein Gefühl von brennendem Schmerz, nicht blos beim Oeffnen und Schliessen der Kette, sondern auch die ganze Zeit hindurch, während welcher die Kette geschlossen bleibt. Lässt man aber die Wirkung des Stromes eine Zeitlang andauern, so verschwindet der Schmerz und macht einem Gefühle von Taubheit Platz. Marianini hat sich viele Mühe gegeben den Einfluss ausfindig zu machen, welchen die Richtung des Stromes, den man auf sensible Nerven richtet, auf das Entstehen der physiologischen Wirkungen ausübt, und hat aus seinen Untersuchungen den Schluss gezogen, dass die durch die Anwendung des constanten

Stromes erregte Empfindung am stärksten ist, wenn man bei absteigendem Strom die Kette öffnet und bei aufsteigendem Strom dieselbe schliesst; also das Gegentheil von dem, was man bei der elektrischen Erregung der motorischen Nerven beobachtet, indem Muskelcontraktionen am leichtesten entstehen, wenn man bei absteigendem Strom die Kette schliesst und bei aufsteigendem Strom dieselbe öffnet [1]). Erregt man also gemischte Nerven auf elektrischem Wege, so zeigen sich die folgenden Phänomene:

Absteigender Strom		Aufsteigender Strom	
Schliessen Muskel-Contraktion	Oeffnen Empfindung	Schliessen Empfindung	Oeffnen Muskel-Contraktion.

Lässt man Induktions-Ströme auf die Haut einwirken, so entstehen Empfindungen, die je nach der Stromesstärke verschieden sind und von einem leichten Gefühl des Kitzels, Stechens oder Brennens bis zum heftigsten Schmerz sich steigern; sie verschwinden jedoch fast augenblicklich, nachdem man den Strom unterbrochen hat. Ausserdem variirt die physiologische Wirkung je nach der grösseren oder geringeren Schnelligkeit der Unterbrechungen. Schnell auf einander folgende Ströme haben eine bedeutendere Wirkung als solche, die langsam auf einander folgen; was daher rührt, dass sensible Nerven die Eigenschaft haben Sensationen noch einige Zeit nachzuempfinden, nachdem dieselben stattgefunden. So entsteht z. B. wenn ein sensibler Nerv im Normalzustande einen leichten Schlag von einem Induktions-Apparate erhält, nur eine leichte Empfindung dadurch; folgt aber ein zweiter Schlag schnell auf den ersten, so ist die Empfindung stärker, weil der sensible Nerv, als er den zweiten Schlag erhielt, nicht mehr in seinem physiologischen Zustande der Ruhe, sondern durch den ersten elektrischen Schlag erregt

[1]) Mémoire sur la secousse qu' éprouvent les animaux etc. in Annales de Chimie et de Physique etc. Paris 1829 Vol. XL p. 225.

war; ein dritter Schlag wird mehr Eindruck machen als der zweite und so weiter fort. Es ist daher leicht zu verstehen, warum die Empfindungen, welche durch den unterbrochenen Strom hervorgerufen werden, in geradem Verhältniss zu der Schnelligkeit der Stromesunterbrechungen sich steigern. Wenn übrigens die Schnelligkeit der Unterbrechungen sehr gross ist und man einen solchen inducirten Strom längere Zeit hindurch auf einen Nervenstamm einwirken lässt, so wird ein Maximum der Erregung entstehen und weiterhin sinkt dann die Reizbarkeit des Nerven, dessen Sensibilität somit direkt durch Anwendung des elektrischen Stromes herabgesetzt werden kann.

Die Frage, ob man durch Anwendung der Elektricität Hyperästhesie reduciren und Anästhesie hervorrufen könne, hat seit einiger Zeit die ärztliche Welt vielfach beschäftigt. Amerikanische und dann auch englische Zahnkünstler erklärten, dass sie Zähne schmerzlos mit Beihülfe der Elektricität ausziehen könnten, und selbst Chirurgen von Ruf behaupteten hie und da, dass in grossen chirurgischen Operationen die Elektricität als ein unschätzbares lokales Anaestheticum angesehen werden müsse und daher wahrscheinlich binnen Kurzem das gefährliche Chloroform ganz und gar aus der Praxis zu verdrängen berufen sei. Diese Behauptungen waren indessen höchst voreilig, wie nicht nur die Betrachtung der physiologischen Wirkungen, welche die verschiedenen Arten der Elektricität unveränderlich äussern, sondern auch die unbefriedigenden Resultate, welche man von der Anwendung der Elektricität in der chirurgischen Praxis gesehen hat, beweisen. Die einzige Art, in welcher man mittelst der Elektricität eine wahrhafte Anästhesie hervorrufen kann, ist entweder durch starke Schläge Leyden'scher Batterieen oder durch Induktions-Ströme von ausserordentlich hoher Spannung. Schläge dieser Art rufen für den Moment eine Art von Betäubung hervor; lässt man jedoch verschiedene Schläge aufeinanderfolgen, so fühlt man die letzten ebenso stark wie die ersten, und prüft man unmittelbar darauf die Sensibilität der Haut mit einer Nadel oder Lanzettenspitze, so ergibt sich, dass die Haut ebenso empfindlich ist wie früher. Erreichen aber die Schläge der Flaschen oder der Induktionsapparate einen gewissen Grad von Heftigkeit, so pflanzt sich die Wirkung derselben von den sensibeln Hautnerven auf das Gehirn fort und es entstehen die Wirkungen des Blitzes, indem nämlich entweder sofort der Tod des Individuums erfolgt, durch dessen Körper oder Körpertheil die Entladung der Batterie stattgefunden hat, oder das Bewusstsein für eine längere oder kürzere Zeit gestört wird. In diesem Falle ist allerdings eine Anästhesie vorhanden, aber durchaus nicht eine lokale, sondern eine centrale Anästhesie, deren Hervorbringung mit weit grösseren Gefahren und Unannehmlichkeiten verknüpft ist als die Anwendung des Chloroforms, da wenn der Schlag etwas zu stark ausfällt, sofort der Tod eintreten kann. Es ist daher im höchsten Grade unwahrscheinlich, dass jemals ein Operateur oder ein Patient sich zu einer solchen Anästhesie, zum Zweck chirurgische Operationen schmerzlos zu machen, entschliessen resp. hergeben wird; und wir müssen demnach schliessen, dass vorläufig die Elektricität für anästhetische Zwecke vollkommen unbrauchbar ist. Wir werden weiter unten die Versuche beschreiben, welche man gemacht hat, narkotische Lösungen zusammen mit der Elektricität für solche Zwecke zu benutzen; es wird sich jedoch dabei herausstellen, dass in diesem Falle es nur die narkotischen Lösungen sind, welche wirksam erscheinen, und dass dabei die Elektricität eine vollkommen passive Rolle spielt.

Auf der anderen Seite jedoch haben wir gesehen, dass man die Sensibilität eines bestimmten Nervenstammes durch eine gewisse Art, die Elektricität darauf anzuwenden, beträchtlich herabsetzen kann. Lässt man nämlich einen äusserst schnell unterbrochenen inducirten Strom von ziemlicher Spannung mittelst feuchter Elektroden durch einen Nervenstamm hindurchgehen,

z. B. durch den Nervus ulnaris oder ischiadicus, und hält die eine Elektrode (am besten die positive) an einen Punkt, wo der Nervenstamm oberflächlich unter der Haut liegt, während man die andere (am besten die negative) an die Endigungen dieses Nerven applicirt, und setzt man diese Operation für etwa eine Viertelstunde fort, so entsteht bald ein ausgesprochenes Gefühl von Taubheit in der Nervenbahn. Dass die Sensibilität des Nerven hierdurch in direkter Weise herabgesetzt wird, ergibt sich auch daraus, dass ein Strom von geringerer Spannung, der im Anfang des Experimentes einen ziemlich bedeutenden Schmerz erregt, im Laufe des Experimentes gar nicht mehr gefühlt wird, und man, um weiterhin den Strom fühlbar zu machen, immer beträchtlichere Intensitäten anwenden muss. Dies ist das Verfahren, dessen ich mich seit längerer Zeit mit dem grössten Vortheile für die Behandlung hartnäckiger Neuralgien, besonders der Ischias, bediene, welche, wenn nicht acute Entzündungserscheinungen vorliegen, dieser Procedur fast immer zu weichen scheint. Jedoch muss ich dabei bemerken, dass die Sensibilität der Haut dadurch nicht herabgesetzt wird, da die Haut immer von mehreren Nervenstämmen ihre Sensibilität erhält. Es ist aber nicht unmöglich, dass, wenn man getrennte Ströme auf alle Nervenstämme einer Extremität einwirken liesse, also z. B. einen Strom auf den Radialnerven am unteren Drittel des Oberarms, einen zweiten auf den Nervus medianus an der inneren Seite, und einen dritten auf den Nervus ulnaris zwischen dem Olecranon und Condylus internus hierdurch möglicherweise eine Anästhesie der Haut des ganzen Vorderarmes entstehen könnte. Dieses Operationsverfahren aber verlangt drei Induktionsapparate und zwei gebildete Assistenten, so dass es jedenfalls mit grosser Mühe verknüpft sein würde.

Ganz abgesehen von der Stromesrichtung hat der negative Pol einer Volta'schen Säule und der Induktionsapparate eine stärkere Wirkung auf die Hautnerven als der positive. Dieser Umstand kann sogar dazu dienen, die Richtung des Stromes in einem elektrischen Apparate zu bestimmen, vorausgesetzt, dass man gewisse Vorsichtsmaassregeln dabei beobachtet. Zuerst ist es nämlich dabei nöthig, dass gleiche oder doch fast gleiche Theile der Haut gewählt werden, da die Epidermis nicht an allen Körperstellen dieselbe Dicke besitzt, und man die Elektricität immer da stärker fühlt, wo die Haut weniger Leitungswiderstand hat. Ausserdem ist die Vertheilung der sensibeln Nervenfasern nicht eine gleiche an allen Theilen der allgemeinen Decke, und unter sonst gleichen Verhältnissen wird man die Elektricität immer an solchen Hautpartien stärker fühlen, wo sich eine grössere Menge von Nervenfasern vorfinden, als an Stellen, wo die Verzweigungen sparsamer sind. Endlich ist es wichtig, dass die Grösse und der Grad der Feuchtigkeit (oder Trockenheit) der Elektroden dieselbe sei, da ein gleich starker Strom, der durch einen kleinen Leiter auf den Körper übergeführt wird, mehr Dichtigkeit besitzt, als wenn man einen Excitator mit grosser Oberfläche anwendet; und eine feuchte Elektrode weniger auf die Haut und mehr auf die Muskeln wirkt, während ein metallischer Conduktor, auf die trockne Haut applicirt, mehr auf die Haut und nicht so sehr auf die Muskeln wirkt. Beobachtet man aber die eben angedeuteten Vorsichtsmaassregeln, so ist es verhältnissmässig leicht, durch die stärkere Empfindung, welche der negative Pol erregt, diesen von dem positiven zu unterscheiden. Ich habe diese Thatsache an vielen meiner Patienten bestätigt gefunden, welche fast immer im Stande gewesen sind, die Richtung des Stromes anzugeben, nachdem sie davon in Kenntniss gesetzt waren, dass der negative Pol die stärkere Empfindung hervorruft. In der That, zuweilen wird nur der negative und der positive Pol gar nicht empfunden.

Die eben erwähnte Verschiedenheit ist besonders leicht wahrzunehmen, wenn man die Füsse in Becken mit Wasser gefüllt eintaucht und die Pole des Apparates mit diesen Becken in Verbindung setzt; in diesem Falle wird der Strom immer stärker in dem Gliede gefühlt, in welchem er aufsteigend ist.

Taucht man die Hände in die Becken, so ist der Unterschied nicht so auffallend, wenn man den Strom in dem rechten Arme aufsteigen und im linken Arme absteigen lässt. Die Epidermis der rechten Hand ist nämlich meistens dicker als die der linken, da man die rechte Hand viel mehr gebraucht; und somit wird der stärkere Reiz durch den grösseren Leitungswiderstand der rechten Hand compensirt. Lässt man aber umgekehrt den Strom in dem rechten Arme absteigen und im linken aufsteigen, so zeigt sich von Neuem ein erheblicher Unterschied.

VI. Von der Wirkung des elektrischen Stromes auf die gemischten Nerven.

Die Erscheinungen, welche durch die Galvanisirung gemischter Nerven entstehen, rühren theilweise von der Erregung der motorischen, und theilweise von der der sensibeln Fasern her, aus welchen die gemischten Nerven zusammengesetzt sind. Was die Richtung des Stromes anbetrifft, so wollen wir erwähnen, dass im Normalzustande durch die Anwendung des absteigenden Stromes kräftige Muskelzuckungen und verhältnissmässig wenig Schmerz entsteht; wenn wir uns dagegen des aufsteigenden Stromes bedienen, so beobachten wir das Gegentheil, nämlich die Muskelzuckungen sind nicht sehr stark und der Schmerz bedeutender. In pathologischen Zuständen beobachtet man nicht selten das Gegentheil.

VII. Von der Wirkung des elektrischen Stromes auf den Sympathicus.

Die ersten Experimental-Untersuchungen über die Funktion des sympathischen Nerven wurden im Jahre 1727 von Herrn Pourfour du Petit unternommen. Dieser Forscher fand, dass nach der Durchschneidung des Halstheiles des Sympathicus die folgenden Erscheinungen auftraten: Verengerung der Pupille; Abflachung der Hornhaut; Röthe und Injection der Bindehaut des Auges; ausserdem zeigte sich die Absonderung des Mucus palpebralis vermehrt, die Augenlider waren theilweise geschlossen, und die Nickhaut oder das dritte Augenlid legte sich über den Augapfel. Bleiben die Thiere noch einige Zeit leben, nachdem man ihnen den Sympathicus durchgeschnitten hat, so erscheint das Auge kleiner und schrumpft in der That zusammen, zu gleicher Zeit zieht sich das Auge in die Augenhöhle zurück. Die Experimente von Pourfour du Petit wurden von den Herren Dupuy, Breschet und John Reid wiederholt und bestätigt. Im Jahre 1846 machte ausserdem Herr Biffi in Mailand die Beobachtung, dass wenn die Pupille nach der Durchschneidung des Halstheiles des Sympathicus enger geworden ist, sie sich wieder erweitert, wenn man das Kopfende des Nervenstranges galvanisirt.

Im Jahre 1852 machte Herr Claude Bernard zu Paris seine wichtigen Experimentalforschungen über die Physiologie des sympathischen Nervensystems bekannt. [1]) Er wies darauf hin, dass nach der Durchschneidung des Nerven oder nach der Zerstörung des Ganglion cervicale supremum, ausser den bereits von Pourfour du Petit angegebenen Erscheinungen noch folgende auftraten: eine mehr oder weniger beträchtliche Verengerung des Nasenloches und des Mundes an der entsprechenden Seite; ausserdem eine Steigerung der Blutcirculation, verbunden mit einer Zunahme der Temperatur und der Sensibilität im Kopfe. Er beobachtete gleichfalls, dass, wenn das Kopfende des Sympathicus elektrisirt wurde, alle die nach der Durchschneidung des Nerven beobachteten Erscheinungen wieder ver-

[1]) Sur l'influence du nerf grand sympathique sur la chaleur animale; in Comptes rendus etc. 29. Mars 1852 und Comptes rendus de la Société de Biologie, Octobre et Novembre 1852.

schwanden und dass selbst ein Ueberwiegen nach der entgegengesetzten Seite hin sich bemerklich machte. Nicht nur verschwindet durch die Elektrisirung die Verengerung der Pupille, welche durch die Durchschneidung des Sympathicus herbeigeführt war, sondern die Pupille wird sogar weiter als die an der anderen Seite; das Auge, welches sich in die Orbita zurückgezogen hatte, stiert aus seiner Höhle hervor; die Temperatur, welche um ein Beträchtliches gestiegen war, sinkt unter das gewöhnliche Niveau hinab und die Conjunctiva, die Nasenlöcher, die Ohren, welche roth und stark injicirt waren, werden wieder ganz blass. Sobald man aber die Elektrisirung unterbricht, erscheinen alle Phänomene, welche man vorher nach der Durchschneidung des Sympathicus beobachtet hatte, allmälig wieder. Beginnt man dann von Neuem das Kopfende des sympathischen Nerven elektrisch zu reizen, so kann man sie ein zweites und selbst ein drittes Mal zum Verschwinden bringen. Bringt man einen Tropfen Ammoniak auf die Conjunctiva eines Hundes, dessen Sympathicus an einer Seite durchschnitten ist, so zwingt der dadurch verursachte Schmerz das Thier die Augenlider fest geschlossen zu halten; wird aber das Kopfende des Nerven elektrisch gereizt, so ist der Hund, trotz des Schmerzes, welchen er empfindet, nicht mehr im Stande, die Augen geschlossen zu halten, sondern öffnet sie wieder, während zu gleicher Zeit die Röthe der Conjunctiva, welche durch das Aetzmittel herbeigeführt war, sich mindert und bald vollkommen verschwindet.

Aehnliche Experimente sind späterhin von Professor Waller in Birmingham, Budge in Greifswald, Schiff in Bern und Brown-Séquard in Philadelphia angestellt worden. Alle diese Forscher haben neue Thatsachen den bereits bekannten hinzugefügt, wonach sich die Sache jetzt etwa folgendermaassen stellt:

Nach der Durchschneidung des Halstheiles des Sympathicus contrahiren sich fast alle Muskeln des Auges, des Nasenloches und Mundwinkels; das Ohr steht aufrecht; die Blutmenge im Ohr und in der ganzen betreffenden Kopfhälfte ist weit bedeutender als vorher; die Arterien sind voller und schlagen mit grösserer Kraft; die Temperatur ist erhöht, mitunter um 11 bis 12° F. (6—6,6° C.); Gifte und andere Substanzen, welche man in gleichen Mengen auf beiden Seiten in dem Unterhautzellgewebe des Gesichts oder an der Ohrwurzel einbringt, werden an der Seite, wo die Durchschneidung stattgefunden hat, schneller resorbirt; Chloroform zerstört die Sensibilität an dieser Seite später als an der anderen; die Todtenstarre erscheint später und dauert länger; die Fäulniss beginnt später und der Muskelstrom ist stark im Vergleich zu dem Muskelstrome der anderen Seite.

Galvanisirt man den Halstheil des Sympathicus, so beobachtet man die folgenden Erscheinungen: die Pupille wird erweitert, die Augenlider werden geöffnet, die Blutgefässe ziehen sich zusammen; die Sensibilität und Temperatur sinkt; die Conjunctiva und Cornea werden trocken; der Muskelstrom ist sehr schwach; die Erregbarkeit der motorischen und sensibeln Nerven, der Iris, der Muskeln und die Contraktilität der Arterien verschwindet schneller nach dem Tode, als an der anderen Seite; und die Leichenstarre und Fäulniss beginnen auch schneller. Was das Oeffnen der Augenlider anbetrifft, welches man nach der Galvanisirung des Halstheiles des Sympathicus beobachtet, so hat R. Wagner in Göttingen bemerkt, dass es nicht von der Wirkung des Levator palpebrae superioris abhängt, sondern ganz den Charakter der Wirkung der organischen Muskelfasern trägt: die Muskelaktion erfolgt nämlich erst einige Minuten nach dem Beginn der Reizung und dauert noch einige Zeit nach dem Aufhören der galvanischen Erregung fort.

Fast alle Erscheinungen, welche man nach der Durchschneidung des Sympathicus eintreten sieht, entstehen durch einen paralytischen Zustand der vasomotorischen Nerven, in Folge dessen innerhalb einer gegebenen Zeit mehr Blut durch die Gefässe passirt als sonst. Daraus folgt dann eine Erhöhung der Lebensenergie der contraktilen Gewebe und der Nerven. Man kann dieselben Erscheinungen hervorrufen, wenn man die Blutmenge, welche in einem gewissen Zeitraume in den Gefässen des Kopfes cirkulirt, auf irgend eine andere Weise vermehrt; so z. B. wenn man ein Thier an den Hinterfüssen hinabhängen lässt. Ist einmal ein grösserer Zufluss von arteriellem Blut herbeigeführt, so wird dies wiederum eine Ursache der Anziehung einer weiteren Menge von Blut; zu gleicher Zeit wird das Blut durch die Temperaturerhöhung und den in Folge derselben gesteigerten chemischen Stoffumsatz in den Geweben herbeigezogen.

Wir wenden uns jetzt dazu, die Erscheinungen zu beschreiben, welche man beobachtet, wenn man bei Thieren das Ohr galvanisirt, welche ganz verschieden sind, je nachdem vorher eine Durchschneidung des Sympathicus stattgefunden hat oder nicht. Nach der Durchschneidung dieses Nerven wird bekanntlich das Ohr heiss. Galvanisirt man es dann, indem man den einen Pol des Induktionsapparates an die Ohrwurzel und den anderen an die Spitze des Ohres ansetzt, so dass der Strom das Ohr in seinem Längendurchmesser durcheilt, so wird die Temperatur nicht niedriger, wie es der Fall ist, wenn man den Kopftheil des Sympathicus elektrisirt; sondern im Gegentheil wird dadurch die Hitze im Ohr noch beträchtlich gesteigert. Wenn man dagegen das Ohr galvanisirt, ohne dass der Sympathicus derselben Seite durchschnitten ist, so sinkt die Temperatur des Theiles. So galvanisirte Bernard das Ohr eines Kaninchens, an dem er den Sympathicus linkerseits durchschnitten hatte, während derselbe Nerv rechterseits unberührt geblieben war; und fand, dass, wenn der galvanische Strom das linke Ohr durcheilte, schnell eine beträchtliche Temperaturerhöhung stattfand; während wenn das rechte Ohr elektrisirt wurde, die Temperatur ebenso schnell sank. Nach Bernard ist dies folgendermaassen zu erklären: An derjenigen Seite, wo der Sympathicus durchschnitten ist, erfolgt die Temperaturerhöhung aus dem Grunde, dass das Herz, durch den Schmerz irritirt, kräftiger auf die Arterien des Ohres wirkt, welche in Folge der Durchschneidung des Sympathicus erschlafft sind, während auf der anderen Seite, wo der Nerv unversehrt geblieben ist, der Galvanismus die sensibeln Nerven reizt; dieser Reiz pflanzt sich zum Rückenmark und von dort auf reflektorischem Wege zum Sympathicus fort; so verengert sich denn das Lumen der Blutgefässe und die Herzaktion kann nicht dieselben Resultate haben wie auf der anderen Seite, wo eine Reflexaktion vom Rückenmark auf den Sympathicus nicht stattfinden kann. Dass dies wirklich die richtige Erklärungsweise ist, wird durch die folgenden Experimente bewiesen: Wenn man den Nervus auricularis, der aus dem Plexus cervicalis entspringt und die Reflexwirkung vom Ohr auf das Rückenmark vermittelt, durchschneidet, so kann man die Temperatur des Ohres nicht mehr durch direkte Galvanisirung des Ohres verringern, dagegen beobachten wir von Neuem eine Abnahme der Temperatur im Ohr, wenn man das centrale Ende des durchschnittenen Nervus auricularis reizt; hierdurch wird wiederum eine Reflexaktion auf das Rückenmark und von da auf den Sympathicus möglich; reizt man aber das peripherische Ende des durchschnittenen Nervus auricularis, so entsteht dadurch gar keine Wirkung.

Galvanisirt man das Ganglion cervicale infimum des Sympathicus , so wird der Herzschlag beschleunigt; dasselbe beobachtet man, wenn die sympathischen Herznerven elektrisirt werden; während wenn man die Vagi elektrisirt, die Herzaktion aufhört. Diese letztere Thatsache wurde von Prof. Weber im Jahre 1846 entdeckt.

Herr Pflüger [1]) machte im Jahre 1856 die Entdeckung, dass die Nervi splanchnici einen ähnlichen Einfluss auf die Darmbewegungen haben wie die Vagi auf die Herzaktion. Er fand nämlich, dass, wenn die Nervi splanchnici, welche von den sechs unteren Dorsalganglien des Sympathicus entspringen, gal-

---

[1]) Ueber das Hemmungs-Nervensystem für die peristaltischen Bewegung der Gedärme. Berlin 1856.

vanisirt werden, die peristaltischen Bewegungen des Dünndarms sofort aufhören. Hieraus schloss Pflüger, dass eine bestimmte Nervengruppe existirt, welche die Funktion hat die peristaltischen Bewegungen zu vermindern oder ganz anzuhalten; diese Nervengruppe nannte er das Hemmungs-Nervensystem. Mr. Lister[1]) hat kürzlich über denselben Gegenstand Beobachtungen angestellt und dabei bemerkt, dass die hemmende Wirkung bloss dann beobachtet wird, wenn der auf die Nervi splanchnici applicirte Strom sehr stark ist; während die Funktion erhöht wird, wenn man einen schwachen Strom auf sie einwirken lässt.

VIII. Von der Wirkung des elektrischen Stromes auf die contraktilen Faserzellen.

Der elektrische Strom hat eine sehr bemerkenswerthe Wirkung auf die contraktilen Faserzellen oder organischen Muskeln. Diese reagiren mehr auf die Applicirung des inducirten als des constanten Stromes; und wenn man den letzteren anwendet, so beobachtet man Zusammenziehungen nicht nur, wenn man die Kette schliesst und öffnet, wie bei den willkürlichen Muskeln, sondern auch während die Kette geschlossen bleibt. Die Intensität des applicirten Stromes und die Länge der Zeit, während welcher man die Kette geschlossen hält, bestimmen die Kraft und Dauer der Bewegungen, welche in den glatten Muskelfasern entstehen.

Wenn ein elektrischer Schlag auf einen willkürlichen Muskel applicirt wird, so zieht er sich augenblicklich zusammen und fällt dann wieder in den früheren erschlafften Zustand zurück; während die Bewegungen, welche man durch die galvanische Erregung der organischen Muskelfaser erhält, nicht gleichzeitig mit der Applicirung des elektrischen Reizes beob-

---

[1]) Preliminary Account etc. in Procedings of the Royal Society Vol. IX No. 32.

achtet werden, sondern erst nachdem der Strom bereits eine Zeitlang auf die Gewebe eingewirkt hat. Die einzige Ausnahme von dieser Regel bildet die Iris, welche in dieser Beziehung sich den quergestreiften Muskelfasern analog verhält. Ausserdem dauert die Bewegung, welche einmal in den contraktilen Faserzellen entstanden ist, noch eine Zeitlang nach dem Aufhören des Stromes fort, und ist nicht auf diejenigen Theile beschränkt, auf welche man den elektrischen Reiz direkt gerichtet hat, wie es mit den willkürlichen Muskeln der Fall ist, sondern verbreitet sich auch auf andere Theile desselben Tractus. Endlich werden Bewegungen der organischen Muskelfasern blos in der Richtung beobachtet, welche dem physiologischen Zwecke entspricht. So entstehen durch galvanische Erregung der Gedärme immer nur peristaltische Bewegungen, und niemals Bewegungen in der Richtung vom Mastdarm aufwärts zum Munde. Wenn man die Ureteren elektrisirt, so gehen die Bewegungen in der Richtung von den Nieren nach der Blase, aber niemals in der entgegengesetzten Richtung, wie gross auch immer die Stärke des Stromes sein, in welcher Richtung man auch den Strom hindurchsenden und an welchen Punkten man auch die Elektroden ansetzen mag.

Experimente dieser Art sind nicht nur an lebenden und todten Thieren, sondern auch an den Leichen hingerichteter Verbrecher vorgenommen; an letzteren besonders von Herrn Nysten [1]) während der ersten französischen Revolution, als die Guillotine ein reichliches Material für solche Beobachtungen lieferte; und neuerlich von den Herren Henle, Kölliker, Gerlach, Harless und Anderen in Deutschland. [2]) Die Resultate dieser Experimente sind etwas verschieden ausgefallen, was von

---

[1]) Nouvelles expériences galvaniques faites sur les organes musculaires de l'homme et des animaux à sang-rouge. Paris. AN XI. (1803).

[2]) Ueber einige an der Leiche eines Hingerichteten angestellte Versuche und Beobachtungen; in Zeitschrift für wissenschaftliche Zoologie von Siebold und Kölliker Bd. III p. 39 u. s. w.

dem Umstande herrührt, dass Einige den constanten, Andere den inducirten Strom angewandt haben, und dass diejenigen, welche sich des constanten Stromes bedienten, in einigen Fällen sehr schwache Batterieen in Gebrauch gezogen haben.

1. Die Iris.

Wie wir bereits bemerkt haben, contrahirt sich die Iris auf den elektrischen Reiz nicht langsam, und bleibt auch nicht im contrahirten Zustande, nachdem die Kette geöffnet ist; sondern zieht sich schnell zusammen wie ein willkürlicher Muskel und dehnt sich sofort wieder aus, wenn der Strom nicht mehr auf sie einwirkt. Man kann übrigens durch die Galvanisirung der Iris ebenso gut eine Verengerung als Erweiterung der Pupille hervorrufen, je nachdem man den Strom auf den Musculus dilatator oder constrictor einwirken lässt. Eine Verengerung der Pupille beobachtet man, wenn der eine Pol auf die Cornea und der andere an irgend einer Stelle des Gesichtes oder Kopfes angesetzt wird; auf diese Weise werden nämlich die cirkulären Fasern der Iris (Musculus sphincter pupillae) in Bewegung versetzt. So beobachtete Kölliker, dass wenn er den einen Pol eines Induktions-Apparates an den Unterkiefer und den anderen an die Hornhaut eines kurz vorher hingerichteten Individuums ansetzte, die Pupille sich gleichmässig und schnell verengerte und zu gleicher Zeit eine Verzerrung der Gesichtszüge eintrat; sobald er aber die Elektroden entfernte, erweiterte sich die Pupille wieder schnell. Dasselbe bemerkte er an beiden Augen und wiederholte das Experiment mehrere Male mit demselben Erfolge. Die Pupille verengert sich auch, wenn das eine Metall eines einfachen galvanischen Plattenpaares in die Nase, und das andere auf die Zunge gehalten wird; damit aber ein solches Experiment gelinge, ist es nöthig, dass man den Versuch in einem Zimmer anstellt, welches so verdunkelt ist, dass man nur eben die Gestalt der Pupille erkennen kann. Es ist dann leicht zu bemerken, dass jedes Mal, wenn die Metalle mit einander in Berührung gesetzt werden, eine Verengerung der Pupille eintritt.

Setzt man dagegen die Pole eines Induktions-Apparates oder eines einfachen galvanischen Plattenpaares an die Ecken der Hornhaut an, so werden die radiären Fasern der Iris erregt (Musculus dilatator pupillae) und die Pupille erweitert sich. Man beobachtet dasselbe, wenn man beide Pole an die Sclerotica ansetzt. Wir wollen noch erwähnen, dass, wenn die Pole an dem oberen und unteren Theil der Hornhaut angesetzt werden, die Pupille die Gestalt eines liegenden Ovales annimmt, während, wenn man die Elektroden rechts und links ansetzt, die Pupille ein stehendes Oval darstellt.

2. Der Verdauungskanal.

Die Muskelhaut des Verdauungskanals reagirt lebhaft auf den galvanischen Reiz. Schon Aldini beobachtete, dass, wenn er eine Zinkplatte in dem Maule, und eine Silberplatte in dem Mastdarm eines kurz vorher getödteten Ochsen anbrachte und beide Metalle durch einen Leitungsdraht mit einander in Verbindung setzte, die Bauchmuskeln sich convulsivisch zusammenzogen und die Faeces entleert wurden. Achard in Berlin stellte dieses Experiment nicht an einem Ochsen, sondern an sich selbst an und beobachtete dabei fast unmittelbar nach dem Kettenschluss Schmerz im Becken, und bald darauf entleerte sich der Inhalt der Gedärme; zu gleicher Zeit sah er Blitze vor den Augen.

Wir wissen durch die Forschungen Ludwig's in Wien, dass wenn der Nervus lingualis und auriculo-temporalis, die Chorda tympani und die Rami parotidei postici des Facialnerven mittelst des Induktiosstromes elektrisirt werden, ein reichlicher Speichelfluss erfolgt;[1]) und Herr Claude Bernard hat nachgewiesen, dass, wenn die ebengenannten Nerven elektrisirt

---

[1]) Lehrbuch der Physiologie des Menschen. Heidelberg 1853. Vol. II p. 59.

werden, die Blutgefässe der Speicheldrüsen sich erweitern, und dass diese Erweiterung der Blutgefässe einer grösseren Anziehungskraft zuzuschreiben ist, welche die Gewebe für arterielles Blut äussern [1]). Galvanisirt man den Sympathicus so wird die Speichelsecretion nicht vermehrt, sondern zum Stillstande gebracht. Die Menge Speichels, welche in einer sehr kurzen Zeit aus den Speicheldrüsen gesammelt werden kann, wenn man die oben genannten Nerven der Wirkung eines Induktionsstromes aussetzt, ist weit grösser als das Volumen der Speicheldrüsen selbst, so dass man nicht der Vermuthung Raum geben kann, dass der Speichel einfach aus der Drüse herausgedrückt wird; er wird vielmehr in demselben Augenblicke in der Drüse abgesondert, wo man die secretorischen Nerven galvanisirt. Die Excretion des Speichels wird durch dieselben Kräfte bewerkstelligt, welche das Blut in die Drüsen treiben, und nicht durch das Drüsengewebe selbst, da die Elementartheile der Drüsensubstanz keine contraktilen Faserzellen enthalten. Claude Bernard neigt sich zu der Ansicht, dass die Capillaren zwei verschiedene Fähigkeiten besitzen, nämlich sich zu contrahiren und sich auszudehnen, und dass für jede dieser Funktionen eine besondere Nervengruppe vorhanden ist.

Die Galvanisirung der Speiseröhre im Menschen erregt eine beträchtliche Contraktion der Längs- und Kreisfasern, und wenn man den Strom eine gewisse Zeitlang fortwirken lässt, so erscheint die Zusammenziehung nicht auf den Theil beschränkt, welcher von den Elektroden umfasst ist, sondern geht weiter nach unten gegen den Magen hin. Im Menschen und den meisten Säugethieren besteht der Oesophagus sowohl aus quergestreiften Muskelröhren als aus contraktilen Faserzellen, so dass die unter galvanischem Einflusse erfolgende Zusammenziehung desselben weder der Contraktion der willkürlichen noch der der organischen Muskeln gleicht. In den Vögeln besteht die Speise-

[1]) Journal de la physiologie de l'homme. Paris 1858. Octb. p. 649.

röhre ausschliesslich aus glatten Muskelfasern, und aus diesem Grunde beginnt die Contraktion derselben, wenn man einen elektrischen Strom darauf einwirken lässt, langsam und dauert noch einige Zeit nach dem Oeffnen der Kette fort. In den Nagethieren besteht die Speiseröhre blos aus quergestreiften Muskelröhren, so dass man z. B., wenn man die Speiseröhre der Maus elektrisirt, eine schnelle Zusammenziehung und beim Oeffnen der Kette eine ebenso schnelle Ausdehnung beobachtet.

Auch der Magen reagirt gehörig auf den elektrischen Reiz, und man beobachtet nach Galvanisirung desselben eine Verkürzung des Längen- und Querdurchmessers. Die Richtung der Bewegungen ist unveränderlich von der Cardia zum Pylorus hin.

Der Dünndarm antwortet auf die Applicirung des elektrischen Reizes mit äusserst energischen Zusammenziehungen. Oeffnet man die Bauchhöhle in Thieren, welche man vor Kurzem getödtet hat, so beobachtet man immer sehr kräftige peristaltische Bewegungen der Gedärme, welche von der Berührung dieser Theile mit der atmosphärischen Luft herrühren. Diese Contraktionen hören nach einiger Zeit auf, und wenn man dann einen elektrischen Strom auf den Dünndarm einwirken lässt, so entstehen von neuem energische Zusammenziehungen, und der Darminhalt wird dadurch gegen den Mastdarm hingewälzt. Setzt man beide Elektroden sehr nahe an einander an irgend einer Stelle des Dünndarms an und unterbricht dann den Strom schnell, so beobachtet man eine Zusammenschnürung des Kanals an eben jenem Punkte, auf welchen der Strom eingewirkt hat. Diese Zusammenschnürung erreicht ihr Maximum kurze Zeit, nachdem die Elektroden entfernt worden sind, und verschwindet dann allmälig wieder. Gewöhnlich dehnt sie sich etwas ober- und unterhalb der Stelle aus, wo man den Strom hat einwirken lassen. Man beobachtet diese Erscheinung am ausgesprochensten im Zwölffingerdarm, weniger im Coecum. Das Colon und Rectum reagiren gleichfalls auf den elektrischen Reiz, aber nicht mit der Energie wie der Dünndarm.

Lässt man einen Strom auf die Gallenblase einwirken, so contrahirt sie sich und entleert die Galle in das Duodenum. Setzt man die Elektroden sehr nahe an einander an, so entsteht eine Zusammenschnürung in der Gallenblase, welche so beträchtlich werden kann, dass das ganze Organ dadurch in zwei deutlich getrennte Theile zerfällt, welche nicht mit einander communiciren.

Die Milz der meisten Säugethiere zieht sich sichtbar unter dem Einfluss eines starken Induktionsstromes zusammen; was die Contraktilität der Milz im Menschen anbetrifft, so existiren darüber grosse Meinungsverschiedenheiten; Kölliker, Dittrich und Gerlach läugnen die Contraktilität der menschlichen Milz ganz, während R. Wagner, Harless und Claude Bernard ausdrücklich versichern, dass sie Zusammenziehungen der contraktilen Faserzellen der Milz gesehen haben. Dies rührt wahrscheinlich von dem Umstande her, dass Kölliker sich eines constanten, und Wagner und Bernard eines kräftigen Induktionsstromes bedient haben.

3. Das Urogenital-System.

Die Harnleiter ziehen sich sehr energisch unter dem Einflusse eines galvanischen Stromes zusammen; sie werden zu gleicher Zeit verkürzt und verengert, und die Contraktionen nehmen immer die Richtung von den Nieren nach der Blase; sie dauern noch lange Zeit nach dem Aufhören der galvanischen Reizung fort.

Die Harnblase zieht sich kräftig zusammen, wenn sie elektrisch wird; auch das Vas deferens, der Nebenhoden und die Tunica vaginalis propria besitzen contraktile Eigenschaften, welche durch galvanischen Einfluss in die Erscheinung treten.

Was die Gebärmutter anbetrifft, so zieht sie sich zusammen, einerlei ob sie im schwangeren oder nicht schwangeren

Zustande befindlich ist, wenn ein Induktionsstrom auf sie applicirt wird. Weber hat theilweise Contraktionen des Uterus in Hündinnen und Kaninchen gesehen; und dass der menschliche Uterus im schwangeren Zustande sich in toto zusammenzieht, wenn er galvanisirt wird, ist durch klinische Erfahrungen zur Genüge erwiesen. Ganz kürzlich hat Dr. Mackenzie einige Versuche über den Einfluss des elektrischen Stromes auf die contraktile Substanz des Uterus angestellt, welche erwähnenswerth sind. [1]) Er legte die schwangere Gebärmutter einer trächtigen Hündin bloss, leitete einen Induktionsstrom durch und bemerkte nach einiger Zeit eine langsame, wurmartige Zusammenziehung, welche dem Finger bemerklich war und sich deutlicher dann zeigte, wenn der positive Pol an der Halswirbelsäule, und der negative am Cervix uteri angesetzt wurde, als wenn beide Pole direkt auf das Parenchym des Uterus applicirt wurden. Er fand ausserdem, dass der elektrische Strom, wenn er der Länge nach durch den Uterus ging, d. h. vom Gebärmuttergrunde nach dem Mutterhalse, allgemeine und kräftige Uterus-Contraktionen bewirkte, während ein quer durch das Organ gesandter Strom nur partielle Contraktionen in der Richtung des Stromes erregt. Dr. Mackenzie gibt an, dass die Zusammenziehung der contraktilen Fasern des Uterus weit von der aller anderen organischen Muskeln verschieden ist, aber dies ist nicht der Fall, da das untere Drittel der Speiseröhre, der Blinddarm, die Gallenblase und andere unwillkürliche Muskelfasern ebenso langsam auf den galvanischen Reiz antworten.

Die Contraktilität der Blutgefässe steht in geradem Verhältniss zu der Menge der glatten Muskelfasern, welche sie enthalten. Die Herren Vassalli, Giulio und Rossi haben angegeben, dass die Aorta des Menschen sich contrahirt, wenn sie elektrisch erregt wird, aber weder Nysten noch Kölliker sind im Stande gewesen solche Zusammenziehungen zu beobachten.

---

[1]) Medico-Chirurgical Transactions for 1858 p. 160.

Die Abwesenheit der Contraktilität in der Aorta kann man leicht begreifen, wenn man berücksichtigt, dass die Aorta fast ganz aus elastischen Fasern besteht und nur sehr wenige contraktile Faserzellen enthält, welche, wenn sie durch den Galvanismus erregt werden, nicht im Stande sind gegen die elastische Kraft erfolgreich anzukämpfen, welche beständig die Aorta offen zu halten strebt. In Pferden, Kühen und Schaafen enthält die Aorta mehr Faserzellen als im Menschen; es ist daher wahrscheinlich, dass, würde die Aorta in diesen Thieren elektrisirt, Contraktionen in ihr auftreten würden. Die contraktilen Faserzellen sind weit reichlicher in den kleinen Arterien des Menschen, und daher schnüren sich diese stark zusammen, wenn man sie galvanisirt; diese Zusammenschnürungen sind nicht unmittelbar nach dem Beginn des Stromes bemerklich, sondern erst nachdem derselbe eine Zeitlang auf die betreffenden Gebilde eingewirkt hat. Und wenn man die galvanische Erregung unterbricht, so nehmen diese Zusammenschnürungen nicht selten noch für eine kurze Zeit zu, und verschwinden dann langsam.

IX. Von der Wirkung des elektrischen Stromes auf das Herz.

Die Erscheinungen, welche man nach der Galvanisirung des Herzens beobachtet, sind verschieden, je nach dem man auf verschiedene Theile des Herzens einwirkt. Galvanisirt man die Kammer und Vorkammer eines Froschherzens, welches noch kräftig pulsirt, so zieht sich das Herz zusammen, und die Pulsationen können selbst ganz und gar aufhören. Wenn man aber die Elektroden auf den Bulbus aortae applicirt, so werden die Pulsationen viel stärker: sie verschwinden ganz, wenn man einen elektrischen Strom auf die Vena cava einwirken lässt, beginnen aber von Neuem nach dem Aufhören des Stromes. Diese Verschiedenheiten sind nur zu begreifen, wenn man sich daran erinnert, dass das Herz zwei Nervensysteme hat, nämlich Zweige vom Sympathicus und von den Vagi. Galvanisirt man die ersteren, so vermehrt sich die Herzaktion, während durch Elektrisirung der letzteren die Pulsationen aufhören. Diese Thatsache wurde von Weber in Leipzig entdeckt; Claude Bernard hat ausserdem noch manche andere merkwürdige Erscheinungen nach Galvanisirung der Vagi beobachtet.

Wenn man die Vagi elektrisirt ohne sie vorher durchgeschnitten zu haben, so hört sowohl die Herzaktion als die Athembewegungen auf und die Augen treten aus den Höhle hervor; hieraus sieht man, dass die Vagi zugleicher Zeit eine centripetale und centrifugale Wirkung haben. Schneidet man die Vagi an Hunden durch und elektrisirt dann die oberen Enden dieser Nerven, so erweiteren sich die Pupillen und die Augen treten aus ihren Höhlen hervor; unterbricht man dann den Strom, so ziehen sich die Augen zurück und die Pupillen verengern sich.

Durch Galvanisirung der oberen Enden der Vagi entsteht nicht die geringste Wirkung auf die Herzaktion, und wenn der Strom schwach ist, dauern auch die Athembewegungen ungestört fort; bedient man sich aber eines starken Stromes, so hören die Athembewegungen während der Inspiration auf, das Blut in den Carotiden wird schwarz und eine passive Injektion der Schleimhaut der Mundhöhle wird beobachtet, die Zunge erscheint bräunlich schwarz in Folge der momentanen Asphyxie, welche durch die Galvanisirung der oberen Enden der Vagi entsteht; aber die Arterien pulsiren weiter. Unterbricht man dann den Strom, so beginnen die Athembewegungen von neuem, und die Schnelligkeit, mit welcher sie auf einander folgen, ist sogar grösser als sie vor der Galvanisirung war. Ausserdem findet man nach Elektrisirung der oberen Enden der Vagi Zucker im Blut, in der Cerebrospinal-Flüssigkeit und in der Galle; die Urinsecretion scheint still zu stehen und man beobachtet Speichelfluss; dieser Speichel ist jedoch viel schleimiger als der, welcher nach der Galvanisirung des Nervus lingualis und der Chorda tympani fliesst.

Die Galvanisirung der unteren Enden der Vagi bewirkt das Gegentheil; die Athembewegungen dauern fort, während die Pulsationen des Herzens und der Arterien aufhören. Ausserdem entsteht dadurch gewöhnlich Erbrechen.

Wenn nach dem Tode das Herz eines Thieres aufgehört hat zu schlagen und man dann einen inducirten Strom darauf einwirken lässt, so entstehen von Neuem rhythmische Contraktionen des Herzens. Diese Zusammenziehungen sind viel bedeutender in der rechten, als in der linken Herzkammer. Nach dem Tode erscheint der linke Ventrikel gewöhnlich fest zusammengezogen und reagirt nicht auf den elektrischen Reiz; dagegen ist der rechte Ventrikel fast immer mit Blut überladen und zieht sich sehr kräftig zusammen, wenn er galvanisirt wird. In Thieren, welche durch Chloroform getödtet sind, pulsirt der linke Ventrikel zuweilen noch schwach weiter, während die Aktion der rechten Herzkammer ganz aufgehört hat in Folge von übermässiger Ausdehnung durch schwarzes Blut. Elektrisirt man in solchen Fällen den rechten Ventrikel, so beginnen seine Pulsationen von Neuem und die Ausdehnung wird geringer. Daraus können wir schliessen, dass man die Galvanisirung der rechten Herzkammer in Fällen von Chloroform-Vergiftung während chirurgischer Operationen vorzunehmen berechtigt ist, nachdem die übrigen Mittel, besonders die künstliche Respiration, unwirksam geblieben sind. Es ist jedoch von der höchsten Wichtigkeit, dass man in solchen Fällen einen schwachen Strom benutzt, da ein starker Strom aller Wahrscheinlichkeit nach die Erregbarkeit des Herzens ganz vernichten würde. Alexander von Humboldt hat interessante Experimente mit Elektricität an dem Herzen eines Karpfen angestellt, welches er aus dem Körper herausgeschnitten hatte. [1]) Unmittelbar nach dieser Operation beobachtete er 34 Pulsationen in der Minute; er berührte

---

[1]) Untersuchungen über die gereizte Muskel- und Nervenfaser. Posen und Berlin 1797. Band II. p. 214.

dann das Herz mit einer Lösung von Kali sulphuratum, worauf nur 9 Pulsationen Statt fanden. Fünf Minuten nachdem das Herz heraus geschnitten war, beobachtete er nur drei Pulsationen in der Minute. Schwache Flaschenschläge wurden jetzt auf die Herzsubstanz gerichtet, worauf die Pulsationen von neuem auf 28 in der Minute stiegen; es wurde dann ein etwas stärkerer Schlag angewandt und die Pulsationen fielen wieder auf acht; ein noch stärkerer Schlag zerstörte seine Contraktilität vollständig und kein Reiz war im Stande neue Pulsationen herbei zu führen.

X. Von der Wirkung des elektrischen Stromes auf das Blut.

Die Wirkung der Elektricität auf das Blut ist rein chemisch, und man wird daher leicht begreifen, dass der constante Strom mehr Wirkung hat als die Reibungs-Elektricität oder der inducirte Strom. Wenn wir den constanten Strom anwenden, sind wir im Stande, Blut, welches aus einer Arterie, Vene, oder aus Capillargefässen genommen ist, zur Gerinnung zu bringen, und auch das Blut, während es noch im lebenden Körper cirkulirt. Wirkt man auf arterielles Blut, so bildet sich ein ziemlich fester Pfropf, welcher an den Wänden der Arterie adhärirt und den Blutlauf unterbricht. Pfröpfe können ebenso gut in Venen als in Arterien gebildet werden, aber die Pfröpfe, welche aus venösem Blute bestehen, sind nicht so fest und dunkler als Pfröpfe aus arteriellem Blut. Bedient man sich eines Stromes von mässiger Stärke, so ist zur Bildung von Pfröpfen eine Zeit von zehn bis fünfzehn Minuten erforderlich.

Wenn man die Blutgerinnung durch Elektricität herbeiführt, so bildet sich der Pfropf blos am positiven Pole, in Folge der Zersetzung der Blutsalze und des Freiwerdens der Säuren am positiven Pole; zu gleicher Zeit treten Alkalien am negativen Pole auf und hier wird daher das Blut verflüssigt. Führt man eine mit dem positiven Pole in Verbindung gesetzte Elektrode in die Arterie eines lebenden Hundes ein, so gerinnt das Blut bald, und weder Schmerz noch Entzündung nach Gangrän tritt danach ein; bringt man dagegen eine mit dem negativen Pole verbundene Elektrode in die Arterie ein, so wird das Blut verflüssigt und Schmerz, Entzündung und Brand kann das Resultat sein. Hieraus sieht man, dass, wenn man das Blut in einem aneurysmatischen Sack durch Elektricität zur Gerinnung bringen will, man nur den positiven Pol in den Sack einführen darf, während der negative Pol auf die die Geschwulst bedeckende Haut applicirt werden muss.

XI. Von der Wirkung des elektrischen Stromes auf die Haut.

Funken, welche man von der gewöhnlichen Elektrisirmaschine zieht, erregen ein scharfes Stechen in und eine eigenthümliche Eruption auf der Haut, nämlich ein kleines umschriebenes Knötchen, welches dem Lichen urticatus gleicht und von einer leichten entzündlichen Röthe umgeben ist. Die Wirkungen der Leyden'schen Flasche sind bedeutender; nicht nur entstehen dadurch heftige elektrische Schläge, welche ein eigenthümliches Gefühl von Betäubung hinterlassen, sondern auch Zerreissungen der Capillargefässe der Haut, Blutaustritt in's Zellgewebe und bei höherem Grade selbst wahre Verbrennungen der Haut.

Die Wirkung des constanten Stromes auf die Haut, ist verschieden nach der Stärke des Stromes, dem Leitungswiderstande der betreffenden Hautpartie und nach der Länge der Zeit, während welcher man den Strom einwirken lässt. So beobachten wir eine verhältnissmässig unbedeutende Wirkung, wenn die Haut trocken ist; eine weit beträchtlichere aber, sowie man die Haut befeuchtet oder die Epidermis durch Blasenpflaster entfernt. Hierauf hat Humboldt zuerst im Jahre 1795 hingewiesen. Er liess sich „zwei Canthariden von der Grösse eines Laubthalers" in die Gegend der Schulterblätter legen; die Pflaster bedeckten genau den Cucullaris und Deltoides. Als die Blasen aufgeschnitten wurden, floss eine ungefärbte seröse Flüssigkeit aus; wo diese an dem Rücken hinablief und troknete, liess sie einen schwachen Glanz zurück. Humboldt liess sich nun das galvanische Plattenpaar auf die Wunde appliciren, und sofort floss unter schmerzhaftem Brennen eine Flüssigkeit aus, welche nicht mehr ungefärbt war wie früher, sondern roth gefärbt erschien und da, wo sie herablief, den Rücken mit blaurothen Striemen entzündete. Humboldt fügt hinzu, dass kein bösartiges Geschwür einen so scharfen, schnell wirkenden Saft hervorbringen kann, und dass er (Humboldt) so sorgfältig er auch Alles abwaschen liess, doch mehrere Stunden lang wie ein „Gassenläufer" aussah.

Lässt man einen schwachen constanten Strom mehrere Stunden lang einwirken, so entsteht Zerstörung der Haut und der darunter liegenden Gewebe; wendet man eine starke Säule an, so entstehen die zerstörenden Wirkungen sehr schnell. Bedient man sich des einfachen galvanischen Plattenpaares, so zeigt sich die auffallendste Wirkung immer am Zinkpole, indem durch die Wirkung des Stromes die salzhaltige Flüssigkeit, welche an der Oberfläche der Blasenpflasterflächen exsudirte, sich zersetzt, wobei Natrium an dem Silberpole und Chlor an dem Zinkpole frei wird; daraus bildet sich an dem letzteren Chlorzink, eines der mächtigsten Aetzmittel, durch dessen eingreifende Wirkung Ulcerirung der Gewebe hervorgerufen wird. Das an der Silberplatte freiwerdende Natrium wird durch Oxydation sehr schnell zu Natron. Golding Bird hat daher die Wirkung des Zinkpoles dazu empfohlen, eine „elektrische Moxe" anzubringen, in Fällen, in welchen eine sogenannte vikariirende Absonderung nothwendig (?) ist; die entgegengesetzte Wirkung der Silberplatte ist von Spencer Wells benutzt worden, um torpide Geschwüre schnell zur Heilung zu bringen.

Lässt man einen inducirten Strom von einer gewissen Stärke

auf die Haut einwirken, so entsteht ein Erythem, besonders, wenn die Haut ganz trocken ist; und ist die Intensität des Stromes bedeutend, so entstehen dadurch ähnliche umschriebene weisse Quaddeln wie durch die Reibungs-Elektricität; besonders wenn man den Strom mittelst der Metallpinsel applicirt. Das Erythem entsteht besonders leicht bei Frauen und überhaupt bei Personen mit zarter Haut, ausserdem ist es beträchtlicher am negativen als am positiven Pole. Fs entsteht auch dabei eine Temperaturerhöhung in der Haut, indem in der Zeiteinheit mehr Blut zur Haut fliesst.

Die contraktilen Faserzellen der Haut werden gleichfalls von dem inducirten Strome erregt und es entsteht dadurch die sogenannte Gänsehaut (Cutis anserina). Kölliker hat sogar eine Gänsehaut an einem Stück Haut hervorgebracht, welche er aus dem Oberschenkel eines kurze Zeit vorher hingerichteten Verbrechers ausgeschnitten hatte. Am deutlichsten zeigen sich die Zusammenziehungen der Faserzellen, wenn man den Strom auf die Tunica dartos und die Brustwarze einwirken lässt; die letztere erigirt sich schnell und bleibt so noch eine lange Zeit nach dem Aufhören des Stromes. Auch die glatten Muskelfasern der Haarwurzeln antworten durch Zusammenziehung auf den elektrischen Reiz, und man beobachtet nicht selten, dass die Haare sich sträuben, wenn man solche Hauttheile galvanisirt, die mit Haaren bedeckt sind.

XII. Von der Wirkung des elektrischen Stromes auf die Knochen.

Lässt man einen inducirten Strom mittelst befeuchteter Excitatoren auf Knochen einwirken, welche oberflächlich unter der Haut liegen, so entsteht ein sehr heftiger Schmerz, welcher einen eigenthümlichen, bohrenden Charakter hat. Diese Empfindung rührt von der Reizung der sensibeln Nerven den Periosts her. Am stärksten ist der Schmerz, wenn man die Stromgeber an der Stirn und an der Tibia ansetzt.

Es ist wahrscheinlich, dass, wenn man den elektrischen Strom unmittelbar auf das Periost und die Knochen einwirken lässt, eine grössere Menge Blut zu den betreffenden Theilen fliesst. Im Jahre 1853 behandelte Mr. Holl im York County Hospital einen Fall von ungeheilter Fraktur des Unterschenkels, welche länger als ein Jahr existirt hatte; die Fragmente waren sehr beweglich. Der genannte Chirurg führte eine Nadel von jeder Seite des Gliedes in das Spatium interosseum ein und liess dann einen continuirlichen Strom hindurchgehen. Diese Operation wurde täglich etwa zwei Wochen lang fortgesetzt und bewirkte schliesslich Heilung. Es ist das keine specifische Wirkung der Elektricität auf die Knochen, sondern in dem erwähnten Falle wirkte der Strom blos als Reizmittel.

Dritter Abschnitt.

Die elektrischen Heilapparate und ihre Anwendung.

Es ist von der grössten Wichtigkeit für den Arzt, genau mit der Construktion der elektrischen Heilapparate und mit den Methoden vertraut zu sein, nach welchen die verschiedenen Arten der Elektricität therapeutisch anzuwenden sind. Wir werden diese Punkte daher einer genaueren Besprechung unterziehen und zunächst die gewöhnliche Elektrisirung oder die therapeutische Anwendung der Reibungs-Elektricität; sodann die Galvanisirung, oder die therapeutische Anwendung des constanten galvanischen Stromes; und zuletzt die Faradisirung oder die therapeutische Anwendung des inducirten Stromes abhandeln. Der letztere Ausdruck ist zuerst von Duchenne vorgeschlagen, um den Namen Faraday's, welcher die Induktions-Elektricität entdeckte, auf diese Weise in der Medizin zu ehren. Die beiden erstgenannten Methoden sind von deutschen Aerzten in die medizinische Praxis eingeführt worden, indem die Reibungs-Elektricität zuerst von Kratzenstein, und der constante Strom von Loder angewandt wurde, während die Induktions-Elektricität zuerst von dem Franzosen Magendie als Heilmittel verwerthet worden ist.

I. Von der Elektrisirung.

Der erste, welcher die statische oder Reibungs-Elektricität therapeutisch anwandte, war, wie eben erwähnt, ein deutscher Arzt, Namens Kratzenstein, der einem gelähmten Finger durch Funken, welche er von der gewöhnlichen Elektrisirmaschine zog, wieder die Beweglichkeit zurückgab (1744). Im Jahre 1748 veröffentlichte Jallabert eine Abhandlung über die Wirkungen der Elektricität auf den lebenden Körper und gab an, dass die gewöhnlichen Erscheinungen, welche man nach der Anwendung der Elektricität beobachte, die folgenden seien: Beschleunigung des Pulses, Erhöhung der Eigenwärme und unwillkürliche Zusammenziehungen in gelähmten Muskeln. In den Memoiren der Académie des Sciences vom Jahre 1753 ist ein Fall von hysterischer Stimmlosigkeit bei einem Mädchen von 14 Jahren veröffentlicht, welches durch die Anwendung der Funken ihre Sprache wieder erhielt; und im Jahre 1772 veröffentlichte der Abbé Sans eine Arbeit, worin er acht Fälle von Paralyse aufführte, welche durch Elektrisirung geheilt oder bedeutend gebessert waren. Es war jedoch erst seit dem Jahre 1778, dass die medizinische Anwendung der Elektricität mehr in Aufnahme kam, und zwar geschah dies in Folge eines ziemlich stark colorirten Berichtes, welchen Mauduit vor der Société Royale de Médecine in Paris abstattete. Nach Mauduit ist die Elektricität ein vorzügliches Reizmittel; sie stärkt die Lebenskräfte, schwellt die Körpertheile, welche sie berührt; erregt Perspiration und selbst Salivation, welche häufig sehr reichlich werden, wenn die angewandte Elektricität eine hohe Spannung besitzt. Durch die therapeutische Anwendung des elektrischen Fluidums werden hartnäckige Schmerzen gelindert, die normale Wärme in Körpertheilen wieder hergestellt, welche Jahrelang kalt gewesen sind. Patienten, welche an Verstopfung leiden, haben reichliche Entleerungen; Muskelatrophie, Oedem,

Lähmungen werden geheilt und Ruhe und Schlaf schnell herbeigeführt. Der Radialpuls wird durch positive Elektricität gekräftigt und durch negative Elektricität verlangsamt.

Einige Jahre später sammelte Cavallo eine Anzahl von Beobachtungen, in seinem Buche, „über die Theorie und Praxis der medizinischen Elektricität". Er empfahl die Anwendung der Elektrisirmaschine in Paralyse, Schwäche des Sehvermögens, Taubheit, Veitstanz, Epilepsie und Scheintod. Sigaud de la Fond entwickelte in einem im Jahre 1802 erschienenen Buche auf weitläufige Weise die Methoden, nach welchen, seiner Ansicht nach, das elektrische Fluidum anzuwenden ist. Er zählt nicht weniger als sieben verschiedene Anwendungsweisen auf, nämlich das elektrische Bad, die Funken-Elektricität, die Irroration (Besprengung), die Reibung, das Anhauchen, die Erschöpfung und endlich die Erschütterung! Wollte man Herrn Sigaud de la Fond Glauben schenken, so gäbe es in der ganzen Pathologie keine Krankheit, in welcher die Elektricität nicht mit Vortheil angewandt werden könnte.

Nach der Entdeckung der Volta'schen Säule (1800) und besonders der Induktions-Elektricität (1831) kam die therapeutische Anwendung der gewöhnlichen Reibungs-Elektricität sehr in Verfall, und nur in dem „elektrischen Saale" von Guy's Hospital in London ist dieselbe, unter der Aufsicht der Herren Golding Bird und Gull, noch bis in die neueste Zeit an einer grossen Anzahl von Patienten in Gebrauch gezogen worden. Ganz kürzlich hat Dr. Clemens in Frankfurt sich der fast in Vergessenheit gerathenen Reibungs-Elektricität wieder angenommen, und sich dabei die undankbare Aufgabe gestellt, fast alle Krankheiten, welche existiren, mittelst der Elektricität zu heilen; im Allgemeinen aber lässt sich sagen, dass die Reibungs-Elektricität aus der medizinischen Praxis verschwunden ist. Dies rührt besonders von dem Umstande her, dass ein äusserst schwerfälliges Apparat zu ihrer Anwendung erforderlich ist; dass die Dose der Elektricität, welche gegeben werden soll, nicht mit der erforderlichen Genauigkeit regulirt werden kann und dass man mit der Reibungs-Elektricität ununterschiedlich auf die verschiedenen Gewebe agiren muss, ohne den Reiz in den Theilen lokalisiren zu können, welche ihn in der That benöthigen. Die Hauptmethoden der Elektrisirung, welche noch jetzt dann und wann in Anwendung kommen, sind das elektrische Bad, die Elektrisirung mit Funken und Schlägen von der Leyden'schen Flasche.

Was die Form der Maschine anbetrifft, so scheint es ganz unerheblich, ob man die Elektricität durch Reibung eines Glascylinders oder einer Glasscheibe entwickelt. Als eine Curiosität wollen wir erwähnen, dass im vorigen Jahrhundert der Signor Pinati, von Venedig, in seinen Elektrisirmaschinen Glascylinder benutzte, welche er vorher mit Perubalsam und vielen anderen Arzneistoffen gefüllt hatte, um so eine zweckmässige Combination von Heilmitteln zu seiner Verfügung zu haben; und Dr. Giuseppe Bruni hat sogar einen Fall erzählt, in welchem er einen Glascylinder anwandte, den er vorher mit Purgirmitteln gefüllt hatte, und der Patient soll wirklich, nachdem er elektrisirt war, dieselben Wirkungen verspürt haben, als wenn er die Abführmittel geschluckt hätte!

1. Das elektrische Bad.

Man behauptete früher, dass das elektro-positive Bad die Lebenskräfte erhöhe, während das elektro-negative sie herabsetzen sollte. Will man ein elektro-positives Bad geben, so muss man die Elektricität sammeln, welche sich auf der Glasplatte ansammelt und Sorge tragen, dass die negative Elektrität, welche die Reibkissen durch die Friktion erlangen, in demselben Maasse verloren geht, wie sie entwickelt wird. Es müssen daher die Kissen, zwischen denen die Glasscheibe gedreht wird, mittelst einer metallischen Kette mit dem Erdboden in Verbindung gesetzt werden. Man lässt die Scheibe drehen, der Patient placirt sich auf einen Isolirschemel und fasst den Conduktor der Elektrisirmaschine an. Auf diese Weise wird die ganze Körperoberfläche des Patienten mit positiver Elektricität geladen, während die ihn umgebende Luft negativ wird. Gibt man ein elektrisches Bad in einem dunkeln Zimmer, so entstehen Lichterscheinungen durch des Entweichen der Elektricität in die Luft, man beobachtet nämlich ein schwaches bläuliches Leuchten, besonders am Haar und den Augenwimpern. Während die Elektricität aus dem Körper des Patienten sich in die Luft verliert, soll Wärme entwickelt, die Cirkulation beschleunigt, die Absonderungen, besonders die Perspiration, vermehrt werden; es ist aber im höchsten Grade zweifelhaft, ob dies wirklich constante physiologische Wirkungen des elektrischen Bades sind; wahrscheinlich werden sie blos durch die aufgeregte Phantasie des Patienten verursacht. Das elektrische Bad ist noch neuerlich besonders in gewissen Affektionen empfohlen, in welchen die Funktionen der Haut und der Schleimhäute geschwächt sind; und der Patient sollte etwa drei Stunden täglich darin sitzen! Die Homöopathie ist jedoch jedenfalls bequemer als das elektrische Bad.

Um ein elektro-negatives Bad zu geben, muss man die negative Elektricität der Reibkissen sammeln und Sorge tragen, dass das positive Fluidum, welches sich auf der Glasscheibe anhäuft, verloren geht. Man muss daher die Reibkissen durch Glas isoliren, und den Conduktor, in welchen die positive Elektricität geht, durch eine metallene Kette mit dem Erdboden in Verbindung setzen. Das elektro-negative Bad soll eine schwächende Wirkung haben; es soll die natürliche Elektricität herabsetzen, so dass der Körper ohne seinen gewöhnlichen Stimulus bleibt; man behauptet daher, dass es dieselbe Wirkung habe wie der Aderlass, und dass der Radialpuls seltener werde. Man hat es gegen Erysipelas und chronische Entzündungen jeder Art empfohlen; besonders auch gegen Kopfschmerz und verschiedenartige Neuralgien; es ist aber ausnehmend zweifelhaft, ob das elektro-negative Bad irgend eine der physiologischen oder therapeutischen Wirkungen in der That äussert, welche man ihm zuschreibt.

2. Elektrisirung mit Funken.

Wenn ein Patient in einem elektrischen Bade sitzt und die Hand des Operateurs dem Körper des Patienten genähert wird, so wird sie negativ, und die negative Elektricität vereinigt sich mit der positiven Elektricität, womit der Patient geladen ist; dadurch entsteht ein lebhafter kleiner Blitz, der von einem eigenthümlichen schnappenden Geräusche begleitet ist: der elektrische Funke. Man kann auch Funken aus dem Körper des Patienten ziehen, indem man metallische Conduktoren irgend einem Körpertheile nähert. Diese Funken erzeugen eine scharfe stechende Empfindung an der Stelle wo sie gezogen werden; und wenn man dies Verfahren eine Zeitlang fortsetzt, so wird die Haut roth und es entstehen kleine weisse umschriebene Erhebungen darin. Diese Eruption ist gewöhnlich beträchtlicher in Personen mit zarter Haut, in Kindern und Frauen; um sie zu beobachten, muss man die Funken gewöhnlich fünf bis zehn Minuten einwirken lassen; die Eruption verschwindet gewöhnlich eine Stunde, nachdem sie entstanden ist. Im „elektrischen Saale" von Guy's Hospital in London werden die Funken gewöhnlich vom Rücken gezogen und zwar auf folgende Weise: Eine Messingkugel, welche mittelst einer Drahtkette mit dem Erdboden in Verbindung steht, wird in einer Entfernung von ungefähr einem Zoll von der Haut des Rückens hinauf- und hinuntergeführt. Man lässt die Scheibe drehen, der Patient, welcher auf einem Isolirschemel sitzt, wird mit Elektricität geladen und Funken fahren von der Haut seines Rückens gegen die Metallkugel, und von dieser mittelst der Drahtkette in den Erdboden; auf diese Weise erhält man eine schnelle Aufeinanderfolge von Funken, welche wie augenblickliche elektrische Ströme wirken. Cavallo hat empfohlen, elektrische Funken durch Flanell zu ziehen; der Patient sitzt dabei auf dem Isolirschemel wie gewöhnlich und fasst den Conduktor der Elektrisirmaschine mit seiner Hand an; ein Stück Flanell wird dann über den Theil gelegt, welcher elektrisirt werden soll, die Maschine wird gerührt, der Knopf eines isolirten Conduktors auf den Flanell gedrückt und etwas fest an dem afficirten Theil hinabgestrichen, so dass eine grosse Anzahl kleiner Funken in der Richtung der Nervenverzweigungen gezogen werden. Wenn die Funken schnell auf einander folgen, so erregen sie auch leichte Zuckungen in Muskeln, welche oberflächlich unter der Haut liegen. Die Elektrisirung mit Funken ist sehr viel in Fällen von Lähmung, Chorea und anderen Nervenkrankheiten angewandt worden; die Wirkung, welche man dadurch erhält, steht in geradem Verhältniss zu der Kraft der Maschine und zu der schnelleren oder langsameren Aufeinanderfolge der Funken.

3. Die Leyden'sche Flasche.

Die Leyden'sche Flasche liefert eine verhältnissmässig beträchtliche Menge von Elektricität von sehr hoher Spannung, in einer kleinen Oberfläche. Um die Flasche zu laden, hält man sie an dem äusseren Belag in der Hand und den Knopf, der mit dem inneren Belag in Verbindung steht, an den Conduktor der Elektrisirmaschine. Auf diese Weise erhält der innere Ueberzug der Flasche positive Elektricität von der Maschine, während negative Elektricität sich auf dem äusseren Ueberzuge ansammelt; sowie eine leitende Verbindung zwischen den beiden Ueberzügen hergestellt wird, erfolgt eine Neutralisirung der zwei ungleichartigen Fluida. Wird die Leyden'sche Flasche durch den menschlichen Körper entladen, so fühlt der Betreffende einen sehr heftigen, fast betäubenden „elektrischen Schlag". Die Stärke des Schlages steht im Verhältniss zum Umfang des metallischen Ueberzuges der Flasche und zu der Intensität ihrer Ladung; so gibt eine grosse Flasche einen heftigeren Schlag als eine kleine, wenn beide proportional geladen sind. Der Schlag von Leyden'schen Flaschen kann durch eine Menge Menschen fortgesetzt werden, ja durch ganze Regimenter Soldaten, wenn die Ladung gehörig stark ist und die Leute einander bei den Händen fassen, wobei der erste in der Kette die Flasche am Knopf und der letzte am äusseren Ueberzug berühren muss. Man kann durch Flaschen, welche man zu Batterien vereinigt, die Wirkungen des Blitzes nachahmen. Wenn die Entladung durch die Arme stattfindet, so wird der Schlag am stärksten im Handgelenk, dem Ellenbogengelenk und über der Brust gefühlt.

Soll der Flaschenschlag durch einen bestimmten Körpertheil gehen, so bedient man sich dazu gewöhnlich eines zweiarmigen Conduktors, welcher durch den einen seiner Arme mit dem inneren Ueberzug der Flasche communicirt, während der andere Arm der Oberfläche des Theiles genähert wird, an dem operirt werden soll; man hält nun den äusseren Ueberzug der Flasche an die entgegengesetzte Fläche des betreffenden Theiles, und die Neutralisirung der beiden entgegengesetzten Elektricitäten findet durch die Theile zwischen dem Conduktor und und dem äusseren Ueberzuge der Flasche statt. In Guy's Hospital wendet man Flaschenschläge besonders in der Behandlung der Amenorrhoe an, und sendet sie dabei durch das Becken.

Unserer Ansicht nach kann die Reibungs-Elektricität ganz wohl in der medizinischen Praxis entbehrt werden, da sie manche Unbequemlichkeiten in der Manipulition darbietet, welche nicht durch entsprechende Vortheile compensirt werden. Die dynamische Elektricität erscheint vielmehr als die wahre medizinische Elektricität und wird jetzt fast ausschliesslich angewandt, wenn man das elektrische Fluidum therapeutisch verwerthen will.

II. Von der Galvanisirung.

Der Galvanismus wurde im Jahre 1786 entdeckt, und bald nachdem Galvani seine Entdeckung bekannt gemacht hatte, von den Herren Behrend und Crave als diagnostisches Hülfsmittel empfohlen, um den wirklichen Tod vom Scheintode zu unterscheiden. Sömmering schlug vor, dass in Fällen von Scheintod der galvanische Strom in der Gegend des N. phrenicus in den Körper eingeführt werden sollte. Valli brachte Frösche, welche er in Gefässen mit Wasserstoff fast erstickt, und Hühner, welche er fast ertränkt hatte, durch den galvanischen Schlag wieder ins Leben zurück. Hufeland, Pfaff, Reil, Alexander von Humboldt und andere deutsche Naturforscher und Aerzte empfahlen die Anwendung des Galvanismus dringend zur Heilung von Krankheiten, aber ohne dieses Agens selbst in der Praxis versucht zu haben.

Die ersten therapeutischen Experimente wurden mit dem Strom eines einzigen galvanischen Elementes im akademischen Krankenhause zu Jena von Professor Loder angestellt, ohne dass sich jedoch ein besonderer Erfolg dabei kundgab. Nach der Entdeckung der Volta'schen Säule jedoch wurden Experemente dieser Art von den Herren Bischoff und Lichtenstein wieder angefangen und diese berichten, dass sie zwei Fälle von schwarzem Staar kurirt und einen Fall von Hemiplegie gebessert haben. Die erste systematische Schrift über die Heilkräfte des Galvanismus ist von Dr. Grapengiesser in Berlin (1801). Er empfahl die Anwendung desselben in Schwäche des Sehvermögens und schwarzem Staar; in Taubheit, Hemiplegie, nachdem der Druck auf das Gehirn aufgehört hat; in anderen paralytischen Zuständen, Aphonie, Tumor albus, Rheumatismus und Ischias. In Lähmungen wandte er den absteigenden Strom an und richtete den positiven Pol auf den Nervenstamm, den negativen weiter unten hin; oder er bediente sich mit Wasser gefüllter Becken, worin die Pole und die Füsse oder Hände der Patienten eingetaucht wurden. In allen anderen Krankheiten wandte er den Galvanismus auf die durch Blasenpflaster ihrer Epidermis beraubte Haut an, um den Leitungswiderstand zu verringern. Einige Jahre später veröffentlichten die Herren Jacobi und Augustin Abhandlungen über den Galvanismus als Heilmittel und empfahlen, die Stellen der Haut worauf die Elektroden applicirt werden sollten, zu befeuchten, um so auf einfachere Weise eine Verringerung des Leitungswiderstandes zu erzielen. Die berühmteste von den früheren Schriften über die medizinische Anwendung des Galvanismus ist von Aldini von Bologna, einem Schüler Galvani's;[1]) sie enthält einige interessante Beobachtungen und eine Menge wunderlicher Theorien. Höchst merkwürdig sind seine Bemerkungen über die galvanische Behandlung des Wahnsinns. Er fand nämlich, dass, wenn er der galvanischen Strom auf sich selbst applicirte, in der Gegend seiner Ohren, er sehr aufgeregt wurde und mehrere Nächte nicht schlafen konnte. Daraus schloss er, dass man den Galvanismus mit Vortheil bei solchen wahnsinnigen Individuen anwenden könne, welche Aufregung nöthig hatten; und er erzählt in der That zwei Fälle von Melancholie, welche wirklich durch die Anwendung des Galvanismus kurirt wurden. (Man muss sich bei solchen Kurberichten immer gegenwärtig halten, dass in der ersten Zeit der Begeisterung alle Krankheiten, selbst die Hydrophobie (!) durch den Galvanismus vorgeblich kurirt wurden). Herr Remak vermuthet, dass in den beiden Fällen Aldini's wahrscheinlich eine chronische Entzündung der Gehirnhäute oder der Gehirnoberfläche vorlag, da seiner Ansicht nach constante durch das Gehirn geleitete Ströme in solchen Krankheiten nützlich sein können!

So gross der Enthusiasmus für das neu entdeckte Heilmittel gewesen war, ebenso gross war auch die Niedergeschlagenheit, welche sich der Aerzte bemächtigte, als die ungemessenen Hoffnungen, welche sie sich von der galvanischen Behandlung der Krankheiten versprochen hatten, sich nicht erfüllten. In den meisten Fällen, welche man galvanisch behandelte, sah man keinen Erfolg; ausserdem zeigte es sich, dass der Strom der Volta'schen Säule ausserordentlich unbeständig, die An-

---

[1]) Essai theorique et expérimental sur le Galvanisme. Bologne 1804.

wendung der Säule mühevoll und kostspielig war, und durch die Applicirung zu starker Ströme selbst ernsthafte Zufälle verursacht wurden. So kam es denn, dass im Laufe der Jahre das Vertrauen der Aerzte in die Heilkräfte des Galvanismus vollständig erschüttert, und Galvanismus mit Mesmerimus, animalischem Magnetismus und anderen mehr oder weniger fabelhaften Agentien in die Domaine der Charlatans verwiesen wurde.

Im Jahre 1825 wurde eine neue Aera in der medicinischen Anwendung der galvanischen Elektricität durch Sarlandière herbeigeführt, welcher vorschlug den Volta'schen Strom mittelst Acupunkturnadeln zu appliciren, wodurch der Strom tiefer in die Organe eindringen kann, und zugleich auf die Theile beschränkt wird, welche wirklich den Reiz benöthigen; und Magendie hat merkwürdige Kuren von Paralyse, schwarzem Staar und Neuralgieen auf diese Weise gemacht. Von jener Zeit an richtete sich die Aufmerksamkeit der Aerzte von Neuem auf den Galvanismus. Guérard und Pravaz schlugen vor, Aneurysmen durch die Galvanopunktur zu heilen; Lister versuchte dies zuerst am Lebenden, und Pétrequin hatte den ersten Heilerfolg an einem Aneurysma popliteum. Drähte durch Volta'sche Elektricität glühend gemacht, wurden von Steinheil, Middeldorpff, Amussat und anderen zur Cauterisirung angewandt. Prévost und Dumas, Bonnet, Melicher und Bence Jones versuchten Blasensteine durch den constanten Strom zu zersetzen, und Spencer Wells applicirte den Strom eines einzigen galvanischen Elements, um das Wachsthum gesunder Granulationen und die Vernarbung von Geschwüren zu befördern. Die Anwendung des constanten Stromes für Nervenkrankheiten war von Neuem aufgegeben worden, indem man sich anstatt desselben allgemein inducirter Ströme bediente, als Herr Remak in Berlin von Neuem versuchte, den ersteren als wahres Heilmittel jener Krankheitszustände hinzustellen.

Die Frage: welcher Apparat anzuwenden ist, wenn man den constanten Strom in Gebrauch ziehen will, ist von grosser

Wichtigkeit. Die gewöhnliche Volta'sche Säule ist ganz und gar aus der Rüstkammer der Aerzte verschwunden, da sie ein beschwerlicher Apparat und der von ihr gelieferte Strom sehr unbeständig ist. Neuerdings hat man an der Stelle der Volta'schen Säule Cruikshanks Batterie vielfach in Gebrauch gezogen, besonders in England; diese Batterie ist viel leichter zu handhaben, aber der Strom, den sie liefert, ist ebenso unbeständig wie der der Volta'schen Säule. Cruikshanks Batterie besteht aus Kupfer- und Zinkplatten, welche in hölzernen Trögen aufgestellt sind. Ein Trog enthält gewöhnlich 50 Plattenpaare, so dass ein oder zwei Tröge schon einen ziemlich starken Strom liefern. Um die Batterie zu laden, gebraucht man Wasser, Salzwasser oder angesäuertes Wasser; giesst man destillirtes Wasser hinein, so ist natürlicherweise der chemische Prozess unbedeutend; mit angesäuertem Wasser aber entsteht ein weit stärkerer Strom. Wir haben in dem ersten Abschnitt auseinandergesetzt, warum die ursprüngliche Volta'sche Säule und alle ihr ähnliche Batterieen einen unbeständigen Strom liefern.

Wahrhaft constant sind nur die Ketten von Daniell, Grove und Bunsen, und eine von diesen sollte immer angewandt werden, wenn man constante physiologische, chemische oder kaustische Wirkungen haben will. Daniells Batterie ist besonders gut für die medicinische Praxis geeignet, weil man, um sie zu laden, keine Salpetersäure braucht.

Man kann den constanten Strom einer der ebengenannten Ketten auf folgende Weise anwenden: um den Strom durch den ganzen Körper zu senden, was nur in äusserst seltenen Fällen indicirt sein wird, lässt man die Füsse oder Hände des Patienten in zwei mit Wasser oder Salzwasser gefüllte Becken tauchen, welche mit den Polen der Batterie verbunden sind. Um den constanten Strom in gewissen Körpertheilen zu lokalisiren, wendet man isolirte Stromgeber oder Excitatoren von Metall an, welche an einem Ende mit der Batterie verbunden, und am anderen

Ende entweder mit befeuchtetem Flanell oder Schwämmen versehen sind, oder auch die unbedeckte Metallfläche darbieten.

Will man die Elektro-Punktur ausführen[1]) so verbindet man zwei feine Platin-Nadeln mit den Polen der Batterie und führt sie in die Gewebe ein, auf welche man agiren will. Man kann dann den constanten Strom entweder eine bestimmte Zeit hindurchgehen lassen, ohne die Kette zu öffnen, was z. B. geschehen muss, wenn man die Blutgerinnung in einem aneurysmatischen Sack hervorrufen will; oder man kann die Kette abwechselnd öffnen und wieder schliessen, wie es Magendie bei seiner Behandlung des schwarzen Staares und der Neuralgieen that.

Um die Galvano-Kaustik auszuführen, bedienen wir uns am besten der Instrumente von Professor Middeldorpff in Breslau.[2]) Sein galvanisches Cauterium besteht aus einem hölzernen Handgriff, welcher in zwei seitliche Hälften auseinandergehen kann, und beherbergt zwei durch das ganze Instrument gehende vergoldete Kupferdrähte, durch welche der Strom gehen soll. Einer dieser Drähte ist in zwei Hälften getheilt; die Kette ist geöffnet, wenn diese beiden Hälften von einander getrennt sind; sowie man sie aber vereinigt, was durch das Drehen einer Schraube leicht geschehen kann, so ist die Kette geschlossen. An ihrem hinteren Ende werden die Drähte mit den Polen der Batterie vereinigt, während am vorderen Ende ein Platindraht eingefügt wird, der augenblicklich in Glühen geräth, wenn man die Kette schliesst. Diesem Platindraht kann man eine verschiedene Gestalt geben, je nach der Formation der Gewebe, worauf wir agiren wollen. Man kann demnach das Instrument in eine Höhle einführen, während es noch kalt ist; hat man es an dem richtigen Orte angebracht, so schliesst man die Kette, indem man die beiden Theile woraus der eine Leitungsdraht besteht vereinigt; und wenn man die Aetzung unterbrechen will, so öffnet man die Kette,

[1]) Mémoires sur l'acupuncture par M. Sarlandière. Paris 1825.
[2]) Die Galvanokaustik. Breslau 1854.

indem man die beiden Hälften des Leitungsdrahtes wieder von einander entfernt; und so kann man denn das Instrument herausnehmen, ohne die umliegenden Theile zu beschädigen.

Ausserdem hat Professor Middeldorpff noch eine galvanische Schlinge und ein galvanisches Haarseil konstruirt; das letztere besteht aus Platindrähten von verschiedenem Durchmesser, welche man mittelst Nadeln durch die Gewebe hindurchführt, auf welche man einwirken will.

Wenn man beabsichtigt die durch den galvanischen Strom erzeugte Hitze auf eine beträchtliche Oberfläche zu concentriren, so kann man sich eines von Herrn Ellis erfundenen Instrumentes bedienen.[1]) Der Haupttheil dieses Instrumentes besteht aus einem graden silbernen Katheter, von dem das Ende abgetrennt ist. Das obere Ende dieses Katheters ist aufgeschlitzt und angestochen, um eine Höhle für das Porzellan-Cauterium zu bilden. In dem Katheter werden zwei Leitungsdrähte angebracht, welche mit den Polen der Batterie vereinigt werden; ihre freien Enden sind mit einem Stück Platindraht verbunden, welcher um ein Stück Porzellan herumgewunden ist, um dies glühend zu machen. Das Porzellan muss weissglühend werden. Herr Ellis hat dies Instrument mit Erfolg in Verhärtung des Os und Cervix uteri, in Ulceration des Muttermundes, Prolapsus uteri und Prolapsus der vorderen Scheidenwand benutzt. In Fällen dieser Art führt man zuerst ein Glasspekulum, das mit Gummi elasticum ausgekleidet ist, in die Mutterscheide ein; dann reinigt man den Muttermund mit etwas Watte, erhitzt das Cauterium und drückt es in das erkrankte Gewebe ein; wobei die Dauer der Operation und die Tiefe der Einführung je nach der Art der Fälle verschieden sein müssen. Man kann auf diese Weise leicht einen Schorf machen, und oft sieht man den Cervix uteri unter dem Einfluss des Cauterium sich contrahiren. Vier Grove'sche Elemente sind genügend, um Platindrähte glühend zu machen, es

---

[1]) The Lancet 1853 Vol. II p. 502.

ist aber wichtig, dass die Metallplatten eine grosse Oberfläche besitzen, damit eine bedeutende Menge von Elektricität entwickelt wird.

Wir wenden uns jetzt zur Betrachtung gewisser Apparate, welche einen continuirlichen galvanischen Strom liefern und welche man direkt, ohne die Dazwischenkunft von Leitern oder Elektroden appliciren kann; müssen jedoch im Voraus bemerken, dass die Wirkung dieser Art von Apparaten sehr unbeständig und unbedeutend ist. Dahin gehört zuerst Récamier's galvanisches Cataplasma, welches eine kleine regelmässig angeordnete Volta'sche Säule bildet. Es besteht aus Stücken von Baumwolle, welche Streifen oder kleine Theile von Zink und Kupfer enthalten, wobei jedes Paar von dem anderen durch Flannell getrennt ist. Die Wolle wird in einen kleinen Sack gelegt, dessen eine Fläche aus einer luftdichten, undurchdringlichen Substanz (Gutta-Percha), die andere aus Baumwolle besteht. Die durchgängige Fläche dieses Säckchens wird auf die Haut applicirt und mit einer Rollbinde festgehalten, und da die undurchgängige Fläche die Perspiration zurückhält, sammelt sich diese bald in Tropfen an und ladet die Säule. Man erhält bedeutendere Wirkungen, wenn man den Flannell mit Essig befeuchtet. Wird ein solches Cataplasma auf die Haut gebunden, so fühlt man eine Empfindung von Wärme; wendet man zwei an, so fühlt man ein leichtes Stechen und die Haut wird roth. Diesen Apparat kann man Tag und Nacht tragen lassen, und der Erfinder behauptet, dass er denselben mit Vortheil in Fällen von Amenorrhoe, Rheumatismus u. s. w. angewandt hat.

Pulvermachers galvanische Ketten bestehen aus mehr oder weniger zahlreichen Volta'schen Elementen, welche ein sehr kleines Volumen besitzen; der Apparat liefert daher eine kleine Menge von Elektricität, die aber eine ziemlich hohe Spannung hat. Jedes Element dieser Ketten besteht aus einem Stücke Korkholz, um welches ein Zink- und ein Messingdraht gewunden sind; jeder Draht endigt in einen kleinen Ring, wodurch er mit dem heterogenen Drahte des nächsten Gliedes verbunden ist, also das Zink mit dem Kupfer und das Kupfer mit dem Zink. An dem einen Ende der Kette ist der Zinkdraht frei und bildet den positiven Pol; am anderen Ende ist der Kupferdraht frei und bildet den negativen Pol. Taucht man diese Ketten in Essig ein, so wird das Korkholz mit Flüssigkeit getränkt, wodurch die Batterie geladen wird, indem das Holz als feuchter Leiter dient. Vorsicht ist nöthig, wenn man diese Ketten am Gesichte anwenden will (in Fällen von Tic douloureux u. s. w.), da sie eine beträchtliche Wirkung auf die Netzhaut haben. Ausserdem muss, wenn man die Ketten eine Zeitlang tragen lässt, die Lage der Pole von Zeit zu Zeit geändert werden, da sonst am Zinkpole Ulceration entstehen würde. Es ist ganz richtig, dass Pulvermachers Ketten in gewissen nervösen Störungen nicht ohne Erfolg angewandt worden sind; wir müssen aber dabei bedenken, dass der Strom, den sie liefern, sehr unbeständig ist. Dass diese Ketten nicht den hundertsten Theil des Erfolges haben, welcher ihnen in wahnwitzigen Zeitungsannoncen zugeschrieben wird, bedarf für den Arzt keiner weiteren Versicherung. Wir müssen jedoch bemerken, dass es in keinem Falle gerathen ist, diese Ketten gegen sogenannte Amaurosis anzuwenden; die Elektricität dieser Ketten besitzt nämlich eine hohe Spannung und der Sehnerv wird daher leicht dadurch ermüdet; will man sich durchaus in Fällen von Amaurosis der Elektricität bedienen, so ist es viel besser, einen Strom von vier bis sechs grossen Daniell'schen Elementen dabei zu benutzen, welche eine ungleich bedeutendere Menge von Elektricität von geringerer Spannung liefern.

Die Herren Gebrüder Breton in Paris haben gleichfalls galvanische Apparate zur direkten Anwendung auf die Haut konstruirt. Der elektrische Gürtel Breton's besteht aus Zink- und Kupferplatten, welche durch eine feuchte Paste von einander getrennt sind; er liefert sehr wenig Elektricität und wenn die Paste trocken wird, was gewöhnlich bald geschieht, gar keine. Breton's elektrische Mischung besteht aus zwei Pasten, von denen die eine pulverisirtes Zink, die andere pulverisirtes Kupfer enthält, und mit Sägespähnen und Chlorkalk vermischt sind, um sie feucht zu erhalten.

Golding Bird hat die örtliche Anwendung eines einzigen galvanischen Elementes empfohlen, um die Wirkungen einer Moxe zu erregen. Diese elektrische Moxe hält er für ein vortreffliches Mittel in allen solchen Fällen, wo man eine andauernde Absonderung von irgend einem Körpertheile wünscht. Sie wird auf folgende Weise angewandt: Zuerst entfernt man die Epidermis an zwei verschiedenen Körperstellen durch Blasenpflaster, wobei man das eine ein paar Zoll unter dem anderen legt. Man bringt dann ein Stück Zinkfolie auf die eine Fläche, von der die Absonderung stattfinden soll und ein Stück Silber auf die andere; beide Metalle werden durch einen Kupferdraht mit einander verbunden und mit einem Pflaster bedeckt. Nimmt man einige Stunden, nachdem die Kette geschlossen ist, die Zinkplatte fort, so sieht die Oberfläche der Haut weisslich aus, als ob salpetersaures Silberoxyd darauf applicirt wäre. In 48 Stunden ist ein Schorf gebildet, welcher sich vier oder fünf Tage später löst. Dieser Schorf entsteht durch die chemische Wirkung des galvanischen Stromes, wodurch die auf der Oberfläche der Cutis ergossene kochsalzhaltige Flüssigkeit zersetzt wird; Natrium wird an der Silberplatte frei und wird dort durch Oxydation schnell zu Natron; und Chlor wird auf der Zinkplatte frei, so dass Chlorzink entsteht. Das durch den elektro-chemischen Prozess gebildete Chlorzink bewirkt die Wunde, welche reichlich eitert, wenn man einen gewöhnlichen Breiumschlag darauf legt. Während der Applikation der elektrischen Moxe klagt der Patient fast nie über Schmerz, wahrscheinlich weil das Aetzmittel in unendlich kleinen Theilen auf die Haut wirkt, im Verhältniss wie es sich bildet.

III. Von der Faradisirung.

Die Entdeckung der Induktionsströme (1831) regte von Neuem mächtig dazu an, die Elektricität in der Medizin zu verwerthen. Der erste für medizinische Zwecke konstruirte Induktionsapparat ist der des Herrn Pixii; der Erste, welcher die Induktions-Elektricität als Heilmittel anwandte, war Herr Magendie in Paris. Induktionsmaschinen für medizinische Zwecke, sowohl volta-elektrische als magneto-elektrische, sind später von Saxton, Clarke, Keil, Stöhrer, Breton, Du Bois-Reymond, Horne und Thornthwaite, Duchenne, Legendre und Morin, Bernard, Baierlacher und vielen anderen construirt worden. Die Wahl einer guten Induktions-Maschine ist gewiss sehr wichtig und es ist eine Thatsache, dass bis vor Kurzem keine Induktionsapparate geliefert wurden, welche allen den Bedingungen entsprachen, die für therapeutische Zwecke erforderlich sind; da in den meisten nur der Strom des feinen Drathes verwerthet werden, und die Regulirung der Stärke des Stromes sowohl als die grössere oder geringere Geschwindigkeit der Stromesunterbrechungen nicht mit der gehörigen Genauigkeit geschehen konnte. Anstatt einen einzelnen oder mehrere Induktions-Apparate hier zu beschreiben, halten wir es für zweckmässiger an diesem Orte die Hauptpunkte zu erörtern, welche überhaupt bei der Construktion der betreffenden Apparate in Frage kommen, und wird man, wenn man sich diese Punkte gegenwärtig hält, ohne Schwierigkeit über jeden beliebigen Induktionsapparat urtheilen können, ob er für medizinische Zwecke brauchbar ist oder nicht.

1) Zunächst handelt es sich darum zu bestimmen, ob man am besten einen volta-elektrischen oder einen magneto-elektrischen Apparat anwendet. Beide Arten von Maschinen haben ihre Lobredner und Gegner gefunden.

Gegen die Anwendung der elektro-magnetischen (oder volta-elektrischen) Apparate, in denen der Strom durch ein galvanisches

Element inducirt wird, hat man eingewandt, dass sie theuer sind; dass mühevolle und zeitraubende Manipulationen nothwendigerweise dem Gebrauche der Maschine vorausgehen und folgen, und dass der Apparat nicht jeden Augenblick bereit ist zu agiren, da man die Batterie erst laden und nachher entladen muss; dass man Säuren braucht, um den Strom zu induciren, und dass durch diese nicht nur die Batterie, sondern auch die Induktionsspirale verdorben wird; während auf der andern Seite der Rotationsapparat billig ist, immer sofort in Aktion versetzt werden kann und keine Säuren erfordert. Nach unserer Ansicht jedoch ist der unbedeutende Zeitverlust, welchen das Laden und Entladen der Batterie involvirt, kaum erwähnenswerth, und durch einige gewöhnliche Vorsichtsmaassregeln kann die zerstörende Wirkung der Säuren ganz vermieden werden, ausgenommen natürlich die Abnutzung der Batterie, welche von Zeit zu Zeit ein neues Stück amalgamirtes Zink nöthig hat, das man sich leicht verschaffen kann. Die Unbequemlichkeiten, welche mit dem Gebrauche eines Rotations-Apparats verbunden sind, hat man gewöhnlich übersehen, wir wollen daher bemerken, dass diese Maschinen oft in Unordnung gerathen; dass der Hufeisen-Magnet mit der Zeit seinen Magnetismus verliert und wieder neu magnetisirt werden muss; dass während man mit einem selbst-arbeitenden Volta'schen Apparat stundenlang ununterbrochen ohne weitere Beihülfe operiren kann, man bei dem Rotations-Apparat einen Assistenten braucht, um den mit der ewigen Kette des Apparats verbundenen Handgriff, welcher die weiche Eisenplatte in Rotation versetzt, zu drehen. Dieser Unbequemlichkeit, welche sich besonders fühlbar macht, wenn lange Sitzungen nöthig sind, könnte man freilich durch die Substitution eines Uhrwerkes abhelfen; aber dann kann man die Schnelligkeit der Stromesunterbrechungen nicht gehörig reguliren. Ausserdem liefern Volta'sche Apparate viel mehr Elektricität als Rotations-Apparate, was entschieden zu Gunsten der ersteren spricht. Wie dem auch sein mag, man würde sich irren, wenn man glauben wollte, dass der durch Volta'sche Elektricität inducirte Strom genau dieselben physiologischen und therapeutischen Eigenschaften besitzt, wie der durch einen Stahlmagneten inducirte Strom. Dies ist nicht der Fall, und man wird den Grund davon leicht einsehen, wenn man bedenkt, dass der durch Volta'sche Elektricität inducirte Strom auf einmal sein Maximum erreicht, und dann eben so schnell auf Null zurückfällt, während die Dichtigkeitsschwankungen des magneto-elektrischen Stromes durchaus nicht so plötzlich sind. Dieser letztere beginnt, wenn die weiche Eisenplatte von dem Pole des Magneten sich entfernt; erreicht sein Maximum, wenn die Eisenplatte zwischen den beiden Polen sich befindet, und fällt schliesslich auf Null, wenn das Eisen an dem entgegengesetzten Pole des Magneten anlangt. Aus diesem Grunde wirkt der Volta-elektrische Strom mehr auf die motorischen Nerven und Muskeln und auf die sensibeln Nerven, und der magneto-elektrische Strom mehr auf die Retina; und aller Wahrscheinlichkeit nach ist dies auch der Grund, dass der magneto-elektrische Strom rheumatische Schwielen schneller zur Heilung bringt als der Volta-elektrische. Es ist also nöthig, dass man beide Arten von Induktionsmaschinen besitzt: eine Volta-elektrische zur Behandlung von Lähmungen und Neuralgieen, und eine magneto-elektrische, wenn man Induktionsströme gegen Schwäche des Seh-Vermögens und zur Resorption rheumatischer Schwielen anwendet.

2) Die Dosen der Elektricität müssen genau gemessen werden können und je nach der Constitution, dem Alter oder Geschlecht der Patienten, sowie auch nach dem Grade der Krankheit verschieden sein, grade wie es mit den innerlich administrirten Arzneien der Fall ist. Aus diesem Grunde muss jeder für die medizinische Anwendung geeignete Apparat einen Regulator besitzen, mittelst dessen die Intensität des Stromes leicht erhöht oder verringert werden kann. Der Apparat muss Ströme von sehr hoher Spannung liefern können, oder man würde in manchen Fällen von Muskelatrophie und Anästhesie

gar keine Wirkung erzielen, besonders wenn man die Elektricität an Stellen applicirt, wo die Epidermis sehr dick ist, wie an den Handtellern und Fusssohlen; auf der anderen Seite hat man einen sehr schwachen Strom nöthig in vielen Fällen von Facial-Paralyse, wenn man den Nervus recurrens in der hysterischen Aphonie erregen will und überhaupt in sehr sensitiven Patienten.

Wir haben im ersten Abschnitt gesehen, dass die Intensität der durch Volta'sche Elektricität inducirter Ströme von drei Punkten abhängt, nämlich von der Intensität des inducirenden Stromes der Batterie, dem Querschnitt und der Anzahl der Windungen des Drahtes, und der Menge und dem besser oder schlechter isolirten Zustande des weichen Eisens im Inneren der Spirale. Ein Strom wird daher sehr stark sein, wenn die Batterie stark geladen ist; wenn der Draht lang und fein ist, und das weiche Eisen die Form eines Drahtbündels hat, das mit Firniss überzogen ist. Gewiss würde es sehr unbequem sein, wenn wir alle drei Punkte ändern müssten, besonders die Ladung der Batterie oder die Länge der Drähte, sobald es nöthig wäre die Stärke des Stromes zu ändern. Bevor Dove's Untersuchungen über den Einfluss einer geschlossenen Hülse von Messing oder Kupfer auf die Kraft des Magneten allgemein bekannt geworden waren, pflegte man das weiche Eisen theilweise aus der Axe der Rolle herauszuziehen, wodurch die Intensität des Stromes eben so viel geschwächt wird als weniger weiches Eisen in der Axe liegt. Auf diesem Princip beruht auch der sogenannte Schlitten des Du Bois-Reymond'schen Apparates. Noch bequemer ist es jedoch den Strom dadurch abzuschwächen, dass man das weiche Eisen mit einem geschlossenen Cylinder von Messing oder Kupfer bedeckt. Hierdurch kann die Intensität des Stromes sehr genau regulirt werden, da sie in gradem Verhältniss zu dem mehr oder minder bedecktem Zustande des Elektro-Magneten steht. Aber obwohl der Strom schon sehr schwach ist, wenn das weiche Eisen ganz von dem Metall-Cylinder bedeckt ist, so kann er doch in einigen Fällen noch zu stark sein;

man thut daher gut daran einen schlechten Leiter in die Kette zu bringen, wodurch der Leitungswiderstand vermehrt und der Strom somit noch mehr geschwächt wird. Ein Instrument, welches diesem Zwecke am besten entspricht, ist eine Glasröhre, die auf beiden Enden mit metallenen Schrauben versehen ist, um daran die Leitungsdrähte des Apparats zu befestigen. In der Röhre, welche man mit Wasser als einem schlechten Leiter füllt, kann ein Metallstab hin- und herbewegt werden. Je mehr dieser Metallstab aus der Röhre herausgenommen wird, d. h. je grösser die Schicht Wasser ist, welcher der Strom durcheilen muss, desto mehr wird die Stromkraft geschwächt, und endlich wird man auf der Haut gar nichts mehr davon fühlen, sondern nur ein leichtes Stechen wahrnehmen, wenn man den Strom auf die Bindehaut des Auges, die Membrana Schneideri oder die Zunge richtet. Dasselbe Instrument kann dazu dienen uns Aufschluss über die relative Stärke verschiedener Induktions-Apparate zugeben. Wenn nämlich die Schicht Wasser dieselbe bleibt, wird der Strom eines schwachen Apparates keine Empfindung in der Zunge verursachen, während der Strom eines starken Apparates heftige Empfindungen darin erregen kann.

In den Volta-elektrischen Apparaten, welche Stöhrer in Dresden liefert, ist die Batterie so angeordnet, dass man nach Belieben eine grosse oder kleine Fläche von Zink mit der Säure in Berührung bringen und somit die Stärke des inducirenden Stromes reguliren kann. Die Batterie besteht nämlich aus Kohle und Zink ohne Anwendung einer Thonzelle. Das Innere der Kohle ist mit Sand gefüllt und durch einen Glasstöpsel verschlossen; um die Batterie zu laden, giesst man Chromsäure, welche einen constanten Strom liefert und keine Dämpfe gibt, ins Innere der Kohle. Zink und Kohle berühren einander nicht unmittelbar, sondern sind durch gläserne Isolatoren von einander getrennt. Das Glas in welches man diluirte Schwefelsäure giesst, kann vertikal verschoben werden, so dass, wenn man es ganz herablässt, gar keine Wirkung eintritt, während der Strom um so stärker ist, je mehr man das Glas in die Höhe gezogen hat, d. h. also, je mehr Zink an der Elektricitätsentwicklung sich betheiligt. Diese Batterie bietet ausserdem den Vortheil, dass man sie nicht immer laden und entladen muss, sondern dass sie in jedem Augenblicke in Thätigkeit gesetzt werden kann.

Einige Induktions-Maschinen sind so ausnehmend stark, dass der von ihnen gelieferte Strom durch eine sehr grosse Schicht Wasser gehen sollte, wenn man ihn für therapeutische Zwecke anwenden will. Der stärkste elektro-magnetische Apparat, welcher überhaupt construirt ist, ist der des Herrn Rhumkorff, in welchem der feine Draht drei englische Meilen (14,400 Fuss) lang ist. Die Spannung des in diesem Drahte circulirenden Stromes ist daher ausserordentlich hoch und grade aus diesem Grunde ist Rhumkorff's Apparat kaum für die medicinische Praxis geeignet.

Die Intensität des magneto-elektrischen Stromes hängt von der Kraft des permanenten Hufeisen-Magneten, von der Anzahl der Drahtwindungen, von der Entfernung der Eisenplatten von den Polen des Magneten, und endlich von der Schnelligkeit ab, womit die Kette gedreht wird. Ein magneto-elektrischer Apparat, welcher an Kraft die Rhumkorff'sche Maschine noch übertrifft, ist von Herrn Henley construirt worden. Diese Maschine besitzt zwei permanente Magneten, welche aus sechzig verschiedenen Hufeisen-Magneten besteht, von denen ein jeder zwei und einen halben Fuss lang und vier bis fünf Zoll breit ist; die Induktionsspirale, welche mit diesen Magneten verbunden ist, enthält einen etwa sechs englische Meilen (fast 29,000 Fuss) langen Draht. Die Spannung des Stromes, welcher in diesem Drahte circulirt, ist so ausnehmend hoch, dass ein einziger Schlag davon einen Erwachsenen tödten würde.

3) Ein Volta-elektrischer für die medizinische Praxis geeigneter Apparat muss zwei Ströme besitzen, nämlich zuerst den primären oder Extra-Strom, der durch die Wirkungen der Windungen des dicken Drahtes auf

einander inducirt wird; und zweitens den sekundären, oder den in dem feinen Drahte inducirten Strom. Duchenne hat darauf aufmerksam gemacht, dass die physiologische Wirkung des Extrastromes, welchen er Strom erster Ordnung nennt, und des in dem feinen Drahte inducirten Stromes, welchen er Strom zweiter Ordnung nennt, verschieden ist. Nach Duchenne wirkt nämlich der Strom erster Ordnung besonders auf die Contraktilität der Muskelfasern, während der Strom zweiter Ordnung besonders auf die sensibeln Nerven wirkt, und auch auf die Retina, wenn man ihn durch feuchte Leiter an irgend einer Stelle der Gesichts- oder Kopfhaut applicirt, welche von Quintusfasern versorgt wird. Duchenne hat diese Verschiedenheit der Wirkung einer besonderen spezifischen Kraft der Ströme zugeschrieben, und Bouvier unterstützt ihn in dieser Vermuthung, wir halten es jedoch für richtiger die zuerst von Herrn Becquerel ausgesprochene Ansicht zu adoptiren [1]), dass nämlich die Verschiedenheiten in der physiologischen Wirkung der beiden Ströme blos von der Verschiedenheit in der Spannung dieser Ströme herrühren. Duchenne's Beobachtungen sind ganz richtig, aber seine Erklärungen sind unbefriedigend, indem keine andere Verschiedenheit existirt als die, welcher ganz natürlich aus der physikalischen Beschaffenheit der Drähte folgt: ein Strom der in einem kurzen und dicken Drahte cirkulirt, besitzt eine geringere Spannung als ein anderer Strom der in einem langen und feinen Drahte cirkulirt. Daher wird der Extrastrom eine bedeutende Wirkung auf die Haut haben, welche dem Eindringen des Stromes einen grossen Widerstand darbietet, und stärker auf die Muskeln wirken, welche in Folge der grossen Menge Wassers, welche sie enthalten, bessere Leiter der Elektricität sind; während der in dem feinen Drahte inducirte Strom, welcher eine hohe Spannung besitzt, nicht nur auf die Muskeln, sondern auch auf die Haut und Netzhaut eine sehr kräftige Wir-

[1]) Traité des applications de l'électricité etc. Paris 1857.

kung äussern wird. Dies ist auch der Grund, wesshalb eine Schicht Wasser leichter von dem sekundären Strome durchsetzt wird als von dem Extrastrom. Die Herren Gebrüder Breton haben durch ein einfaches Experiment bewiesen, worin sie die Anordnung der Drähte modificirten, dass die Wirkung, welche Duchenne dem sekundären Strome zugeschrieben hat, von dem Extrastrom erhalten werden kann und umgekehrt. Es ist übrigens wichtig, dass derselbe Apparat die beiden Ströme liefert, da in einigen Fällen ein Strom von sehr geringer, und in anderen ein Strom von sehr hoher Spannung nöthig ist.

4) Ein weiterer höchst wichtiger Punkt bei der Construktion eines Induktions-Apparates ist das Rheotom, oder Strombrecher, ein Instrument, durch welches das Schliessen und Oeffnen der Kette bewirkt wird und dessen Nutzen auf der Hand liegt, da Induktionsströme nur beim Schliessen und Oeffnen der Kette existiren, aber nicht so lange die Kette geschlossen bleibt. Die Rheotome, welche gewöhnlich angewendet werden, sind das gezähnte Rad, das Quecksilber-Rheotom und der Trembleur oder Hammer.

a. Das gezähnte Rad.

Die Axe eines gezähnten Rades wird mit einem von den Polen der Batterie verbunden, während der andere eine elastische Platte berührt, welche an den Zähnen des Rades liegt. Wenn man nun das Rad mittelst eines Handgriffes drehen lässt, so springt die elastische Platte von einem Zahn zu dem anderen über, und jeder Uebersprung verursacht eine Unterbrechung des Stromes, der aber sofort wieder hergestellt wird, so dass, wenn man das Rad weiter drehen lässt, eine Aufeinanderfolge unterbrochener Ströme entsteht, welche je nach der Schnelligkeit, mit der man den Handgriff drehen lässt, langsam oder schnell ist. Obwohl dieses Instrument ingeniös ist, hat es doch den Nachtheil, dass es nicht selbst arbeitet, sondern durch einen Assistenten in Bewegung versetzt werden muss.

b. Das Quecksilber-Rheotom.

Zu dieser Vorrichtung gehören zwei Gefässe, welche mit Quecksilber gefüllt und von einander isolirt sind, ferner zwei Nadeln und ein Metallstab. Die Nadeln stehen parallel neben einander und sind mit dem Metallstabe quer verbunden; der letztere kann durch die Hand oder ein Uhrwerk mehr oder minder schnell auf- und abbewegt werden. Die Kette ist geschlossen, wenn die beiden Nadeln in das Quecksilber eingetaucht sind und geöffnet, wenn sie aus dem Quecksilber hervorgezogen werden. In dem Augenblick, wo die Berührung zwischen den Nadeln und dem Quecksilber aufhört, beobachtet man einen Funken, wodurch das Quecksilber verbrannt wird; die Oberfläche dieses Metalls bedeckt sich daher mit einem schwarzen Pulver, welches aus Quecksilberoxydul besteht und eine genaue Berührung der Nadeln mit dem Mercurius vivus verhindert. Es ist einleuchtend, dass ein Rheotom, welches durch den Strom selbst schnell verdorben wird, besonders wenn dieser stark ist, auf praktische Wichtigkeit keinen Anspruch machen kann.

c. Der Neef'sche Hammer.

Dieses zuerst von Dr. Neef in Frankfurt erfundene und später von Herrn de la Rive in weiteren Kreisen bekannt gemachte Instrument, welches man auch wohl Trembleur oder Commutator nennt, ist gewiss der beste aller bisher construirten Strombrecher, da es selbstthätig ist und lange benutzt werden kann ohne zu verderben, ausserordentlich rasche und sehr langsame Stromesunterbrechungen gestattet (von zwei bis gegen zweihundert in der Sekunde) und ausserdem die physiologischen Wirkungen des Stromes erhöht. Der Hammer besteht aus einer kleinen Platte von weichem Eisen, welche gewöhnlich in horizontaler Stellung unter der Induktionsspirale angebracht ist. Das eine Ende dieser Platte ist an einem Metallstab befestigt, welcher sich an der Aussenseite der Induktionsspirale befindet, während das andere Ende der Platte beweglich ist, da es durch den zeitweiligen Magnetismus des weichen Eisens im Inneren der Induktionsspirale in Bewegung gesetzt werden soll. An der unteren Fläche des Hammers ist eine feine Platinfeder angelöthet, welche auf einer gleichfalls mit Platin überzogenen Stellschraube zu ruhen kommt.

Die Metallplatte des Hammers steht mit einem, und die mit einer Platinspitze überzogene Stellschraube mit dem anderen Pole der Batterie in Verbindung. Daraus folgt, dass wenn die Platinfeder und die mit Platinspitze versehene Stellschraube einander berühren, die Kette geschlossen ist. Beim Kettenschluss nun wird bekanntlich das weiche Eisen im Centrum der Induktionsspirale magnetisch, und zieht sofort das frei bewegliche Ende des aus weichem Eisen bestehenden Hammers an. Sowie dies geschehen ist, ist die Kette geöffnet, da die auf der unteren Fläche des Hammers angelöthete Platinfeder und die mit Platin überzogene Stellschraube nicht mehr mit einander in Berührung sind. So verliert denn das weiche Eisen alsbald wieder seinen Magnetismus, und der Hammer fällt daher vermöge seiner specifischen Schwere wieder in seine frühere Stellung zurück. Auf diese Weise wird die Kette von Neuem geschlossen, indem die Berührung zwischen den beiden Platinflächen wieder hergestellt wird; von Neuem wird daher der Hammer durch den Elektro-Magneten angezogen und dadurch eine weitere Stromesunterbrechung verursacht. Jedesmal wenn die Kette geöffnet und geschlossen wird, springt ein Funken zwischen den beiden Platinflächen über; wenn die Drähte sehr fein sind, sind auch die Funken klein und so wird das Platin nur sehr langsam oxydirt. Hat aber eine Oxydation dieses Metalls stattgefunden, so muss die Oberfläche desselben gereinigt werden; ein gut construirter Hammer aber kann Jahrelang arbeiten, ohne verdorben zu werden.

Wir haben in dem zweiten Abschnitt gesehen, dass die physiologische Wirkung der inducirten Ströme gewisse Verschiedenheiten zeigt je nach der grösseren oder geringeren Schnelligkeit, womit dieselben auf einander folgen; dieser Umstand ist gleichfalls von Einfluss auf die therapeutische Wirkung des Stromes. Ströme, welche sehr schnell auf einander folgen, wirken sehr wohlthätig auf die Ernährung und zur Herstellung des Tonus in paralysirten Muskeln, und vermögen auch die sensibeln Nerven bedeutend zu erregen; man muss sich derselben daher besonders in der Bleiparalyse, in der sogenannten progressiven Muskelatrophie, sowie in Fällen von Anästhesie der sensibeln Nerven bedienen. Dagegen müssen wir langsamer auf einander folgende Ströme in solchen Fällen anwenden, wo es sich darum handelt, die sensibeln Nerven nicht zu sehr zu reizen, z. B. in Personen, die durch hemiplektische Anfälle gelähmt sind; dasselbe gilt, wenn wir sehr sensitive Patienten (besonders Damen und Kinder) zu elektrisiren haben, und auch bei der faradischen Erregung der Sinnesorgane. Es ist daher leicht einzusehen, dass ein Induktions-Apparat, in dem man die Aufeinanderfolge der Ströme nicht auf einer ziemlich grossen Skala reguliren kann, für die medizinische Praxis unbrauchbar ist. Man muss daher den Hammer mit einer Vorrichtung versehen, wodurch man die Ströme langsam oder schnell auf einander folgen lassen kann. Dies ist leicht durch eine mit einer Druckschraube versehene Feder zu bewirken, welche bei starker Spannung langsame, bei schwacher Spannung schnelle Schläge des Hammers gestattet. Folgen die Ströme einander sehr langsam, so vernimmt man nur ein leises Summen im Induktions-Apparate; wenn ihre Aufeinanderfolge dagegen sehr schnell ist, so ist auch das durch das Anschlagen des Hammers entstehende Geräusch laut und sonor.

Wir gehen nun zur Betrachtung der methodischen Anwendung der Induktionsströme über, wie sie von Duchenne zuerst angegeben ist[1]). Die Methoden, welche früher

[1]) De l'électrisation localisée et de son application à la physiologie, la pathologie et la thérapeutique. Paris 1855.

im Gebrauche waren, erlaubten uns nicht den elektrischen Stimulus in den erkrankten Theilen zu lokalisiren, ohne die gesunden Organe und in einigen Fällen sogar die Centralorgane des Nervensystemes zu gefährden. Um solche Zufälle zu vermeiden, ist es daher gut sich die folgenden Thatsachen gegenwärtig zu halten:

Wenn die Haut und die Elektroden ganz trocken sind und die letzteren an einer Stelle aufgesetzt werden, wo die Epidermis sehr dick ist, wie sich dies besonders bei den, den sogenannten arbeitenden Classen angehörenden Individuen vorfindet, so vereinigen sich die beiden aus der Induktions-Maschine hervorkommenden Ströme auf der Oberfläche der Epidermis ohne die Haut zu durchdringen. Man sieht dabei Funken überspringen, wenn der Strom etwas stark ist, und hört eine eigenthümliche Crepitation, aber nimmt sonst keine besonderen physiologischen Wirkungen wahr. Applicirt man trockene Excitatoren auf solche Stellen der Haut, welche sich sensitiv gegen die Elektricität verhalten, so fühlt der Betreffende ein Gefühl von Brennen, welches je nach der Stromesspannung stark oder schwach ausfällt. Befeuchtet man aber die Haut und die Elektroden, so entstehen weder Funken noch Crepitation, noch ein Gefühl von Brennen, sondern man beobachtet verschiedene Erscheinungen, je nachdem man auf einen Muskel, einen Nerven oder auf eine Knochenoberfläche wirkt. Setzt man die Elektroden auf einen Muskelbauch auf, so zieht sich dieser Muskel zusammen, und diese Muskelcontraktion ist von einer Empfindung begleitet, welche nicht in der Haut entsteht, sondern immer die elektromuskuläre Zusammenziehung begleitet; sie wird auch wahrgenommen, wenn man auf einen Muskel agirt, der zufällig durch eine Wunde blossgelegt, und nicht mehr von der Haut bedeckt ist. Wenn man endlich die Excitatoren auf einen Nervenstamm applicirt, so beobachtet man Contraktion aller von diesen Nerven versorgten Muskeln.

Duchenne hat daher zwei verschiedene Methoden der

Elektrisirung der Muskeln unterschieden, nämlich die von ihm sogenannte indirekte Muskel-Faradisirung, wobei man den elektrischen Reiz in den Nervengeflechten oder Nervenstämmen anbringt, welche dann die Contraktilität der unter ihrer Botmässigkeit stehenden Muskeln ins Leben rufen, und die von ihm sogenannte direkte Muskel-Faradisirung, wobei man den Strom unmittelbar auf das Muskelgewebe selbst einwirken lässt. In beiden Fällen muss man die Haut und die Elektroden befeuchten. Will man die Muskeln des Stammes und die grossen Muskeln der Extremitäten erregen, so bedient man sich feuchter Schwämme, die man in Metallcylinder steckt; die letzteren müssen mit hölzernen Handgriffen versehen sein, damit der Operateur isolirt wird. Wenn man aber die elektrische Kraft in den kleinen Muskeln, z.B. in denen des Gesichts oder in den Interossei und Lumbricales lokalisiren will, so bedient man sich dabei am besten feiner Sonden, welche man mit umgestülpten Handschuhfingern überzieht; die Sonden müssen auch isolirende Handgriffe besitzen.

Duchenne bemerkte bei seinen Versuchen am lebenden Menschen, dass, wenn der elektrische Strom auf bestimmte Hautstellen gerichtet wurde, die Muskeln sich viel leichter zusammenzogen, als wenn die Excitatoren auf andere Stellen applicirt wurden. Er nannte diese Stellen die „Wahlpunkte“, sagte aber nicht, dass sie die Eintrittsstellen der motorischen Nerven in die Muskeln sind. Dies geschah durch Herrn Remak [1]), welcher auch die Ansicht aussprach, dass der Grad der Contraktion eines Muskels in geradem Verhältniss zu der Anzahl der motorischen Nervenfasern steht, welche der Strom umfasst; und dass der elektrische Strom keine direkte Wirkung auf das Muskelgewebe besitzt, sondern dass dies nur in Folge von Nervenerregung in Erschütterung geräth. Er schlug daher vor Duchenne's indirekte Muskel-Faradisirung: extra-muskulare Erregung, und die direkte Muskel-Faradisirung: intra-mus-

[1]) Ueber methodische Elektrisirung gelähmter Muskeln. Berlin 1856.

kulare Erregung zu nennen. Ueber diesen Gegenstand hat eine höchst unerquickliche Controverse zwischen Duchenne und Remak stattgefunden, worin sich beide Herren gegenseitig der Unwissenheit u. s. w. beschuldigten. Remak's Theorie wurde] weitläufiger von Herrn Ziemssen entwickelt [1]), welcher zuerst klinisch die Stellen dieser sogenannten Wahlpunkte genau bestimmte, wobei er um Irrthümer zu vermeiden die eine Elektrode auf dem Nerven und die andere auf dem Brustbein fixirte; die auf diese Weise aufgefundenen Punkte bezeichnete er auf der Haut mit Höllenstein, secirte dann genau die motorischen Nervenfasern in Cadavern und bemerkte ihre Eintrittspunkte in die Muskeln; es ergab sich dabei, dass beide Versuchsreihen übereinstimmende Resultate lieferten.

Die Herren Remak und Ziemssen sind beide der Ansicht, dass eine selbstständige Irritabilität der Muskelfaser nicht existirt und läugnen daher a priori die Möglichkeit: Muskeln durch direkte elektrische Erregung ihres Gewebes zur Zusammenziehung zu bringen. Wir haben jedoch bereits an einem früheren Orte die Existenz der selbstständigen Reizbarkeit der Muskelfaser nachgewiesen und gezeigt, dass das molekulare Gleichgewicht der Muskeln ebensowohl durch direkte elektrische Erregung gestört werden kann, wie das molekulare Gleichgewicht der Nervenfasern, und dass man Contraktionen beobachtet sobald man das Gleichgewicht der kleinsten Nerven- oder Muskeltheilchen stört. Wir haben ausserdem gesehen, dass die motorischen Nerven viel leichter durch den Strom erregt werden können als die Muskeln, und dass, wenn man direkte Muskelcontraktionen durch die Elektricität erregen will, man einen Strom von höherer Spannung in Anwendung ziehen muss, als wenn wir dasselbe Resultat durch Erregung der motorischen Nerven erreichen wollen. Man kann daher Muskelcontraktionen auch dann erzielen, wenn man die Elektroden nicht auf die sogenannten

---

[1]) Die Elektricität in der Medizin. Berlin 1857.

Wahlpunkte, sondern an anderen Stellen ansetzt; aber die in solchen Fällen beobachteten Zuckungen sind, bei gleichbleibender Stromesstärke, viel schwächer. In den meisten Fällen aber ist die Contraktion durch gleichzeitige Erregung der Nerven und Muskeln bedingt, wenn man Stromgeber mit grosser Oberfläche in Anwendung zieht, und diese Art der Anwendung liefert auch die besten therapeutischen Resultate.

Um die Muskel-Faradisirung erfolgreich ausüben zu können, muss man sich die anatomische Verbreitung der motorischen Nerven gegenwärtig halten. Im Oberarm kann der elektrische Reiz auf den Nervus medianus am inneren und unteren Drittel des Humerus angebracht werden; auf den Nervus ulnaris in dem Zwischenraume zwischen dem Olecranon und dem Condylus internus. Der Nervus radialis ist der Faradisirung an der Stelle zugänglich, wo sich die beiden oberen Drittheile des Humerus mit dem unteren Drittheil vereinigen; und den N. musculo-cutaneus oder perforans Casseri findet man in der Achselhöhle oberflächlich. Am Oberschenkel können wir den Nervus cruralis am Ligamentum Poupartii, an der Aussenseite der Arteria femoralis erreichen und die beiden Nervi poplitei im Spatium popliteum. Was den Nervus ischiadicus anbetrifft, so kann man ihn entweder an seinem Ursprung im Becken an der hinteren Wand des Rectum aufsuchen, oder aussen in der Nähe des Sitzbeinhöckers.

Den Nervus facialis kann man von dem Meatus auditorius externus aus elektrisiren, und dann nachdem er aus dem Foramen stylo-mastoideum herausgetreten ist, wenn man die eine Elektrode zwischen den Processus mastoideus des Schläfenbeins und den Processus condyloideus des Unterkiefers ansetzt. Jedoch darf man ihn bei der Behandlung der Facialparalyse nicht auf diese Weise elektrisch reizen; denn wenn wir einen schwachen Strom anwenden, so ist die Wirkung auf den Facialis sehr unbedeutend, und wenn wir einen Strom anwenden, so springt die Erregung nothwendigerweise auf den Nervus temporalis superficialis oder auriculo-temporalis über, der von dem dritten Aste des Trigeminus abgegeben wird; und dadurch entsteht ein sehr heftiger Schmerz. Es ist aus diesem Gunde weit zweckmässiger die Zweige des Gesichtsnerven da zu faradisiren, wo sie aus der Ohrspeicheldrüse hervorkommen, oder noch besser die einzelnen Muskeln; ein Verfahren, das sich besonders desswegen empfiehlt, weil in den gewöhnlichen Fällen von Facialparalyse selten alle physiognomischen Muskeln gelähmt sind, oder wenn dies auch der Fall ist, diese Muskeln doch nicht alle denselben Grad der Lähmung zeigen. Man findet diese Zweige des siebenten Nervenpaares leicht auf; jedoch wollen wir nicht die Bemerkung unterdrücken, dass kleine Variationen in der Lage dieser motorischen Zweige häufig in verschiedenen Individuen vorkommen und man sich bei der ersten elektrischen Behandlung daher leicht um ein Millimeter irren kann.

In der Regio supra-clavicularis wirken die Excitatoren unmittelbar auf den Plexus brachialis, wenn man sie grade über dem Schlüsselbein ansetzt. In der Spitze des Triangulum supraclaviculare findet man den äusseren Ast des Nervus accessorius Willisii, welcher den Sternocleidomastoideus und den Cucullaris versorgt. Den Zwerchfellsnerven findet man leicht an der vorderen Fläche des Musculus scalenus anticus.

Duchenne bemerkt, dass alle Muskeln und Nerven nicht denselben Grad der Erregbarkeit besitzen und dass es desshalb nöthig ist, die elektrische Dose für jeden einzelnen Muskel genau abzumessen; ausserdem behauptet er, dass die elektro-muskuläre Sensibilität d. h. die Empfindung, welche durch die elektro-muskuläre Contraktion entsteht, gleichfalls in den verschiedenen Muskeln verschieden ist. Unserer Ansicht nach jedoch rühren diese Unterschiede hauptsächlich von dem zarteren oder gröberen Zustande der Haut her, welche die Muskeln bedeckt, und von der Menge des Fettes, welches sich in den Maschen des Unterhautzellgewebes vorfindet. Eine dicke Epidermis und ein bedeutendes Fettpolster muss natürlich die durch den elektrischen

Reiz erregte Empfindung abschwächen, während auf der anderen Seite, eine zarte Oberhaut und ein fettarmes Unterhautzellgewebe dem Strom bereitwillig den Zugang zum Muskel und seinen Gefühlsnerven gestattet.

Wir wenden uns nun zur Beschreibung der Verfahrungsweisen, welche man bei der Elektrisirung der Haut zu befolgen hat. Durch Faradisirung der Haut können wir die Sensibilität der Hautnerven bis auf den äussersten Grad erregen, ohne doch jemals dadurch die Continuität der Haut zu verletzen. Applicirt man Ströme von hoher Spannung mittelst der Metallpinsel auf die Haut, so entsteht ein Erythema und weisse Quaddeln; aber diese Erscheinungen von Hyperämie und Exsudation verschwinden sehr bald, und niemals wird eine Blasenbildung, Ulceration oder brandige Zerstörung der Haut dadurch verursacht, wie es durch den constanten Strom geschieht. Wenn wir die Faradisirung der Haut unternehmen, so müssen Haut und Elektroden trocken sein; da wenn die Haut feucht ist, der Strom den besser leitenden Strukturtheilen folgt, welche unter der Haut liegen.

Da die Haut an verschiedenen Körperparthieen verschiedene Grade der Empfindlichkeit besitzt, ist es gut, mehrere Methoden zur Ausführung der Faradisirung der Haut zur Verfügung zu haben. Duchenne gibt drei verschiedene Verfahrungsweisen an, welche so ziemlich für alle Fälle genügend sein möchten.

Die erste Verfahrungsweise ist die Faradisirung mittelst der elektrischen Hand. Der Patient nimmt das Ende eines Leitungsdrahtes in die Hand, welcher mit dem einen Pole des Induktions-Apparates in Verbindung gesetzt ist; während der Operateur den anderen Leitungsdraht, der mit dem anderen Pole des Apparates in Verbindung steht, in seine linke Hand nimmt. Der Operateur trocknet dann die Haut des Patienten mit etwas Puder und fährt schnell mit dem Rücken der rechten Hand über die Stellen, welche er erregen will. Bedient man sich eines einigermassen starken Stromes, so ruft die elektrische Hand im Gesicht eine ziemlich lebhafte Empfindung hervor, aber an anderen Körpertheilen, wo die Epidermis gröber und die Nervenvertheilung nicht so reichlich ist, wird sie kaum wahrgenommen. Man hört dann bloss ein ziemlich lebhaftes Knistern, das durch das schnelle Dahingleiten der Hand über die Haut entsteht.

Eine andere Verfahrungsweise ist die Faradisirung mittelst solider Metallknöpfe, welche man an isolirenden Handgriffen hält. Dabei muss die Haut trocken sein wie oben; wenn aber die Epidermis sehr dick und hart ist, wie z. B. an den Fusssohlen und Handtellern u. s. w., so kann man die Haut etwas befeuchten, um ihren Leitungswiderstand zu verringern. Beabsichtigt man, an einer bestimmten Stelle einen sehr starken Eindruck zu machen, so lässt man diese Metallknöpfe etwas länger mit der Haut in Berührung. Diese Instrumente haben eine sehr kräftige Wirkung auf die Haut des Gesichts und des Stammes, sind aber oft nicht ausreichend für die Handteller und Fusssohlen, wie stark der Strom auch sein mag.

In solchen Fällen wendet man Metall-Pinsel an, welche aus Drähten bestehen, die in Metall-Cylindern stecken; die letzteren haben isolirende Handgriffe. Man kann die Haut mit diesen Pinseln schlagen, zuweilen aber ist es nothwendig, sie länger mit der Haut in Berührung zu lassen.

Wir haben bereits der sehr hohen Sensibilität der Gesichtshaut Erwähnung gethan, welche von den zahlreichen Verzweigungen des fünften Nervenpaares herrührt. Ein Strom von geringer Spannung äussert hier eine Wirkung, welche durchaus nicht an andern Körperstellen gefühlt wird. Im Gesichte selbst ist die Sensibilität in der Mittellinie d. h. in den Augenlidern, der Nase und dem Kinn stärker als in den Wangen. Die Stirn ist nicht so sensibel, wie das Gesicht und die Kopfhaut noch weniger. Am Halse und am Stamme ist die Sensibilität bedeutender als an den Extremitäten; in der Hals- und Lendengegend höher als an den übrigen Theilen des Stammes; an der inneren und vorderen Fläche der Extremitäten mehr ausgeprägt als an der äusseren und hinteren Seite. Die Haut der Handteller und der Fusssohlen kann nur dann lebhaft erregt werden, wenn man einen Strom von hoher Spannung mittelst der Metallpinsel applicirt. Die Faradisirung der Haut ist nützlich in manchen Fällen von Neuralgie und Anästhesie.

Endlich wollen wir einige Worte über die Faradisirung der inneren Organe sagen. Das Trommelfell kann in gewissen Fällen von nervöser Taubheit galvanisirt werden. Zu diesem Ende füllt man den äusseren Gehörgang mit lauwarmem Wasser an und hält dann eine metallische Sonde in die Flüssigkeit; die Kette wird geschlossen, indem man einen anderen feuchten Stromgeber am Nacken ansetzt. Die Erregbarkeit der Membrana Tympani ist gross, und man sollte daher nicht Ströme von zu hoher Spannung anwenden. In dem Augenblick, wo die Kette geschlossen wird, entstehen die Erscheinungen, welche wir ausführlich im zweiten Abschnitte (S. 60) beschrieben haben.

In Fällen, wo der Geruchssinn verloren gegangen ist, hat sich oft eine sehr leichte Erregung der allgemeinen Sensibilität der Nasenschleimhaut genügend gezeigt, den verlorenen oder geschwächten Geruchssinn wieder herzustellen. Dazu setzt man einen feuchten Excitator am Nacken an, und führt einen anderen metallischen Stromgeber, dem man die Form einer Sonde gibt, über die Membrana Schneideri hin. Um die Geschmacks-Nerven und die Retina elektrisch zu erregen, ist es räthlicher, den constanten Strom anzuwenden, welcher eine ungleich bedeutendere Wirkung auf diese Organe ausübt als der inducirte Strom.

Die Faradisirung des Mastdarms und der Muskeln des Anus hat man zur Heilung unwillkürlicher Stuhlentleerungen und des Vorfalls des Rectum benutzt, da diese Affectionen zuweilen durch lähmungsartige Zustände des Sphinter ani entstehen. Man führt dazu einen metallischen Excitator, welcher am Ende die Form einer Olive hat und durch Kautschuk isolirt ist, in das Rectum ein, und setzt ihn dann in Verbindung mit einem von den beiden Polen des Induktions-Apparates, während man eine andere feuchte Elektrode in der Gegend des Anus ansetzt. Vor dieser Operation muss man jedoch Sorge tragen, den Mastdarm durch Klystiere zu entleeren. Der Rand des Rectum ist so ausnehmend sensitiv gegen die elektrische Erregung, dass ein ganz schwacher Strom, den man darauf einwirken lässt, einen fast unerträglichen Tenesmus erregt. Wenn es daher nicht nothwendig ist auf den Sphincter ani einzuwirken, so muss der Excitator gehörig isolirt sein.

Die Faradisirung der Vesica urinaria hat man mit Nutzen in lähmungsartigen Zuständen dieses Organs angewandt. Duchenne wendet dazu den sogenannten doppelten Blasen-Excitator an. Dieser besteht aus zwei biegsamen Metalldrähten, welche in einer Sonde von Kautschuk mit doppeltem Kanale stecken, so dass sie von einander isolirt sind. Das Ende des Excitators, welches in die Blase eingeführt werden soll, ist so angefertigt, dass die Drähte, wenn sie einander genährt sind, die Form eines gewöhnlichen Katheters haben. Hat man daher den Blasen-Excitator geschlossen und introducirt, so drängt man die beiden Drähte einen oder zwei Zoll vorwärts, während die Kautschuksonde ihren früheren Platz beibehält, so dass die Enden des Excitator von einander entfernt werden. Man muss übrigens Sorge tragen, die Harnblase vor der Operation zu entleeren, da wenn die Blase gefüllt wäre, die beiden ungleichartigen Elektricitäten nicht durch das Muskelgewebe des Organs, sondern durch die dasselbe füllende Flüssigkeit auf einander zueilen würden. Man bringt das hintere Ende der beiden Drähte in Verbindung mit den Polen des Induktions-Apparates und führt das vordere Ende an allen Punkten der inneren Blasenfläche umher.

Man kann auch die Muskeln des Pharynx elektrisch erregen, was wenn sie paralytisch afficirt sind, von Nutzen sein kann. Der Excitator, welchen man hierzu gebraucht, ist ganz derselbe wie der soeben für das Rectum angegebene; man führt die Sonde in den Pharynx ein, und setzt eine andere feuchte Elektrode am Nacken an. Es ist übrigens nothwendig die elektrische Erregung der Seiten des Pharynx zu vermeiden, da die Nervi glossopharyngeus, vagus und accessorius Willisii hier vorübergehen. Würde man diese erregen, so würde die Faradisirung nicht mehr auf den Pharynx beschränkt bleiben, sondern sich auf Organe ausdehnen, deren Reizung gefahrvoll ist.

Die Faradisirung des Kehlkopfs kann man in der hysterischen Aphonie anwenden, da diese von Mangel an Kraft in den Nerven und Muskeln des Larynx abhängt. Man kann den Kehlkopf direkt oder indirekt erregen. Will man sich der direkten Erregung bedienen, so führt man den Excitator des Schlundkopfs so tief in diesen ein, dass er die hintere und untere Wand des Kehlkopfs berührt; man setzt dann eine andere feuchte Elektrode aussen an im Niveau des Musculus cricothyreoideus, und führt den ersteren an der hinteren Fläche des Kehlkopfs von oben nach unten und umgekehrt einher. Die indirekte Faradisirung des Larynx ist viel leichter; man setzt den Excitator in der Gegend des Musculus constrictor pharyngis inferior an, um den Nervus recurrens (laryngeus inferior) zu erreichen, welcher alle inneren Kehlkopfsmuskeln versorgt, und schliesst die Kette durch eine feuchte Elektrode, welche man am Nacken ansetzt.

Direkte Faradisirung des Herzens und der Lunge, des Magens und der Leber ist nicht möglich; man kann aber den Magen, das Herz und die Lunge indirekt durch Faradisirung des zehnten Nervenpaares reizen, welches dem elektrischen Reiz durch den Schlundkopf und die Speiseröhre zugänglich ist. Uebrigens sind solche Operationen eher gefahrvoll als nützlich, so dass ein gewissenhafter Arzt sich gewiss nie zu deren Ausführung entschliessen wird.

Die elektrische Reizung des Zwerchfells kann man leicht ausführen, wenn man den Nervus phrenicus faradisirt, welcher von dem dritten, vierten und fünften Cervikalnerven entspringt, dann nach unten und innen zieht und an der vorderen Fläche des Scalenus anticus aufgefunden werden kann, bevor er das

Mediastinum und das Zwerchfell erreicht. Man wird ihn daher am besten an der vorderen Fläche des Scalenus anticus elektrisiren; dazu gebraucht man Excitatoren mit grosser Oberfläche (Schwämme die in Metallcylindern stecken), welche man an jene Stelle andrückt, und sofort beobachtet man die künstliche Respiration: der Brustkasten erweitert sich, und die Luft stürzt sich mit beträchtlichem Geräusch in die Lunge. Auf diese Weise kann man die Respiration selbst noch einige Zeit nach dem Tode unterhalten, und es lässt sich daraus abnehmen, dass die Elektricität in gewissen Fällen von Asphyxie (durch Opium, Chloroform, Kohlendampf u. s. w.) gewiss mit Nutzen angewandt werden kann. In allen solchen Fällen ist die erste Indikation: die Respiration wiederherzustellen, was, wenn es gelingt, meistentheils gleichbedeutend mit Lebensrettung ist.

Vierter Abschnitt.

Die Elektricität als diagnostisches Hülfsmittel.

Nachdem der Galvanismus in den letzten zwanzig Jahren mehr und mehr zur Behandlung paralytischer Zustände in Aufnahme gekommen war, bemerkte man, dass die dem Willenseinflusse entzogenen Muskeln in gewissen Fällen bereitwillig und ausgiebig auf die Applikation des elektrischen Reizes mit Zusammenziehung antworteten, während man in anderen Fällen selbst mit Strömen von hoher Spannung nur schwache oder gar keine Zuckungen erhielt. Diese Beobachtung berechtigte zu der Erwartung, dass man in gewissen dunklen Fällen von Paralyse den elektrischen Reiz mit Vortheil als ein diagnostisches Hülfsmittel werde in Anwendung ziehen können.

Die Geschichte der Medicin bietet eine Menge Belege dafür, dass, wenn die Aufmerksamkeit der Aerzte sich auf neue diagnostische Hülfsmittel gerichtet hat, diese anfänglich bedeutend überschätzt, unrichtig angewandt und in Folge davon später, wenn die Nüchternheit zurückkehrte, eine Zeitlang mit ebenso grosser Geringschätzung angesehen wurden, als vorher Hoffnungen dadurch erregt waren, bis endlich durch vorsichtige und oft wiederholte Prüfung der wahre Werth des Mittels sich herausstellt. So war noch vor zwanzig Jahren in England und Deutschland das Vorurtheil gegen die Auscultation ausserordentlich stark, was besonders davon herrührte, dass die jungen Aerzte, welche von ihren wissenschaftlichen Excursionen nach Paris mit dem Sthetoskop in ihre Heimath zurückkehrten, nun, ohne die übrigen Symptome eines Krankheitszustandes der Brustorgane ins Auge zu fassen, die Diagnose ausschliesslich aus den physikalischen Zeichen stellen wollten: sie waren beständig im Irrthum und ihre ungebührlichen Ansprüche brachten das ganze System für eine Zeitlang in Misskredit. Ebenso ist es später mit dem Mikroskop, dem Augenspiegel und endlich auch mit dem Galvanismus gewesen. Beobachtungen über die Erregbarkeit der gelähmten Muskeln wurden in vielen Fällen ungenau angestellt, eilfertige Schlüsse daraus gezogen und in Folge davon die grösste Verwirrung verursacht. So z. B. las am 6. August 1850 Herr Martinet eine Abhandlung über diesen Gegenstand vor der Pariser Akademie, worin er bemerkte, dass das Vorhandensein der elektro-muskularen Contraktilität der unterscheidende Charakter der cerebralen, hysterischen und rheumatischen Lähmung sei, während das Erlöschen der Reizbarkeit der Muskelfaser auf eine Krankheit des Rückenmarks schliessen lasse. Nun ist es aber leicht zu beweisen, dass alle diese Behauptungen falsch sind.

Dem Dr. Marshall Hall gebührt das Verdienst zuerst die Aufmerksamkeit der Aerzte auf den Werth des Galvanismus in der Diagnose paralytischer Zustände gerichtet zu haben[1]). Die Abhandlung, welche dieser ausgezeichnete Physiolog im 21sten Bande der Verhandlungen der Londoner Medico-Chirurgical Society veröffentlichte, muss daher den Ausgang dieser Besprechung bilden und verdient um so mehr eine nähere Betrachtung, weil alle continentalen Schriftsteller, welche sich über diesen Gegenstand geäussert haben, den englischen Autor missverstanden und ihm Meinungen untergeschoben haben, welche

---

[1]) On the condition of muscular irritability in the paralytic limbs, in Medico-Chirurgical Transactions 1839.

er nie bekannt hat, was wahrscheinlich dem Umstande zuzuschreiben ist, dass sie Marshall Hall's Arbeit nicht im Original, sondern nur in einem fehlerhaften Auszuge gekannt haben. Was Marshall Hall in seiner Abhandlung behauptete, war, dass die cerebrale und spinale Paralyse in Bezug auf die Erregbarkeit der Muskelfaser in den gelähmten Gliedern ein durchaus entgegengesetztes Verhalten zeigen, indem in der cerebralen Paralyse die gelähmten Glieder immer durch einen geringeren elektrischen Reiz in Zuckung versetzt würden, als nöthig wäre, die gesunden Glieder zum Zucken zu bringen, oder dass, wenn beide Glieder erschüttert würden, die Zuckungen im gelähmten Gliede stärker seien als im gesunden; während im Gegentheil in der spinalen Paralyse die Erregbarkeit der Muskelfaser vermindert oder ganz erloschen sei. Diese Ausdrücke „cerebrale und spinale Paralyse" wurden nun auf dem Continent allgemein als gleichbedeutend mit „Lähmung von Gehirn- und Rückenmarkskrankheiten herrührend" aufgefasst, während Marshall Hall in der That unter cerebraler Paralyse eine Lähmung der willkürlichen Bewegung verstand, in welcher die Muskeln dem Einfluss des Gehirns entzogen sind; eine Lähmung, wie sie nach ihm durch Krankheit des Gehirnes selbst oder durch Krankheiten des Dorsaltheiles des Rückenmarks entsteht; während er unter spinaler Paralyse nicht Lähmung von Rückenmarkskrankheiten herrührend verstand, sondern eine Lähmung, in welcher die Muskeln dem Einfluss des Rückenmarks entzogen sind, wie z. B. nach einer Continuitätstrennung der motorischen Nerven. Die spinale Paralyse von Marshall Hall ist also dieselbe Affektion, welche man gewöhnlich als traumatische Lähmung bezeichnet.

So glaubte Marshall Hall, dass der Galvanismus eine Unterscheidung zwischen den folgenden pathologischen Zuständen möglich mache:

{1) Hemiplektische Gesichtslähmung.
{2) Gesichtslähmung von Paralyse des Nervus facialis.

3) Hemiplektische Lähmung des Armes und Beines, und
4) Affektionen der motorischen Nerven dieser Glieder.
5) Krankheiten des Dorsaltheiles des Rückenmarks, und
6) Krankheiten der Cauda equina in der Lumbargegend.

Marshall Hall zog dann weiter den Schluss, dass in der cerebralen Paralyse die Reizbarkeit der Muskelfaser erhöht sei, weil die Glieder nicht mehr dem Willensreize unterworfen seien, dass das Gehirn durch seine Willensakte die Reizbarkeit der Muskeln erschöpfe, während im Gegentheil das Rückenmark die wahre Quelle der nervösen Kraft sowohl als der Irritabilität der Muskelfaser sei, und dass in spinaler Paralyse die Erregbarkeit der contractilen Fasern desswegen vermindert oder vollständig erloschen sei, weil die Quelle dieser Kraft abgeschnitten sei. Hieraus erklärte Marshall Hall dann weiter den grösseren Einfluss von Gemüthsbewegungen und Respirationsakten (wie Gähnen, Niesen, Husten), und ausserdem die grössere Empfänglichkeit der gelähmten Muskeln für den Einfluss des Strychnins in Fällen von cerebraler Paralyse. Die Sonderbarkeit und Irrthümlichkeit der Marshall Hall'schen Anschauungsweise sind einleuchtend; aber es ist wichtig, dass man ihn nicht Beobachtungsfehler unterschiebe, die er nie begangen hat.

Dr. Pereira war der Erste, welcher die Marshall Hall'sche Theorie angriff, da er sich durch eine Anzahl von Beobachtungen an paralytischen Patienten überzeugt hatte, dass in gewissen Fällen von Hemiplegie die Muskeln der gelähmten Glieder nur in sehr geringer Weise auf den elektrischen Reiz antworteten, während die gesunden Glieder in sehr heftige Zuckungen geriethen [1]). Im Jahre 1845 machte dann Dr. Copland ebenfalls die Beobachtung, dass in vielen Fällen von cerebraler Paralyse die gelähmten Muskeln nicht reizbarer waren, als die gesunden, sondern im Gegentheil weniger reizbar [2]). Die ausführlichste Kritik der Marshall Hall'schen Theorie wurde je-

---

1) Elements of Materia Medica and Therapeutics 2nd edition Bd. II. p. 1300.
2) A Dictionary of Practical Medicine Vol III part. I p. 42.

doch von Dr. Todd in einer Abhandlung über die Contraktilität oder Irritabilität der Muskeln der gelähmten Glieder und ihre Erregbarkeit durch den galvanischen Reiz, in Vergleich mit den correspondirenden Muskeln der gesunden Glieder, geliefert[1]).

Um Marshall Hall's Ansicht von dem Gehirne als Erschöpfer der Muskel-Irritabilität zu widerlegen, wies Dr. Todd auf die physiologische Thatsache hin, dass die Kraft des gesunden Muskels durch Uebung innerhalb verständiger Grenzen erhöht wird, und dass Alles, was diese Uebung behindert, die Ernährung und folglich auch die Reizbarkeit des Muskels beeinträchtigt. Dr. Todd bewies dann aus 13 genau beobachteten Fällen, dass in gewissen krankhaften Zuständen des Gehirns die Reizbarkeit der gelähmten Muskeln nicht erhöht, sondern vermindert ist. In seinen Untersuchungen benutzte er alle Arten von Strömen, nämlich den constanten Strom mit der Schliessungszuckung, und den elektro-magnetischen und magneto-elektrischen Strom, bei denen die Oeffnungszuckung am Menschen die allein wahrnehmbare ist; die Resultate der Experimente wurden jedoch nicht im Geringsten durch die Verschiedenheit der angewandten Instrumente beeinflusst. Er fand nun, dass in einer gewissen Anzahl von Fällen die Muskeln bereitwillig auf den galvanischen Reiz antworteten und selbst in stärkere Zuckungen geriethen, als die Muskeln der gesunden Glieder; in solchen Fällen war immer ein gewisser Grad von Contraktur in den paralytischen Muskeln zu bemerken, und die Stärke der Zuckung stand in geradem Verhältniss zu der Stärke der Contraktur. In diesen Fällen ist der paralysirende Anlass mit Reizung der Hirnsubstanz verbunden; wie wir es finden, wenn ein apoplektischer Erguss mitten in's gesunde Gehirn erfolgt ist, auch bei Tuberkelbildung und Erweichung, besonders aber bei traumatischen Verletzungen, in Folge deren heftige Meningiten oder Meningeal-Apoplexien stattfinden u. s. w. In andern Fällen ver-

[1]) Medico-Chirurgical Transactions 1847.

ursachte der Galvanismus keine oder schwache Zuckungen; die Muskeln waren dann gewöhnlich schlaff und atrophisch, während sie in der ebengenannten Classe starr, roth und blutreich waren. Die Veranlassung ist, wenn die Muskeln schlaff sind und wenig auf den galvanischen Reiz antworten, meistens eine Strukturveränderung der Gehirnsubstanz selbst, welche entweder allmählich vor sich geht bei atheromatöser Entartung der Arterienhäute mit consecutiver Verschliessung ihres Lumens, oder auch plötzlich, wenn Pfröpfe in die Arterien gerathen und sie verstopfen; dabei kann also ein Reizzustand und eine aktive Hyperämie nicht stattfinden. In einer dritten Anzahl von Fällen endlich war bei vollständiger Paralyse kein Unterschied in der Reizbarkeit der gelähmten und gesunden Muskeln zu bemerken; dies waren meistentheils Fälle von Apoplexie in Leuten, die vorher gesund gewesen waren und sich nicht im vorgerückten Alter befanden. Es zeigte sich ausserdem, dass der Zustand der Muskelfaser selbst verhältnissmässig wenig Einfluss auf das Zustandekommen der erwähnten Phänomene hatte, sondern dass die Wirkung des Galvanismus von dem Zustande der Nervenkraft in den gelähmten Gliedern abhängig ist; da in Fällen, wo keine oder nur eine schwache Zuckung entsteht, die Nervenkraft in den Nerven der gelähmten Glieder deprimirt, die Wärme und der allgemeine Zustand der Ernährung unter das normale Niveau hinabgesunken, und keine Contraktur vorhanden ist, sondern die Muskeln eher in einem atrophischen Zustande befindlich sind.

Im Jahre 1850 veröffentlichte Duchenne [1]) eine Abhandlung über die elektro-muskuläre Sensibilität und Contraktilität, in welcher er sich sehr entschieden gegen die Versuchsmethode Marshall Hall's aussprach — nämlich den Strom durch zwei Wasserbecken zu den gelähmten Gliedern zu leiten — und behauptete, dass die einzige Art, wie man experimentiren soll, sei,

[1]) Archives générales de médecine 1850. Band XXII S. 4.

den Strom im Gewebe der gelähmten Muskeln zu lokalisiren. Was die cerebrale Lähmung anbetrifft, so erklärte Duchenne, dass die Muskel-Reizbarkeit der gelähmten Glieder von der der gesunden durchaus nicht abweiche, und dieselbe Ansicht ist von Moritz Meyer in seinem 1854 veröffentlichten Buche ausgesprochen.

In 19 Fällen von Lähmung, die theils durch einen apoplektischen Erguss, theils durch Gehirnatrophie und Geschwülste veranlasst waren, habe ich Versuche über die Muskelreizbarkeit angestellt und mich dabei theils der Marshall Hall'schen Methode bedient, theils den Strom im Muskelgewebe lokalisirt und dabei gefunden, dass die Resultate meistentheils etwas deutlicher sind, wenn man die letztere Methode anwendet, dass aber die Marshall Hall'sche Methode nicht die strengen Vorwürfe verdient, mit welchen Duchenne sie überhäuft hat, da sie in manchen Fällen sehr gute und klare Resultate liefert. Die Resultate meiner Untersuchungen stimmen fast ganz mit denen überein, welche von Dr. Todd erhalten wurden und besonders begreife ich gar nicht, wie Duchenne läugnen kann, dass in manchen Fällen von cerebraler Paralyse die Muskelerregbarkeit über die Norm erhöht ist, da ich mehrere Fälle dieser Art in verhältnissmässig kurzer Zeit gesehen habe, welche nicht den leisesten Zweifel über das Vorhandensein dieses Zustandes lassen konnten. Duchenne muss daher überhaupt wohl nur in wenigen Fällen von Gehirnlähmung die Muskelreizbarkeit untersucht haben und zufällig sind dann wohl diese Fälle gerade solche gewesen, in denen kein Unterschied in der Erregbarkeit der gesunden und gelähmten Glieder nachzuweisen war. Ich werde jetzt einige Fälle mittheilen, welche als Repräsentanten der drei Classen dienen sollen, welche man in der cerebralen Paralyse unterscheiden muss.

1. Fall von Hemiplegie durch Bluterguss; verminderte Erregbarkeit der Muskelsubstanz.

R. V. 57 Jahre alt, von ursprünglich kraftvoller und plethorischer Constitution, gegenwärtig aber durch eine antiphlogistische Behandlung etwas herunter gekommen, ist nie ernstlich krank gewesen, mit Ausnahme einer Pneumonie, von der er schnell hergestellt wurde. Vor sechs Monaten hat er einen apoplektischen Anfall gehabt, wobei er das Bewusstsein etwa 3 Stunden lang verlor und in Folge dessen eine Lähmung der rechten Seite, des Gesichts, der Zunge, des rechten Armes und Beines sich einstellte. Ueber die Ursache dieses Anfalls weiss er nichts anzugeben. Er hat hin und wieder an Herzklopfen gelitten, die Auscultation weist jedoch weder Aftergeräusche, noch eine Volumszunahme des Herzens nach. Er hat niemals Excesse irgend einer Art begangen, aber sein Vater ist an Apoplexie gestorben. Die Gesichtslähmung verschwand bald und auch die Muskeln des Armes und Beines haben einige Beweglichkeit wieder gewonnen. Er schreibt übrigens immer noch mit einer zitternden Hand und kann nur mit sehr grosser Unbequemlichkeit essen; hauptsächlich aber klagt er darüber, dass sein Gang sehr gehemmt ist. Seine Urtheilskraft und sein Gedächtniss sind nicht gestört, auch empfindet er keine Schmerzen im Kopf und in den Extremitäten; die Wange ist nicht verzogen und die Zunge steht vollkommen gerade, auch in den Bewegungen des Auges zeigt sich Nichts Abnormes, die Sprache geht ungestört vor sich. Die Haut des rechten Armes und Beines ist kalt und schlaff, der Puls ist 76 und schwächer auf der rechten, als auf der linken Seite. Was den Zustand der Sensibilität anbetrifft, so ist im rechten Arm und Bein ein Gefühl von Taubheit vorhanden und die Haut ist nicht so empfindlich gegen das Stechen einer Nadelspitze, wie gewöhnlich der Fall ist. Die Muskeln des rechten Armes und Beines sind erschlafft und haben eine Volumsverminderung erlitten. Die Beweglichkeit der Extensoren ist hauptsächlich geschwächt, während die Flexoren ziemlich kräftig sind. Es ist übrigens nicht die geringste Muskelstarre vorhanden, weder in der oberen, noch in der unteren Extremität. Passive Streckung des Vorderarms gegen den Oberarm und des Unterschenkels gegen den Oberschenkel kann man ausführen, ohne dass die Muskeln irgend einen bemerkbaren Widerstand leisten. Wurde der galvanische Reiz in mässiger Dose und mit langsamen Stromesunterbrechungen auf die Muskeln angewandt, so entstand keine Bewegung in den gelähmten Streckmuskeln des rechten Armes, während ein Strom von derselben Spannung und mit ebenso langsamen Unterbrechungen dieselben Muskeln des linken Armes sofort in Contraktion versetzte.

2) Fall von Hemiplegie; Reizzustand in der Schädelhöhle; vermehrte Erregbarkeit der Muskeln.

Im December 1858 war ein Patient, Namens King, 57 Jahre alt, im Kings College Hospital auf der Abtheilung von Dr. Todd. Dieses Individuum hatte wiederholte hemiplektische Anfälle gehabt, und litt wahrscheinlich an einem die Gehirnsubstanz comprimirenden und zugleich irritirenden Tumor. Die Symptome, welche in den 18 Monaten, die der Patient bereits zur Zeit seiner Aufnahme in das Hospital gelähmt gewesen war, vielfach gewechselt hatten, waren gegenwärtig wie folgt: Ptosis des linken oberen Augenlides und Lähmung der ganzen rechten Seite mit ausgesprochener Starre der Flexoren, besonders des Vorderarms. Um die Erregbarkeit der Muskeln zu prüfen, leitete ich einen schwachen Induktionsstrom in das Gewebe des musculus extensor digitorum communis des gelähmten Vorderarmes, worauf sofort die Starre der Flexoren sich löste und die Finger kräftig gestreckt wurden. Ich leitete nun denselben Strom in das Gewebe des nämlichen Muskels der gesunden Seite, und konnte dadurch keine Streckung der Finger bewerkstelligen; die Stromesstärke musste beträchtlich erhöht werden, und auch dann trat die Streckung nicht so ausgiebig auf, wie in dem gelähmten Arme. Es versteht sich von selbst, dass die Grösse und Befeuchtung der Elektroden dieselbe war und als Ansatzpunkt die Stelle gewählt wurde, wo die Muskelzweige, welche der Radial-Nerv zum musculus extensor digitorum communis abgiebt, oberflächlich sind. Was die Stromesrichtung anbetrifft, so erregte der aufsteigende Strom stärkere Zuckungen in den gelähmten Muskeln als der absteigende, und der absteigende Strom stärkere Zuckungen in den gesunden Muskeln als der aufsteigende. Diese Experimente wurden verschiedene Male und immer mit demselben Erfolg in der Gegenwart von Dr. Todd, Dr. Conway Evans und einer grossen Anzahl von Studenten wiederholt.

Die mit Reizzuständen in der Schädelhöhle verbundene Lähmung ist die einzige, in welcher die Erregbarkeit der gelähmten Muskeln über die der gesunden erhöht ist; wir können daher dieses Merkmal in der Diagnose verwerthen und das Axiom aufstellen, dass, wenn die Muskeln eines gelähmten Gliedes durch einen Strom von derselben Spannung und unter sonst gleichen Verhältnissen in stärkere Zuckungen gerathen, als die der gesunden Seite, die Lähmung mit einem irritirenden Krankheitsprozess in der Schädelhöhle einhergeht, respective von ihm abhängig ist. Die Reizbarkeit der Muskelfaser ist aber durchaus nicht in allen Fällen von cerebraler Paralyse erhöht und desshalb kann der von Marshall Hall aufgestellte Satz über cerebrale und spinale Paralyse nicht als richtig anerkannt werden.

Auf der anderen Seite ist es merkwürdig, wie lange Muskeln, welche in Folge eines Gehirnleidens dem Willenseinfluss entzogen sind, ihre Erregbarkeit durch den elektrischen Strom beibehalten und diese Eigenthümlichkeit kann auch in etwa zweifelhaften Fällen für die Diagnose benutzt werden, da fast in allen anderen Lähmungen von längerer Dauer die Muskelreizbarkeit bald geschwächt wird oder ganz erlischt.

3) Fall von Hemiplegie. Normale Erregbarkeit der Muskeln.

L. J. 62 Jahre alt, hat lange an der Gicht gelitten und

vor 7 Jahren einen apoplektischen Anfall gehabt; die Sprache und das Bewusstsein verloren sich dabei und eine vollständige Lähmung der linken Seite hatte ungefähr ein halbes Jahr lang unverändert bestanden, nach welcher Zeit sich eine allmähliche Besserung einstellte. Jetzt ist die Sprache noch behindert, der Gang erschwert und die Bewegung des linken Daumens und Zeigefingers äusserst beschränkt; obwohl die Muskeln dieser Finger seit 7 Jahren nicht gebraucht sind, ist doch die Erregbarkeit der Extensoren und Abductoren vollkommen erhalten, indem diese Muskeln auf einen schwachen, elektrischen Reiz bereitwillig antworten. Dasselbe ist der Fall in den unteren Extremitäten. Es lässt sich kaum ein grösserer Gegensatz denken, als zwischen dem Zustand der durch cerebrale Affektion gelähmten Muskeln und dem, welchen man nach Verletzung der Continuität der motorischen Nerven beobachtet. Im letzteren Falle erlischt die Muskelreizbarkeit schnell.

Spinale Paralyse (Marshall Hall). Traumatische Paralyse (die continentalen Autoren).

Dr. Marshall Hall hat als spinale Paralyse den Zustand bezeichnet, welcher entsteht, wenn der Muskel funktionell von dem Rückenmarke getrennt ist, wie z. B. durch Verwundung eines Nerven. Diese eigenthümliche Anschauungsweise des englischen Physiologen ist natürlicherweise fast allgemein missverstanden, indem fast alle Schriftsteller das, was Marshall Hall spinale Paralyse genannt hat, als gleichbedeutend mit einer Krankheit des Rückenmarkes angesehen haben. Aber nach Dr. Hall kann cerebrale Paralyse durch Krankheiten des Rückenmarkes verursacht werden, z. B. wenn der Dorsaltheil des Rückenmarkes eine Schädlichkeit erlitten hat, so findet in den Muskeln, welche von Nerven versorgt werden, die von dem beschädigten Theile entspringen, spinale Paralyse statt; während die Muskeln, welche von Nerven versorgt werden, die von der unterhalb der pathologischen Veränderung befindlichen Portion des Rückenmarkes entspringen, von cerebraler Paralyse befallen sind, da sie nur dem Willenseinflusse entzogen sind, aber in funktioneller Verbindung mit dem Rückenmarke verbleiben.

Die von Dr. Hall so genannte spinale Paralyse ist von den continentalen Autoren als traumatische Lähmung bezeichnet worden. Beide Parteien stimmen übrigens darin überein, dass in Fällen dieser Art die Erregbarkeit der Muskeln verringert oder auch ganz erloschen ist; in Fällen dieser Art, welche unter meine Beobachtung gerathen sind, habe ich das Nämliche beobachtet.

4) Fall von traumatischer Paralyse des Nervus facialis.

S. W. Beverley Ward, St. Mary's Hospital, auf der Abtheilung von Mr. Ure. Die Geschichte dieses Falles ist ziemlich dunkel, indem die Patientin auf beiden Ohren taub ist, nicht sehr gut lesen kann und ihre Angehörigen nur sehr wenig über ihren früheren Zustand ausgesagt haben. Es ergiebt sich übrigens, dass ihr Mann sie verschiedene Male arg durchgeprügelt und ihr bei einer Gelegenheit einen sehr heftigen Schlag auf den Kopf gegeben hat. Die Patientin klagt über Kopfschmerz, die Muskeln der linken Gesichtshälfte sind gelähmt, und der Nadelstich wird in der Haut derselben Seite nur sehr unbedeutend gefühlt. Ich richtete den elektrischen Strom auf jeden einzelnen Gesichtsmuskel, aber es zeigte sich kaum ein leichtes Zittern in der Faser, während die durch den Galvanismus erregte Empfindung ziemlich bedeutend war.

Das vollkommene Erlöschen der Muskel-Reizbarkeit kurze Zeit nach dem Beginne der Lähmung beobachtet man nur in Fällen von Continuitätstrennung der motorischen Nerven (durch Quetschung, Verwundungen, Eiterung, Compression durch Geschwülste u. s. w.) und der Verlust der Muskelcontraktilität kann in manchen Fällen die Diagnose bedeutend erleichtern. So hat Duchenne einen Fall von Lähmung beobachtet, in welchem die Schultermuskeln auf die Applikation des elektrischen Reizes nicht mit Zuckung antworteten; daraus schloss er auf das Bestehen einer traumatischen Paralyse und man entdeckte, hierdurch geleitet, bald eine syphilitische Exostose, welche Zweige vom Cervical- und Brachialplexus comprimirte.

Was die von Atrophie des Rückenmarkes herrührende Lähmung anbetrifft, so ist die Erregbarkeit der Muskeln in Fällen von langer Dauer gewöhnlich geschwächt, zuweilen aber erscheint sie vollkommen normal, obwohl das Volumen der Muskeln sich bedeutend vermindert haben mag, und die Muskeln dem Willen nicht mehr gehorchen wollen. Die Reizbarkeit ist jedoch nie ganz erloschen, so lange überhaupt noch Muskelgewebe existirt.

Hysterische Lähmung.

Nicht selten findet sich in hysterischen Frauen eine mehr oder weniger vollständige Lähmung der unteren Extremitäten, welche gewöhnlich durch Angst oder Aufregung verursacht wird. Fälle von hysterischer Hemiplegie sind sehr selten. Duchenne hat behauptet, dass in allen Fällen dieser Art die elektrische Erregbarkeit der Muskeln normal sei, während die elektro-musculäre Sensibilität (d. h. die durch die elektro-muskuläre Zusammenziehung entstehende Empfindung) vermindert, oder erloschen sei. Nach meinen Untersuchungen ist dies nur für Fälle von kurzer Dauer gültig, da ich sowohl bei hysterischer Paraplegie als Hemiplegie von längerer Dauer die Reizbarkeit der Muskelfaser bedeutend vermindert gefunden habe.

5) Fall von hysterischer Paraplegie; verminderte Erregbarkeit der Muskelfaser.

Vor einiger Zeit wurde ich von Dr. Todd ersucht, eine 28 Jahre alte, unverheirathete Dame zu galvanisiren, welche den Gebrauch ihrer unteren Extremitäten in Folge eines heftigen Schreckens fast vollkommen verloren hatte. Ihr Gang war sehr schwankend, und wenn sie nicht gehörig unterstützt wurde, fiel sie zur Erde nieder. Die Krankheit wanderte gewissermaassen von einem Gliede zum anderen, und griff bald mehr das rechte, bald mehr das linke Bein an; für eine kurze

Zeitlang wurde auch die rechte Hand afficirt und Schreiben und Klavierspielen wurde sehr beschwerlich. Als ich sie zum ersten Mal sah, schleppte sie ihr rechtes Bein wie ein Stück lebloser Materie hinter sich her; der Fuss fegte gewissermaassen den Boden, und da er sich immer einwärts wandte, wurde die innere Seite des Schuhes gewöhnlich in wunderbar kurzer Zeit zerrissen. Wenn sie sass, konnte sie kaum den Fuss erheben oder auswärts drehen, auch die Zehen vermochte sie nicht zu bewegen; es fiel ihr sehr schwer aus der sitzenden Stellung sich zu erheben, auch zu Bett zu gehen; und es war ihr fast unmöglich das Pedal des Klaviers und der Harfe zu drücken. Als ich im Beginn der Behandlung einen schwachen Induktionsstrom in den Extensor cruris quadriceps eintreten liess, zog sich dieser Muskel linkerseits sofort zusammen; derselbe Strom aber war nicht im Stande den gleichnamigen Muskel der rechten Seite zu erschüttern, und obwohl ich die Spannung des Stromes bedeutend erhöhte, traten doch nur schwache Vibrationen in den Fasern des rechten Quadriceps auf. Ebenderselbe Zustand fand sich in den Peronei und Tibiales; und erst nach 16 Sitzungen war die Ernährung in den Muskeln so weit hergestellt, dass derselbe Strom die Muskeln der rechten und linken Seite ohne Unterschied in Bewegung zu setzen vermochte.

Bleilähmung.

Blei kommt entweder durch die Lungen ins Blut, wie z. B., wenn man in neu angestrichenen Zimmern schläft, oder es wird von der Haut absorbirt; auch mit der Nahrung wird es mitunter genommen, besonders mit verfälschtem Wein und Bier, und seit Kurzem ist eine ganze Anzahl von Fällen bekannt geworden, in welchen das Blei dadurch in das Blut gelangte, dass Individuen sich eines in Bleifolie verpackt gewesenen Schnupftabaks bedient hatten. Die Lähmung, welche in Folge von Bleivergiftung entsteht, afficirt immer gewisse Muskelgruppen, während andere theilweise oder ganz verschont bleiben. Die Arme sind wohl in allen Fällen leidend, während die unteren Extremitäten verhältnissmässig von der Krankheit frei bleiben; im Arm werden die Flexoren verschont und die Extensoren befallen. Der erste Muskel, welcher afficirt wird, ist gemeiniglich der Musculus extensor digitorum communis, später leiden auch die Strecker des Zeigefingers und kleinen Fingers; zuletzt die Extensores carpi radialis und ulnaris, der Triceps und Deltoides, und die Muskeln des Daumenballens. In Fällen dieser Art ist die Erregbarkeit der Muskeln immer sehr bedeutend herabgesetzt und oft ganz erloschen, dies ist nicht blos dann der Fall, wenn in Folge der Bleivergiftung Atrophie aufgetreten ist, sondern auch wenn sich das Volumen der Muskeln nur um ein Unbedeutendes vermindert hat; und in gewissen Fällen bleibt die Erregbarkeit der Muskeln durch den elektrischen Strom selbst dann noch schwach, wenn die willkürlichen Bewegungen bereits wieder eine gewisse Kraft erlangt haben.

6. Fall von Bleilähmung; Erregbarkeit der Muskeln erloschen.

S. R., Anstreicher, 28 Jahre alt, hat an verschiedenen Paroxysmen der Bleikolik gelitten, wovon er durch Anwendung innerer Arzneien hergestellt wurde. Sechs Wochen bevor er in meine Behandlung kam, hatte er Schmerz in den Gelenken und Wadenkrämpfe. Jetzt klagt er darüber, dass sein linkes Handgelenk schlaff herabhängt und gleichfalls über hartnäckige Verstopfung. Am Zahnfleisch ist ein bläulicher Rand sichtbar. Alle Streckmuskeln des linken Vorderarms und der Deltoides sind paralysirt; der linke Arm und die Finger können nicht gehoben werden. Unterstützt man aber die ersten Phalangen, so kann der Patient die zweiten und dritten Fingerglieder strecken, was beweist, dass die Interossei und Lumbricales nicht gelitten haben. Der Rücken des Vorderarms ist ganz hohl in Folge von Atrophie der Extensoren. Die Flexoren haben nicht gelitten. Der rechte Arm ist schwach aber nicht gelähmt. Die unteren Extremitäten sind afficirt. Ein starker Strom, den ich auf den Deltoides anwende, erregt blos ein leichtes Zittern in den Fasern dieses Muskels, welcher sehr abgemagert ist, und in den Extensoren des Vorderarms ist die Erregbarkeit vollkommen erloschen. Ich galvanisirte den Patienten einen um den anderen Tag etwa vier Wochen lang, wonach er sehr bedeutend an Kraft in den Muskeln gewonnen hatte, deren Volumen sich erheblich vermehrt hatte; doch aber blieb die Erregbarkeit noch immer an der linken Seite geringer als an der rechten.

Um den Werth der Elektricität als diagnostisches Hülfsmittel in Fällen dieser Art zu erläutern, will ich hier einen anderen Fall von Lähmung des Vorderarms anreihen, welcher nicht durch Bleivergiftung verursacht war.

7. Spontane Paralyse der Strecker des Vorderarms; Erregbarkeit der Muskeln vollkommen erhalten.

W. W., Maurer, aus der ambulatorischen Klinik von St. Mary's Hospital. Ohne dass irgend welche Prodromialsymptome sich eingestellt hatten, bemerkte dieser Patient eines Morgens beim Erwachen, dass er seinen rechten Arm nicht bewegen konnte; das Handgelenk ist niedergesunken, kann auch nicht seitlich bewegt werden und die Sensibilität der Haut am Rücken des Vorderarms ist verringert. Weder Bleivergiftung noch Quetschung des N. radialis noch rheumatische Anlässe, noch Gehirnkrankheit, noch Atrophie der Muskeln ist vorhanden. Auch läugnet der Patient den Abend vorher berauscht gewesen zu sein und sehr tief geschlafen zu haben. Er klagt ausserdem über keinen Schmerz sondern über ein Gefühl von Taubheit. Alle Streckmuskeln am Rücken des Vorderarms sind dem Willenseinfluss entzogen; die Erregbarkeit dieser Muskeln durch den elektrischen Strom ist dabei vollkommen erhalten, jedoch giebt der Patient an, dass die Application des Stromes kaum von ihm gefühlt wird; er fühlt, dass die Muskeln sich bewegen, aber selbst, wenn ein äusserst schnell unterbrochener und sehr starker Strom angewandt wird, so entsteht dadurch doch keine krampfige Empfindung, welche auf der anderen Seite dagegen sehr stark gefühlt wird. Es muss dabei erwähnt werden, dass, wenn man eine genaue Kenntniss über den Zustand der durch die elektrische Muskelreizung verursachten Empfindung erlangen will, es durchaus nöthig ist, immer die correspondirenden Muskeln der rechten und linken Seite zu vergleichen. Würde man z. B. die Rückseite und Vorderseite des Vorderarms vergleichen, so würde das Resultat ganz complicirt sein, indem die Haut an der Vorderseite weit zarter ist als an der Rückseite und desshalb einen weit geringeren Leitungswiderstand besitzt.

Die Verschiedenheit in der allgemeinen Symptomatologie der beiden zuletzt erwähnten Fälle ist in die Augen fallend. Aber nicht immer sind die Wirkungen des Bleis auf den Organismus so deutlich wie in dem Fall des Anstreichers S. R., in der That, es kommt mitunter vor, dass das Herabsinken des Handgelenks das erste Zeichen der Bleivergiftung ist. Die Diagnose zwischen Bleiparalyse und Fällen wie der zuletzt erwähnte, ist übrigens nicht nur theoretisch, sondern auch praktisch wichtig, da in der Bleilähmung die Anwendung der Elektricität mit einer allgemeinen medikamentösen Behandlung verbunden werden muss, während die letztere in Fällen von spontaner Paralyse nicht nothwendig erscheint. Behauptet ein Patient bei seinem Geschäfte oder sonst nie mit Blei in Berührung gekommen zu sein, so kann man daraus durchaus nicht die Möglichkeit einer Bleivergiftung in Abrede stellen, indem Blei sehr häufig ins Blut gelangt, ohne dass die betreffenden Individuen die geringste Ahnung davon haben. Ausserdem ist die Bleilähmung durchaus nicht immer von allgemeinen Störungen des Befindens begleitet, welche, wenn sie vorhanden sind, die Diagnose erleichtern. Ist bei einer Lähmung der Streckmuskeln des Vorderarms die elektrische Erregbarkeit der Muskeln erhalten, so kann man mit Bestimmtheit den Schluss daraus ziehen, dass kein Blei im Organismus vorhanden ist.

Was die rheumatische Lähmung anbetrifft, so ist nach Duchenne die elektrische Erregbarkeit der Muskeln in dieser Affection vollkommen erhalten, während die Empfindung, welche durch die Anwendung des Stromes in den Muskeln entsteht, an der leidenden Seite stärker oder doch normal ist. Dies ist ganz richtig für Fälle von kurzer Dauer, dagegen habe ich in alten verschleppten Fällen fast immer eine Herabsetzung der Muskelerregbarkeit angetroffen.

Was endlich die Cruveilhier'sche Muskelatrophie anbetrifft, so steht die Erregbarkeit der contraktilen Faser in dieser Affektion in geradem Verhältniss zu dem Zustande der Ernährung in den quergestreiften Muskelröhren. Je bedeutender die Muskelmasse vermindert ist, desto schwächer erscheint die Zusammenziehung; so lange aber noch quergestreifte Muskelröhren übrig bleiben, entsteht auch noch eine Zuckung. Hierin verhält sich auch die Cruveilhier'sche Atrophie ganz anders wie die Bleiparalyse und die von Continuitätstrennung motorischer Nerven abhängige Lähmung, in welchen Affektionen die Muskeln, trotzdem dass die Ernährung derselben verhältnissmässig nur unbedeutend gesunken sein mag, dennoch sich weigern mit Zusammenziehung auf den elektrischen Reiz zu antworten. In der Cruvielhier'schen Atrophie können wir also den Zustand jedes einzelnen Muskels und Muskelbündels auf die befriedigendste Weise mittelst des Induktionsstromes eruiren.

Wir sind somit zu dem Resultate gelangt, dass die Muskeln gelähmter Glieder drei verschiedene Zustände zeigen können, wenn man sie der Wirkung des elektrischen Stromes unterwirft, und dass dies uns in manchen Fällen in den Stand setzen kann, die Diagnose der paralysirenden Veranlassung zu erkennen. In folgenden Sätzen geben wir ein Résumé dieser Untersuchungen:

1. Wenn die Erregbarkeit der Muskelfaser in gelähmten Gliedern erhöht erscheint, so haben wir es mit einem Falle von cerebraler Paralyse zu thun, die von Reizzuständen innerhalb der Schädelhöhle abhängig ist.

2. Wenn die Erregbarkeit der Muskelfaser in gelähmten Gliedern stark vermindert oder erloschen ist, so haben wir es aller Wahrscheinlichkeit nach mit Fällen von Continuitätstrennung motorischer Nerven oder Bleilähmung zu thun; dabei aber muss man sich erinnern, dass alte, verschleppte Fälle von hysterischer und rheumatischer Lähmung und selbst einige Fälle von cerebraler Paralyse dasselbe Verhalten zeigen.

3. Wenn die Erregbarkeit der Muskelfaser in gelähmten Gliedern der in den gesunden gleichkommt, so ist kein Blei im Organismus und hat keine Continuitätstrennung der motorischen Nerven stattgefunden, sondern wenn es alte Fälle sind, so hängen sie von Gehirnkrankheiten ab und wenn es verhältnissmässig frische Fälle sind, so sind sie entweder hysterisch, rheumatisch oder spontan.

Fünfter Abschnitt.

Elektro-Therapie.

Als Heilmittel kann die Elektricität nicht allein in der Medizin, sondern auch in der Chirurgie und Geburtshülfe mit Vortheil angewandt werden. In der Medizin ist die Elektricität ein äusserst werthvolles Mittel in gewissen paralytischen und Krampfkrankheiten, und in Hyperästhesieen und Anästhesieen; man hat dieselbe ausserdem zur Resorption der rheumatischen Schwielen benutzt, und als Transportmittel, um medizinische Substanzen in den Körper einzuführen und aus ihm auszuscheiden. In der Chirurgie kann man den elektrischen Strom anwenden, um Blutgerinnung in aneurysmatischen Säcken und varikösen Venen herbeizuführen, ferner zur Auflösung der Blasensteine, zur Cauterisation, zur Heilung von Geschwüren und zur Resorption von Exsudaten. Endlich in der Geburtshülfe hat man den Galvanismus als Reizmittel in Fällen von Wehenschwäche und Metrorrhagieen angewandt.

Die Elektricität in der Medizin.

Wir haben im zweiten Abschnitte dieses Buches gesehen, dass man alle Nervenfunktionen durch den elektrischen Strom ins Leben rufen und die Lebensenergie der Nerven nach Belieben erregen oder schwächen kann, je nach der Art, in welcher man die Elektricität anwendet. Daraus ist leicht abzunehmen, dass man den elektrischen Strom als ein Erregungsmittel der Muskelkraft in paralytischen Zuständen und der Sensibilität in Anästhesieen anwenden kann, und dass derselbe auf der anderen Seite dienlich sein kann, um spasmodische Zustände zu beruhigen und krankhafte Erhöhung der Sensibilität, wie sie in den Neuralgieen stattfindet, herabzusetzen. Man muss darum aber nicht glauben, dass die Elektricität mit Erfolg in allen Fällen von Lähmung, Krampf, Neuralgie und Anästhesie benutzt werden kann; in der That, wollte man sie in allen solchen Fällen ohne Unterschied in Anwendung ziehen, wie das in früheren Zeiten geschehen ist, so würde man eventuell mehr Schaden anrichten als Erfolg haben. Der Grund dafür ist, dass Lähmung Krampf, Anästhesie und Neuralgie durchaus nicht bestimmte Krankheitsprozesse, sondern bloss Symptome von Krankheiten sind, welche durch die verschiedenartigsten Störungen bedingt werden können. Es erscheint daher nöthig, die verschiedenen Ursachen in Erwägung zu ziehen, welche Lähmung, Krampf, Anästhesie und Neuralgie veranlassen können, und dann erst werden wir uns ein Urtheil darüber bilden können, in welchen Fällen man die Elektricität mit guter Aussicht auf Erfolg anwenden kann.

I. Von der elektrischen Behandlung der Lähmungen.

Lähmung kann durch verschiedene Krankheiten der Centralorgane des Nervensystems entstehen, wie durch einen Bluterguss ins Gehirn und Zerreissung von Gehirnfasern; durch solche pathologische Prozesse wird die normale Verbindung zwischen dem Gehirn und den motorischen Nerven unterbrochen, so dass die Befehle des Willens nicht mehr zu den Muskeln gelangen, welche desshalb unfähig sind willkürliche Bewegungen auszuführen. Es entsteht daher die Frage, ob der elektrische Strom überhaupt auf das Gehirn des lebenden Menschen einwirken kann, und wenn dies der Fall ist, ob wir ihn in Lähmungen, welche unmittelbar von Gehirnkrankheiten abhängig sind, anwenden dürfen. Das Gehirn und Rückenmark sind von Häuten und Knochen umgeben, welche dem Durchgang der Elektricität einen sehr grossen Leitungswiderstand entgegensetzen; sie sind daher derselben unzugänglich, wenn man nicht einen Strom von so hoher Spannung anwenden wollte, als für den Patienten gefährlich werden könnte. Die Forschungen von Herrn Bonnefin[1]) haben es sehr wahrscheinlich gemacht, dass wenn man einen sehr starken Strom mittelst der Metallpinsel auf die sensibeln Hautnerven anwendet, ein sehr schwacher Strom durch die Centralorgane des Nervensystems gehn kann. Aber selbst zugegeben, dass man einen sehr schwachen Strom durch das Gehirn senden kann, so beweist dies doch nicht im Geringsten, dass einen solches Verfahren irgend einen Vortheil haben könnte. Es giebt keine Thatsache, welche uns zu der Annahme berechtigt, dass ein Bluterguss in das Gehirn oder Atrophie und Erweichung der Gehirnsubstanz in irgend einer Weise durch die Elektricität gebessert werden könnte. Im Gegentheil die Erfahrung hat vollgültig nachgewiesen, dass solche Krankheiten durch die Anwendung derselben verschlimmert werden. Duchenne hat eine Anzahl von Fällen erwähnt, in welchen durch die unzweckmässige Anwendung der Elektricität bei Gehirnkranken ein neuer apoplektischer Anfall hervorgerufen wurde. [2])

Nichtsdestoweniger kann die Elektricität in gewissen Fällen von Lähmung, welche ursprünglich von einer Gehirnkrankheit abhängen, grosse Dienste leisten. Um dies verstehn zu können, müssen wir den pathologisch-anatomischen Prozess analysiren, welcher in dem Gehirn entsteht, wenn der Patient den apoplektischen

---

[1]) Journal de la Physiologie par M. Brown-Séquard. No. III.

[2]) De l'éctrisation localisée etc. p. 724.

Anfall überlebt hat. Es ist einleuchtend, dass, wenn eine bedeutende Zertrümmerung der Gehirnsubstanz stattgefunden hat, die Lähmung aller Wahrscheinlichkeit nach permanent bleiben wird. Aber wenn nur ein Bluterguss stattgefunden hat, so sind die Symptome mehr durch das Blutgerinnsel verursacht, welches die Gehirnsubstanz zusammendrückt und trennt, als durch Zerstörung des Gehirngewebes; obwohl es ganz richtig ist, dass ein Bluterguss in das Gehirn fast immer von einer geringen Zerreissung der Gehirnfasern begleitet ist. In Fällen, wo die Lähmungserscheinungen hauptsächlich durch ein Coagulum verursacht sind, kann die Gesundheit des Patienten vollkommen wieder hergestellt werden. Zuerst werden die flüssigen Bestandtheile des Blutes, welche in das Gehirn ergossen sind, resorbirt, und eine organisirte Membran, die Cyste, gebildet, während das Coagulum im Laufe der Zeit gleichfalls resorbirt wird. Die Cyste schrumpft dann zusammen und zuletzt findet man nur noch eine Narbe. In einer gewissen Anzahl von Fällen hält mit diesem Reparationsprozess eine Besserung der paralytischen Symptome gleichen Schritt und eine spontane Heilung kann auf diese Weise erfolgen. In andern Fällen entsteht durch das Zusammenschrumpfen der Cyste ein Reizzustand im Gehirn und die gelähmten Muskeln nehmen dann eine eigenthümliche Starre an. Endlich kann es vorkommen, dass die Narbe gebildet und keine Muskelstarre vorhanden ist, die Lähmung aber doch noch in mehr oder minder erheblichem Grade fort dauert. Wenn eine ausgedehnte Zerreissung von Gehirnsubstanz stattgefunden hat und wenn durch das Zusammenschrumpfen der Cyste Muskelstarre entstanden ist, so hängt die Lähmung noch immer von dem Leiden des Centralorgans ab und eine elektrische Behandlung würde dann diese Symptome nur verschlimmern. Es ist gleichfalls einleuchtend, dass man die Elektricität nicht anzuwenden braucht, wenn sich Symptome einer spontanen Besserung zeigen. Wenn wir dagegen Grund haben, zu glauben, dass die Narbe gebildet ist und die Lähmung nichtsdestoweniger fortdauert, so kann der elektrische Strom mit einer guten Aussicht auf Erfolg angewandt werden und man muss ihn dann in den gelähmten motorischen Nerven und Muskeln lokalisiren.

Wir brauchen nicht zu erwähnen, dass, wenn die Lähmung von Geschwülsten abhängt, welche die Gehirnsubstanz zusammendrücken, nicht der geringste Grund für die Anwendung der Elektricität vorliegt.

Lähmung entsteht gleichfalls durch Entzündung und Atrophie des Rückenmarkes. Dies sind die Fälle, welche Remak mittelst des constanten Stromes zu kuriren vorgibt; ich fürchte jedoch, dass er sich entweder in der Diagnose seiner Fälle geirrt hat, oder dass er sich in einer sonderbaren Täuschung über die Heilung befindet. Meiner Ansicht nach sind Lähmungen, welche von krankhaften Zuständen im Rückenmark abhängen, fast niemals für eine elektrische Behandlung geeignet, indem das Leiden des Centralorgans nur in einer sehr geringen Anzahl von Fällen sich spontan bessert, sondern gewöhnlich ohne stillzustehen, in seinem unheilvollen Laufe weitergeht. Wenn das Leiden des Rückenmarkes frisch ist und sich weiter entwickelt, so werden die Symptome durch eine elektrische Behandlung verschlimmert.

Oertliche Lähmungen werden weit eher durch eine elektrische Behandlung beseitigt; aber nicht einmal jede örtliche Lähmung kann durch den Strom gebessert oder geheilt werden. So entstehen Lähmungen durch Schädlichkeiten, welche auf die motorischen Nerven einwirken, Wunden, Erschütterungen, Quetschungen u. s. w. Die Elektricität ist nicht im Stande, die Wiedervereinigung von getrennten Nervenstücken zu befördern, noch einen Entzündungsprozess in der Nervenscheide zum Stillstand zu bringen; aber wenn eine solche Heilung stattgefunden hat und die Erregbarkeit der Nerven dann noch geschwächt bleibt, kann dieselbe durch eine elektrische Behandlung wieder zum Normalzustande hergestellt werden.

Ausserdem giebt es noch andere Arten der Lähmung, worin

weder die motorischen Nerven noch die Centralorgane des Nervensystems nachweisbare Schädlichkeiten erlitten haben. In Fällen dieser Art ist die Elektricität ein ausgezeichnetes Mittel. Dahin gehören Fälle von hysterischer Lähmung, rheumatischer Lähmung, Bleilähmung, unvollständige Lähmung der unteren Extremitäten, welche mit Krankheiten der Harnorgane verknüpft ist; Fälle von Lähmung, die nach akuten Krankheiten, wie z. B. Typhus, Cholera, Diphtheritis zurückbleibt, und Fälle von spontaner Paralyse, in welchen es unmöglich erscheint, die Ursache des Leidens zu bestimmen. Endlich werden Fälle von gestörter Ernährung und Atrophie der Muskelsubstanz fast immer durch die Anwendung der Elektricität gebessert.

Wir wenden uns jetzt zur Betrachtung der Frage, worin die Heilwirkung des Galvanismus in paralytischen Zuständen besteht, eine Frage, welche bis jetzt noch keine befriedigende Lösung gefunden hat. Es ist einleuchtend, dass wir sie nur dann richtig beantworten können, wenn wir unsere Schlüsse aus den Thatsachen ziehen, welche die Elektro-Physiologie und die therápeutische Erfahrung uns an die Hand geben.

Erster Grundsatz:

Der elektrische Reiz ist im Stande, das Gleichgewicht in den kleinsten Theilen der motorischen Nerven und Muskeln zu stören und den Zustand hervorzubringen, in welchem diese Organe physiologisch thätig sind. Wird diese Störung auf zweckmässige Weise verursacht, so richtet sie keinen Schaden an, sondern kann die verlorene oder gesunkene Lebensenergie der motorischen Nerven und Muskeln bessern oder ganz wieder herstellen.

Da der erste Theil dieses Grundsatzes unmittelbar aus dem hervorgeht, was wir in dem Abschnitt über Elektro-Physiologie auseinander gesetzt haben, so wollen wir nur einige Worte über den letzteren Theil desselben sagen, welcher eine Schlussfolgerung aus unserer therapeutischen Erfahrung ist.

Es giebt zwei Arten von paralytischen Zuständen, welche häufig durch die Anwendung der Elektricität gebessert oder geheilt werden, worin wir nur durch diesen Grundsatz den Erfolg der Behandlung erklären können. Wir spielen hier zunächst auf solche Fälle an, in welchen die Erregbarkeit der gelähmten Muskeln vollkommen erhalten ist; und zweitens auf solche, in welchen die gelähmten Muskeln durchaus nicht auf den elektrischen Reiz antworten. Wenn es also richtig wäre, wie man oft behauptet hat, dass der Galvanismus nur dadurch eine Heilwirkung äussere, dass er Zusammenziehungen der gelähmten Muskeln hervorriefe und auf diese Weise die Ernährung derselben verbesserte, so könnten Fälle, wie die eben erwähnten, durchaus nicht von der Elektricität gebessert oder kurirt werden, indem nämlich in der ersten Art von Fällen die Ernährung der Muskeln vollkommen gut ist, da sie auf einen schwachen Strom durch Zuckung antworten, und in der letzteren Art von Fällen gar keine Zuckung entsteht. Wir haben Fälle von cerebraler und hysterischer Lähmung, in welchen die paralysirten Muskeln ihre volle contraktile Kraft bewahrt haben, schnell und beträchtlich durch die Anwendung der Elektricität gebessert. Wir haben gleichfalls Fälle von rheumatischer und spontaner Paralyse, in welchen die Ernährung der Muskeln nicht im Geringsten gelitten hatte, durch den elektrischen Strom kurirt. Es ist möglich, dass in solchen Fällen die Lähmung von einer Verringerung oder Umkehrung des Eigenstromes der Nerven und Muskeln abhängig ist, und dass dieser Eigenstrom durch die Anwendung der Elektricität wieder zur Norm zurückgeführt wird.

Auf der anderen Seite zeigt sich die Heilwirkung der Elektricität aufs Frappanteste in Fällen von Bleilähmung und traumatischer Paralyse, obwohl im Beginn der Behandlung selbst ein Strom von sehr hoher Spannung nicht die geringsten Bewegungen in den gelähmten Muskeln hervorruft. In solchen Fällen kann man die Heilwirkung nicht dadurch erklären, dass der elektrische Strom Zusammenziehungen der paralysirten Muskeln herbeiführt, denn diese bleiben vollkommen ruhig; noch auch dadurch, dass der Strom eine erhöhte Zufuhr arteriellen Blutes zu den Gliedern verursacht; denn man kann weder in der Temperatur noch in dem Volumen der Muskeln irgend eine solche Zunahme nachweisen; sondern nur durch die Annahme, dass der Strom die Beweglichkeit in den kleinsten Theilen der Nerven und Muskeln wieder herstellt, welche für sie nothwendig ist, wenn sie physiologisch thätig sein sollen.

Zweiter Grundsatz:

Der elektrische Reiz gestattet die nothwendige Abwechslung zwischen Zusammenziehung und Ausdehnung der Muskeln, ohne welche die Ernährung dieser Organe gewöhnlich schnell und ernstlich beeinträchtigt wird.

Da diese Thatsache niemals in Frage gestellt worden ist, so weisen wir bloss auf die Beobachtungen John Reid's hin, welche in dem zweiten Abschnitt dieses Buches erwähnt sind.

Dritter Grundsatz:

Der elektrische Reiz verursacht, indem er Zusammenziehungen der Muskeln hervorruft und auf diese Weise die chemischen Umsetzungen d. h. die Oxydirung der Muskelsubstanz erhöht, eine reichlichere Zufuhr arteriellen Blutes zu dem Gewebe derselben, was durch Temperatur-Erhöhung und Volumenszunahme in den galvanisirten Theilen evident wird und so die Ernährung des Muskels erhöht.

Dieser Grundsatz ist bereits in dem zweiten Abschnitt dieses Buches bewiesen worden.

Resumé: Die Heilwirkung des Galvanismus in lähmungsartigen Zuständen besteht also darin, dass der elektrische Reiz den kleinsten Theilen der Nerven und Muskeln ihre verlorene Beweglichkeit zurückgiebt und dass er Zusammenziehung und eine erhöhte Zufuhr arteriellen Blutes zu den paralysirten Muskeln verursacht.

Es bleibt uns jetzt noch übrig, die Art der Elektricität zu bestimmen, welche man in Lähmungen anwenden muss, die Richtung, in welcher der Strom durch die Theile gehen soll, die Stärke des Stromes und die Dauer der Sitzung.

Was die Art der Elektricität anbetrifft, welche in paralytischen Zuständen zur Anwendung kommen muss, so ist es klar, dass man mit Rücksicht auf das elektro-physiologische Gesetz zu verfahren hat, welches zuerst von Du Bois-Reymond aufgestellt worden ist, nämlich, dass die motorischen Nerven nicht durch die absolute Menge der Dichtigkeit des Stromes erregt werden, sondern nur durch die Schwankungen, welche in der Dichtigkeit des Stromes von einem Augenblick zum andern auftreten, und dass die Erregung im graden Verhältniss steht zu der Schnelligkeit, mit welcher diese Veränderungen stattfinden. Daraus folgt, dass man in der Behandlung der Lähmung nicht den constanten Strom benutzen muss, sondern nur Induktionsströme, welche aus grossen und plötzlichen Schwankungen bestehen und somit im Stande sind, die Lebensenergie der motorischen Nerven auf's Höchste zu erregen.

Ein wunderlicher Einwand ist von Golding Bird[1]) gegen den Volta-elektrischen Induktionsstrom als anti-paralytisches Heilmittel erhoben worden. Dieser Arzt hält es für nothwendig, dass der Strom in derselben Richtung durch die gelähmten Muskeln fliesse, in welcher der Eigenstrom der Muskeln sich bewegt. Er behauptet nun, dass Volta-elektrische Induktionsströme desswegen nicht in Lähmungen angewandt werden sollten, weil sie abwechselnd in entgegengesetzen Richtungen sich bewegen. Es ist leicht, diesen Einwand zu widerlegen. Zunächst ist es nämlich gar nicht bewiesen, dass es wirklich nöthig ist, den Strom in dieser bestimmten Richtung durch die Glieder zu senden; und sodann ist die physiologische Wirkung des bei dem Kettenschluss inducirten Stromes so ausserordentlich schwach,

---

[1]) Lectures on Electricity and Galvanism. London 1849.

dass man diesen in der Therapie durchaus nicht verwerthen kann; die mächtige physiologische und therapeutische Wirkung kommt ausschliesslich dem Strome zu, welcher beim Oeffnen der Kette entsteht und dieser Strom bewegt sich in derselben Richtung wie der Strom der Batterien. Noch auffallender als Golding Bird's Einwand ist die Bemerkung Remak's, eines der erbittertsten Feinde des inducirten Stromes,[1]), welcher glaubt, dass durch den beständigen Wechsel der Stromesrichtung (Volta'sche Alternativen) der Schaden überwunden werden soll, welchen Muskeln, Nerven und Centralorgane durch die Induktionsschläge erleiden sollen. (!) Dieser Forscher sollte aus den vielen physiologischen Untersuchungen, welche er angestellt hat, wissen, dass der beim Kettenschluss inducirte Strom nur auf den Froschschenkel, aber nicht auf die Muskeln des lebenden Menschen einwirkt.

Nach Remak ist der constante Strom das wahre antiparalytische Heilmittel und besonders in Gehirnkrankheiten und Rückenmarkschwindsucht nützlich, in welchen Krankheiten er in einer unglaublich kurzen Zeit die erstaunlichsten Heilwirkungen erzielt haben will. Ja selbst in gewissen Formen von Wahnsinn sollen constante durch das Gehirn geleitete Ströme wohlthätig wirken! Während einer wissenschaftlichen Reise in Frankreich im Jahre 1857 machte Remak einige therapeutische Experimente im Hôtel de la Monnaie in Paris, worüber Dr. Déchambre den folgenden Bericht in der Gazette hebdomadaire abgestattet hat:

„Von 4 Patienten, welche unter unsern Augen galvanisirt wurden, waren 2 in einem solchen Zustande, dass es uns sehr überrascht haben würde, irgend eine Besserung in ein paar Augenblicken entstehen zu sehen. Der erste war ein Fall von allgemeiner progressiver Paralyse, besonders in den oberen Extremitäten ausgesprochen. Die Muskeln der Schulter wurden

---

[1]) Galvanotherapie der Nerven- und Muskelkrankheiten. Berlin 1858 S. 234.

elektrisirt, aber die Erhebung des Armes wurde desshalb nicht leichter. Der zweite hatte eine dreifache seitliche Verkrümmung der Wirbelsäule in Folge einer Neigung des Beckens nach der linken Seite, welche selbst von Ischias herrührte. Es wurde versucht, die mittlere und untere Verkrümmung durch die Erregung der Muskeln in der Convexität zu beseitigen, aber ohne irgend ein nachweisbares Resultat. Die beiden anderen Fälle schienen mehr Aussicht auf Erfolg darzubieten; denn der Eine hatte eine unvollständige Lähmung des Deltoides in Folge einer Quetschung; der Andere eine Lähmung der Streckmuskeln der Hand, welche von einer ähnlichen Ursache herrührte; aber auch hier entstand nicht die geringste Wirkung."

Wir wollen ebenfalls erwähnen, dass Dr. Niemeyer in Magdeburg [1]) den constanten Strom in Fallen von halbseitiger Lähmung angewandt hat, welche dem Anscheine nach sehr günstig waren und den Vorschriften Remak's dabei genau gefolgt ist, aber ohne den geringsten Erfolg, so dass für jetzt der therapeutische Werth des constanten Stromes in paralytischen Zuständen ausserordentlich zweifelhaft erscheint.

Was die Richtung anbetrifft, in welcher der inducirte Strom durch die paralysirten Glieder zu senden ist, so sind darüber bis jetzt noch keine Regeln vorhanden. Wir wissen, dass der Strom im Arm des Menschen sich von der Schulter nach der Hand bewegt; daraus hat man den Schluss gezogen, dass es das Beste sein würde, den inducirten Strom in derselben Richtung durch die Nerven zu senden, d. h. also den absteigenden Strom zu benutzen. Auf der anderen Seite hat Matteucci empfohlen, dass man in der Paralyse der Bewegung den aufsteigenden Strom benutzen solle; er vermuthet nämlich, dass die Nerven des leidenden Gliedes in einem ähnlichen Zustande sein möchten, wie er durch die verlängerte Einwirkung eines absteigenden, constanten Stromes auf einen Theil entsteht, und da

---

[1]) Deutsche Klinik. Juli 5. 1858.

man durch die Anwendung eines aufsteigenden Stromes auf den Nerven eines Froschschenkels die Erregbarkeit wiederherstellen kann, welche dieser Nerv durch die Einwirkung des absteigenden Stromes verloren hat, so glaubte Matteucci, der Strom würde lähmungsartige Zustände im Menschen schneller zur Heilung bringen, wenn man ihn durch die centrifugal wirkenden motorischen Nerven in der aufsteigenden oder centripetalen Richtung fliessen liesse; während Lähmung der Empfindung den centrifugalen oder absteigenden Strom verlangen würde, indem die sensibeln Nerven centripetal wirken. Obwohl diese Theorie einigermaassen ingeniös ist, so haben wir doch gar keine Beweise dafür, dass sie richtig ist und der praktische Werth derselben dürfte äusserst zweifelhaft sein. Ausserdem bezieht sie sich, genau genommen, nur auf den constanten und nicht auf den inducirten Strom. Ein besserer Grund für die Anwendung des aufsteigenden Stromes in der elektrischen Behandlung der Lähmungen ist, dass derselbe in vielen Fällen stärkere Zuckungen in den Muskeln erregt, als der absteigende Strom; es erscheint daher gerechtfertigt, den aufsteigenden Strom vorzugsweise in solchen Fällen anzuwenden. Es ist übrigens wichtig, dass man hin und wieder die Stromesrichtung wechselt, indem durch die fortgesetzte Einwirkung eines immer in derselben Richtung fliessenden Stromes die motorischen Nerven und Muskeln leichter ermüdet werden, als wenn man die Stellung der Pole dann und wann umkehrt.

Was die Stärke des Stromes anbetrifft, die man anzuwenden hat, so ist es nöthig die Dose, welche für jeden Fall passend erscheint, genau zu messen; wir müssen desshalb immer mit einem sehr schwachen Strome beginnen und die Intensität allmälig steigern, so dass wo möglich gehörige Zusammenziehungen der Muskeln erfolgen; heftige Schläge, besonders im Beginn der Behandlung sind sorgfältig zu vermeiden, indem durch solche die geschwächte Erregbarkeit der motorischen Nerven noch mehr herabgesetzt werden könnte.

Ueber die Dauer der einzelnen Sitzung können wir keine allgemeinen Anweisungen geben, indem der Takt des Operateurs darüber in jedem Falle zu entscheiden hat. Gewisse Fälle brauchen lange Sitzungen, andere werden schneller kurirt, wenn die Sitzungen kürzer sind. Im Allgemeinen lässt sich übrigens sagen, dass der elektrische Strom jedesmal nicht länger als eine Viertelstunde angewandt werden muss.

Die Anzahl der Sitzungen, welche zur Kur von Lähmungen erforderlich sind, ist gleichfalls sehr verschieden. Fälle von hysterischer Lähmung brauchen nicht selten nur ein paar Sitzungen. Ich selbst habe einen Fall von hysterischer Aphonie und zwei Fälle von Amenorrhoe durch je eine einzige Anwendung des inducirten Stromes kurirt; in anderen Fällen ist eine längere Behandlung nöthig, die längste in der progressiven Muskel-Atrophie, auf welche Cruveilhier zuerst die Aufmerksamkeit der Aerzte gelenkt hat.

Wir wenden uns jetzt zu der Betrachtung einiger besonderen Formen der Lähmung, welche elektrisch behandelt werden können.

A. Lähmung durch Gehirnkrankheiten.

Wir haben bereits gesehen, dass einige Fälle dieser Art mit mehr Aussicht auf Erfolg elektrisch behandelt werden können, als andere, und dass dies durchaus von dem pathologischen Prozess abhängig ist, welcher in der Schädelhöhle vor sich geht. Um diesen zu erkennen, muss man immer auf den Zustand der gelähmten Muskeln achten, welcher zuerst von Dr. Todd in seinen ausgezeichneten klinischen Vorlesungen über Lähmung und Gehirnkrankheiten genau beschrieben ist.

Es giebt drei Hauptklassen von Fällen; in der ersten sind die Muskeln des gelähmten Gliedes erschlafft, und wenn man den Vorderarm gegen den Oberarm, oder den Unterschenkel gegen den Oberschenkel beugt, so erfährt diese Bewegung keinen Widerstand. Die gelähmten Muskeln zeigen einen frappanten Contrast zu der Festigkeit und Derbheit der Muskeln an der gesunden Seite und sie sind mehr oder weniger abgemagert je nach der Länge der Zeit, welche seit dem apoplektischen Anfall verflossen ist. In solchen Fällen antworten die Muskeln meistentheils nur sehr wenig auf den elektrischen Reiz und die Eigenwärme und der allgemeine Zustand der Ernährung in diesen Gliedern ist bedeutend gesunken. In einigen Fällen dieser Art tritt spontane Genesung ein, in anderen entsteht eine theilweise Besserung. Wenn 4 oder 6 Monate oder eine noch längere Zeit seit dem Eintreten des apoplektischen Anfalls verflossen sind und die Genesung unvollkommen bleibt, kann man in Fällen dieser Art die Elektricität anwenden. Es ist übrigens von Wichtigkeit, den elektrischen Strom in denjenigen Muskeln zu lokalisiren, welche noch gelähmt und wirklich des galvanischen Reizes bedürftig sind. Man muss desshalb die Stromgeber (befeuchtete Schwämme, die in Metallcylindern stecken) ganz nah an einander auf die Haut setzen, um den Strom in den unter der Haut befindlichen Muskeln kreisen zu lassen. Hält man die Excitatoren in einer grossen Entfernung von einander, so dass der elektrische Strom durch die ganze Länge der Glieder geht, (z. B. wenn man einen Excitator in der rechten und den andern in der linken Hand hält; oder wenn man die Füsse eines Patienten in zwei getrennte mit Salzwasser gefüllte Becken setzen lässt, welche man mit den Polen des Apparates verbunden hat), so entstehen schmerzhafte und unregelmässige Erschütterungen sowohl in den paralysirten, als in den gesunden Muskeln, welche ohne Unterschied afficirt werden. Desshalb kann diese Operationsmethode nur in höchst seltenen Fällen mit Vortheil angewandt werden. Was die Stromesunterbrechungen anbetrifft, so lässt man sie ziemlich langsam auf einander folgen, wodurch jede Reizung des Gehirnes vermieden wird. Wir werden jetzt einen Fall mittheilen, in welchem nach dem apoplektischen Anfall nur einige wenige Muskeln gelähmt blieben und in welchem eine bedeutende Besserung durch die faradische Behandlung herbeigeführt wurde.

Jane S. 35 Jahre alt, Carlisle-Ward, St. Mary's Hospital auf der Abtheilung von Dr. Alderson. Aus den ziemlich confusen Erzählungen der Patientin, deren Verstand sehr wenig entwickelt ist, geht hervor, dass sie vor 15 Monaten einen apoplektischen Anfall hatte, in welchem sie ihr Bewusstsein und den Gebrauch des linken Armes und Beines verlor. Die Lähmung der unteren Extremität verschwand bald; als ich sie zum ersten Male sah, konnte sie ziemlich gut gehen, aber mehrere Muskeln des linken Armes waren gelähmt, nämlich der Deltoides, der Extensor indicis proprius und alle Muskeln des Daumens; sie konnte allerdings den Arm in die Höhe schleudern, da in dieser Bewegung der Cucullaris und der Serratus anticus mit dem Deltoides vereinigt sind; aber sie konnte ihren Arm nicht in einem rechten Winkel mit dem Körper halten und, wenn sie ihre Hand auf die Kreuzbeinwirbel legte, konnte sie sie nicht an der Wirbelsäule in die Höhe führen. Der Zeigefinger war leicht gebeugt und konnte nicht gestreckt werden; der Daumen war gegen den Zeigefinger gehalten und konnte gar keine Bewegung ausführen. Die genannten Muskeln waren ganz schlaff und ihr Volumen beträchtlich vermindert. Sie konnte weder waschen, noch nähen, noch ihrem Geschäfte als Köchin vorstehen. Richtete ich den elektrischen Strom auf die gelähmten Muskeln, so antworteten sie sehr wenig auf den galvanischen Reiz. Nach 5 Sitzungen zeigte sich der Deltoides bedeutend besser, aber die Muskeln des Zeigefingers und des Daumens brauchten eine längere Erregung. Ungefähr 20 Sitzungen wurden gehalten; dann verliess die Patientin das Hospital, da sie wieder waschen, nähen und kochen konnte.

In einer zweiten Klasse von Fällen zeigen die Muskeln, welche in Folge von Gehirnkrankheiten gelähmt sind, Starre, welche besonders im Biceps des Armes und in den Beugemuskeln des Oberschenkels ausgesprochen ist, und welche von einfacher Steifigkeit zu einer wahrhaft tetanischen Contraktur variirt. Dr. Todd hat dies den Zustand der frühen Muskelstarre genannt, da dieselbe entweder unmittelbar nach dem apoplektischen Anfall oder kurz nachher sich einstellt. In solchen Fällen ist die Circulation in den gelähmten Gliedern kräftig, die Eigenwärme erhalten und die gelähmten Muskeln antworten bereitwilliger auf den galvanischen Reiz als die des gesunden Gliedes. Es ist einleuchtend, dass in Fällen dieser Art nicht der geringste Grund für die Anwendung der Elektricität vorliegt, welche aller Wahrscheinlichkeit nach die Symptome, welche von Reizzuständen innerhalb der Schädelhöhle abhängig sind, nur verschlimmern würde.

Endlich in einer dritten Klasse von Fällen zeigen die Muskeln den Zustand der späten Starre. Die Muskeln, welche eine Zeitlang schlaff und abgemagert gewesen sind, erlangen nach und nach eine grössere Spannung und werden verkürzt. Diese Tendenz, starr zu werden, ist in den Muskeln des Armes mehr prononcirt, als in denen des Beines und in den Flexoren mehr als in den Extensoren und wird gewöhnlich durch das allmälige Zusammenschrumpfen der Cyste veranlasst, welche als ein reizender fremder Körper auf das Gehirn wirkt. In den meisten Fällen dieser Art darf man nicht zu einer elektrischen Behandlung schreiten; in einigen Fällen jedoch, welche von langer Dauer sind, kann die elektrische Erregung derjenigen Muskeln, welche die Antagonisten der starren Muskeln sind, dazu dienen, das gestörte Gleichgewicht zwischen den einzelnen Muskelgruppen wiederherzustellen. Der folgende Fall kann als Beispiel hierfür dienen:

Im December 1858 war ein Patient, Namens Marsh in Kings College Hospital auf der Abtheilung von Dr. Todd. Dieses Individuum hatte vor 4 Jahren einen apoplektischen Anfall und in Folge dessen Lähmung der rechten Seite erlitten. Die gelähmten Muskeln hatten dann bald den Zustand der frühen Starre angenommen, ein Zustand, welcher sich seit jener Zeit nicht beträchtlich geändert hat. Zur Zeit seiner Aufnahme in das Hospital vermochte der Patient mit einiger Schwierigkeit zu gehen, aber der rechte Arm war vollkommen nutzlos, indem eine ganze Anzahl von Muskeln desselben starr waren; nämlich zuerst der M. coracobrachialis, wodurch der Arm zur Seite adducirt war; sodann der Biceps, wodurch der Vorderarm gegen den Oberarm gebeugt erschien; versuchte man forcirte Streckung des Vorderarms, so stellte sich der Biceps dem entgegen; aber während dieser Versuche empfand der Patient keinen Schmerz. Aehnliche Steifigkeit war auch in dem Triceps vorhanden, obwohl in viel geringerem Grade, als im Biceps; dieselbe zeigte sich jedoch ganz klar, wenn man den Vorderarm vollständig gegen den Oberarm zu beugen versuchte, so dass die Finger das Acromion derselben Seite berührten. Die Flexoren des Handgelenks und der Finger sind in vollkommen starrem Zustande, die Hand ist bedeutend gegen den Vorderarm zu gebeugt und die Finger sind fest in die hohle Hand hineingedrückt, so dass der Patient genöthigt ist, seine Nägel sehr kurz zu schneiden, um Reizung der Haut durch das Wachsthum der Nägel zu verhindern. Die Sehnen ragen wie gespannte Stränge unter der Haut hervor. Uebrigens giebt der Patient an, dass er keinen Schmerz empfindet, wenn man eine forcirte Streckung des Handgelenks und der Finger versucht. Die Steifigkeit ist in den Muskeln der untern Extremität viel geringer als in denen des Arms; doch fühlt man eine gewisse Starre in den Beugemuskeln des Oberschenkels und in den Flexoren der Zehen; und wenn der Patient geht, so schleppt er das gelähmte Bein hinter sich her.

Ich vermuthete, dass in diesem Falle die Cyste auf ein sehr kleines Volumen zusammengeschrumpft sein möchte und dass die Störung in dem Gleichgewicht zwischen den verschiedenen Muskelgruppen der oberen Extremität nicht mehr ausschliesslich von der Gehirnkrankheit, welche unzweifelhaft die erste Ursache derselben war, sondern auch theilweise von dem Uebergewicht abhängig sei, welches die contracturirten Flexoren über die paralysirten Extensoren des Vorderarms so lange Zeit gehabt hatten; und dass, wenn man einen geeigneten Reiz auf die erschlafften Extensoren anwendete, das Gleichgewicht zwischen den beiden Muskelgruppen wiederhergestellt werden könnte. Diese Ansicht wurde durch das Resultat der Behandlung bestätigt, denn, nachdem ich die Streckmuskeln des Vorderarms eine Zeitlang faradisirt hatte, wurden die Sehnen der Flexoren, welche vorher wie gespannte Stränge unter der Haut hervorgeragt hatten, weich und biegsam und der Patient war im Stande, seine Hand zu öffnen und seine Finger zu strecken. Leider war der Patient sehr unvorsichtig und erkältete sich sehr heftig zu dieser Zeit; die Flexoren nahmen dann wieder einen gewissen Grad von Starre an. Durch weiteres Faradisiren wurde er von Neuem gebessert, aber er verliess das Hospital, ehe eine permanente Wirkung eingetreten war.

B. Lokale Lähmungen der motorischen Nerven und willkürlichen Muskeln.

Von allen Gehirnnerven ist der N. facialis am häufigsten einer lokalen Paralyse ausgesetzt. Die drei Nerven, welche die Augenmuskeln versorgen, werden auch ziemlich oft von derartigen Affektionen befallen. Stösst man aber auf Symptome von Lähmung des N. glossopharyngeus, vagus und accessorius Willisii, so ist es wahrscheinlich, dass an der Stelle, wo diese Nerven entspringen, Strukturveränderungen im Gehirne stattgefunden haben.

1. Lähmungen der Augenmuskeln.

Wenn der Oculomotorius gelähmt ist, kann das Augenlid nicht erhoben werden in Folge des Verlusts der tonischen Kraft im Levator palpebrae superioris; dies Herabfallen des oberen

Augenlides (Ptosis) ist das constanteste Symptom der Lähmung des dritten Nervenpaares. Andere Zeichen einer solchen Affektion sind die folgenden: der Augapfel wird aus der Orbita hervorgetrieben, die Pupille ist erweitert und kann nicht nach innen gekehrt werden, während ihre Bewegung nach aussen nicht gelitten hat, da der Musculus rectus externus nicht von dem Oculomotorius, sondern von dem Nervus abducens versorgt wird. Die Bewegung des Augapfels nach oben und unten ist beschränkt oder gar nicht möglich; ausserdem ist gewöhnlich Doppelsehen vorhanden und eine Akkomodation des Auges für Gegenstände, welche sich in der Nähe des Patienten befinden, ist unmöglich.

Lokale Lähmung des vierten Nervenpaares ist äusserst selten und sehr schwer zu erkennen. Dr. A. von Gräfe [1]), hat beobachtet, dass in dieser Affektion die Pupille nach oben und innen gekehrt ist; wenn der Patient nach oben sieht, so ist keine Störung des Gesichts bemerkbar; sowie er aber einen Gegenstand fixirt, der horizontal mit seinen Augen ist, so sieht er doppelt; um dies zu vermeiden, dreht der Patient den Kopf gewöhnlich nach der entgegengesetzten Seite.

Bei Paralyse des sechsten Nervenpaares schielt der Patient nach innen und sieht doppelt in gewissen Richtungen; zuweilen ist die Ablenkung des Auges nach innen so stark, dass die ganze Cornea am inneren Winkel der Orbita verschwindet. Diese Lähmung tritt gewöhnlich gleichzeitig mit einer ähnlichen Affektion des Oculomotorius auf; und dann kann der Bulbus weder aufwärts, noch auswärts, noch abwärts bewegt werden.

Diese Lähmungen sind mitunter durch Gehirnkrankheiten bedingt, aber wohl selten oder nie die einzigen Symptome pathologischer Zustände im Gehirn. Weit häufiger werden sie durch rheumatische oder syphilitische Exsudationen oder durch Ueberanstrengung und auch wohl durch Mangel an Uebung in den Muskeln veranlasst; es kommt auch vor, dass Geschwülste

---

[1]) Archiv für Ophthalmologie Bd. I p. 1.

die Substanz der Muskeln und Nerven comprimiren. Einige Fälle sind unheilbar, andere kehren spontan zur Norm zurück, nachdem sie eine gewisse Zeit lang bestanden haben. Die gewöhnliche Therapie besteht in gymnastischer Uebung der afficirten Muskeln, welche natürlicherweise nur dann möglich ist, wenn wir es mit einer unvollständigen Lähmung zu thun haben; sodann sucht man die Haut in der Nähe des Auges zu reizen. In Fällen, welche durch Ueberanstrengung oder Mangel an Uebung entstehen, kann man die Elektricität versuchsweise anwenden. Die faradische Behandlung solcher Lähmungen ist, allem Anscheine nach, schwierig und gefährlich wegen der Lage der Muskeln innerhalb der Augenhöhle. Man hat sich drei verschiedener Methoden in der Anwendung der Elektricität auf die gelähmten Augenmuskeln bedient. Zuerst hat man es auf die Weise versucht, dem Patienten einen Excitator in die Hand zu geben und die Haut in der Nähe des Auges mit dem anderen Stromgeber zu berühren; sodann hat man die Zweige des 5ten und 7ten Nervenpaares faradisirt, um die Nerven und Muskeln des Auges durch eine Art von Reflexerregung zu reizen; endlich hat man auch die Elektropunktur angewandt und Akupunkturnadeln, welche man mit den Polen einer Batterie in Verbindung gesetzt hatte, in das Gewebe der paralysirten Muskeln eingeführt. Dr. Meyer in Berlin [1]) hat vor Kurzem eine andere Anwendungsweise vorgeschlagen, nämlich einen mit dem negativen Pole verbundenen Excitator dem Patienten in die Hand zu geben und einen kleinen befeuchteten Schwamm, dem man mit dem positiven Pole in Verbindung gesetzt hat, auf die Haut des geschlossenen Auges so nah als möglich an den paralysirten Muskel zu appliciren. So hielt er, um den Rectus internus zu reizen, den positiven Stromgeber an den inneren Augenwinkel, wogegen er, um den elektrischen Strom in dem Obliquus superior zu lokalisiren, den positiven Pol unter der Trochlea an-

---

[1]) Einige Fälle von Augenkrankheiten u. s. w. Deutsche Klinik 1856. No. 38.

brachte. Auf diese Weise behandelte er einen Patienten von Dr. A. von Gräfe, welcher 5 Monate lang an Doppelsehen in Folge von Lähmung des Rectus internus und Obliquus superior gelitten hatte. Dieser Patient wurde durch die Anwendung der Elektricität bedeutend gebessert; in einem anderen Falle, wo es sich um Doppelsehen in Folge von Paralyse verschiedener Augenmuskeln handelte, welche bereits 4 Jahre lang gedauert hatte, bemerkte Dr. Meyer durch dasselbe Mittel in 5 Wochen eine fast vollständige Heilung. In diesen Zuständen ist die Anwendung des constanten Stromes sorgfältiger zu vermeiden, als in allen anderen Lähmungen, weil derselbe eine sehr beträchtliche Wirkung auf die Netzhaut hat; man muss vielmehr den Extrastrom eines Induktionsapparates anwenden, welcher nicht die geringste Wirkung auf die Retina hat.

2. Lähmung des Nervus facialis.

Es giebt zwei verschiedene Arten von Facialparalyse. Eine entsteht dadurch, dass man einem kalten Zugwinde ausgesetzt wird, wodurch ein rheumatischer Erguss in das Zellgewebe zwischen den Gesichtsmuskeln und den Zweigen des Nervus facialis stattfindet; die andere Art der Facialparalyse entsteht durch Schädlichkeiten, welche das siebente Nervenpaar auf seiner Bahn innerhalb der Schädelhöhle betreffen. In der ersteren Classe von Fällen sind die Muskel- und Nervenfasern comprimirt und ihre Funktion durch den rheumatischen Erguss behindert; in Fällen dieser Art ist eine Entzündung oder Zerstörung des Nerven nicht vorhanden und die Lähmung verschwindet im Verhältniss, wie der Erguss resorbirt wird. So kann es denn vorkommen, dass einige Gesichtsmuskeln bald ihre ursprüngliche Kraft wiedererhalten, während andere paralysirt bleiben; wenn aber eine Schädlichkeit den Stamm des Nervus facialis innerhalb der Schädelhöhle befallen hat, so ist die Affektion fasst immer dieselbe in allen physiognomischen Muskeln. Die Resorption des rheumatischen Ergusses geht oft spontan vor sich und viele

Fälle von Facialparalyse verschwinden daher ohne alle Behandlung. In einigen Fällen entsteht Besserung durch die Anwendung von Vesikatoren, einer Jodkalisalbe oder die innerliche Darreichung des Calomel. In anderen Fällen zeigen sich diese Mittel unzureichend, eine Resorption des Ergusses herbeizuführen, welcher mit der Zeit hart und schwielenartig werden kann. In allen Fällen dieser Art ist der elektrische Reiz das beste Mittel, die Muskeln zu ihrem Normalzustande zurückzuführen, indem er jeden einzelnen Muskel zur Contraktion zwingt und eine mehr oder minder schnelle Resorption des Ergusses veranlasst. Gewöhnlich ist die elektrische Erregbarkeit der Muskeln gesunken und der Tonus und die willkürlichen Bewegungen der Muskeln kehren in demselben Verhältnisse zurück, wie die elektrische Erregbarkeit derselben sich wiederherstellt.

In der Facialparalyse verschwinden die physiologischen Ausdrücke der Ueberraschung, Heiterkeit, Drohung, Traurigkeit, Bosheit, Wuth, des Schreckens, Nachdenkens und Widerwillens an der gelähmten Seite, während sie an der gesunden Seite übertrieben erscheinen. Der Patient ist nicht im Stande, seine Stirne zu runzeln, zu lachen und zu pfeifen; ausserdem beobachtet man gewisse Veränderungen in den Zügen, welche von der Störung des Gleichgewichts zwischen den gelähmten und nicht gelähmten Muskeln herrühren. Wenn beide Gesichtshälften gelähmt sind, so erscheinen die Züge wie von einer Maske bedeckt und nur die Augen sind dann der Bewegung fähig.

Wenn der Frontaltheil des Musculus occipitofrontalis und der corrugator supercilii gelähmt sind, so ist der Patient nicht im Stande, die Kopfhaut zu bewegen, noch die Stirn zu runzeln. Wenn die Stirn gerunzelt ist, wie bei alten Leuten, so verschwinden die queren Runzeln durch die Lähmung des Frontalis und die senkrechten Runzeln zwischen den Augenbrauen durch den Verlust der tonischen Kraft im Corrugator. In einigen Fällen sinkt die Augenbraue nieder und hängt gleichsam über der Augenhöhle, was dem Gesichte einen trübseligen und in manchen Fällen wahrhaft schrecklichen Ausdruck giebt.

Wenn der Orbicularis palpebrarum gelähmt ist, so kann das Auge nicht geschlossen werden; es ist in Folge davon beständig der atmosphärischen Luft ausgesetzt, selbst während des Schlafes, wodurch in manchen Fällen ein Reizzustand in der Bindehaut des Auges entsteht; die Thränen fliessen daher reichlich und nicht selten in solcher Menge, dass die Haut der Wange dadurch excoriirt wird. Die Conjunktiva ist oft injicirt, jedoch entstehen nie solche Störungen in der Ernährung der Hornhaut und der Bindehaut, wie man sie in der Anästhesie des fünften Nervenpaares beobachtet. Das Auge erscheint gewöhnlich stier und aus der Höhle hervorgetreten, die Augenlider sind weiter geöffnet, als im Normalzustande und ein grosser Theil der Sclerotica ist dem Blicke exponirt; dies hängt besonders von dem Sinken des untern Augenlides ab. Fordert man den Patienten auf das Auge zu schliessen, so ist entweder gar keine Bewegung wahrnehmbar, oder der Augapfel geht nach oben und innen unter das obere Augenlid, so dass die Hornhaut theilweise oder ganz verschwindet; diese letztere Bewegung wird durch die Musculi rectus internus, rectus superior und obliquus inferior ausgeführt, welche nicht von dem Nervus facialis, sondern von dem dritten Nervenpaare versorgt werden. Die Augenlider sind weiter geöffnet als im Normalzustande, weil der Musculus levator palpebrae superioris, welcher Antagonist des Orbicularis ist und gleichfalls von dem Oculomotorius versorgt wird, seine Kraft ungestört behält. Lähmung des Orbicularis kommt niemals in halbseitiger Gesichtslähmung von centralem Ursprunge vor, so dass man, wenn das Auge nicht geschlossen werden kann, sicher sein kann, dass es ein Fall von Facialparalyse und nicht von Gehirnlähmung ist.

In der Facialparalyse ist der Nasenflügel einer willkürlichen Bewegung nicht fähig, da der Levator alae nasi und der pyramidalis nasi gelähmt sind. So wird denn eine Erweiterung des entsprechenden Nasenloches unmöglich und dies wird nur durch die Starrheit der Nasenknorpel offengehalten. Wenn man den Facialis in Thieren, welche eine ganz weiche Nase haben, wie z. B. in Pferden durchschneidet, so erscheint das Nasenloch geschlossen, so dass keine Inspiration dadurch stattfinden kann. Da Pferde bloss durch die Nase und nicht durch den Mund athmen, so sterben sie an Asphyxie, sobald beide Facialnerven durchschnitten sind. Die Respirationsbewegungen sind, insofern sie die Bewegung des Nasenloches betreffen, in der Facialparalyse gerade entgegengesetzt, wie im Normalzustande; denn, während für gewöhnlich die Nasenlöcher während der Inspiration erweitert und während der Exspiration verengert werden, so werden sie in der Facialparalyse während der Inspiration dadurch verengert, dass die Luft in die Lungen stürzt und während der Exspiration dadurch erweitert, dass die Luft aus den Lungen herausgetrieben wird.

Paralyse der Ohrenmuskeln, welche auch von dem Nervus facialis versorgt werden, verräth sich durch keine besonderen Symptome, da das menschliche Ohr durch die Starrheit seiner Knorpel in der richtigen Stellung erhalten wird. Im Gegentheil fallen in solchen Thieren, welche weiche und lange Ohren haben, wie der Esel und das Kaninchen, die Ohren nach Durchschneidung der Facialnerven nieder.

Durch Lähmung der Musculi zygomatici und des Levator anguli oris erscheint der Mundwinkel herabhängend und gegen die entgegengesetzte Seite gezogen; der Mundwinkel der gesunden Seite dagegen steht höher und ist nach dem Ohre hingezogen. Paralyse des Musculus buccinator lässt die Wange schlaff erscheinen, wodurch das Gesicht sehr alt aussieht. Während der Inspiration wird die Wange niedergedrückt, während sie bei der Exspiration dem Luftdruck nicht widerstehen kann und somit ausgedehnt und geschwellt wird; auf diese Weise entsteht eine Bewegung, als wenn der Patient eine Pfeife rauchte. Das Kauen ist meistentheils nicht sehr behindert, da die Musculi temporalis und masseter nicht von dem Facialis, sondern von dem Trigeminus versorgt werden, nichtsdestoweniger aber wird der Patient beim Essen gestört, indem in Folge von Lähmung des Buccinator der Bissen nach dem Kauen sich zwischen dem Kiefer und der Wange anhäuft, wobei die letztere geschwellt wird; und nicht selten ist der Patient genöthigt, den Bissen mit der Hand unter die Zähne zu bringen, und beim Trinken fliesst die Flüssigkeit am Mundwinkel aus. Das Sprechen wird gleichfalls durch die Schlaffheit der Wange einigermaassen behindert.

Wenn der Orbicularis oris gelähmt ist, so ist der Patient nicht im Stande zu pfeifen; die Lippen sind nach der entgegengesetzten Seite verzogen und erscheinen länger, der Sulcus nasolabialis ragt mehr hervor und man beobachtet auch dann und wann einen unwillkürlichen Speichelfluss; ausserdem wird das Aussprechen der Labial-Buchstaben erschwert.

Dies sind die Symptome, wenn die oberflächlichen Zweige des Nervus facialis gelähmt erscheinen; wenn derselbe aber auf seiner Bahn innerhalb der Schädelhöhle erkrankt ist, beobachtet man gewöhnlich noch eine Reihe anderer Symptome: nämlich Verlust des Geschmackes mit einem Gefühle von Taubheit in der Zunge, welche durch die Lähmung der Chorda tympani entsteht; ausserdem Schlingbeschwerden durch Lähmung derjenigen Zweige des Facialnerven, welche die Musculi digastricus und stylo-hyoideus versorgen; Schiefstehen des Zäpfchens und leichte Taubheit. In einigen Fällen hat man beobachtet, dass der Patient freilich wohl im Stande war, die Zunge zu bewegen, aber nicht soweit, dass er die Oberlippe damit berühren konnte. Tief sitzende Lähmungen dieser Art entstehen durch Entzündung im Neurilemma des Facialnerven, durch Fraktur, Caries oder Nekrose des Felsenbeins und sind oft mit Otitis verbunden; selten aber sind sie ein Symptom ursprünglicher Gehirnkrankheit. Das Gehirn kann übrigens späterhin afficirt werden, wenn der Krankheitsprozess vom Felsenbein auf die Gehirnhäute und die Marksubstanz übergeht. In allen Fällen, wo eine Schädlichkeit den Stamm des Facialnerven befallen hat, kann man nur dann wohlthätige Wirkungen von einer elektrischen Behandlung erwarten, wenn die Grundkrankheit theilweise oder ganz abgelaufen ist; dagegen ist die Lähmung unheilbar, wenn die Continuität der Fasern des Facialnerven vollkommen zerstört ist. Zuweilen beobachtet man, dass, wenn die Lähmung eine Zeitlang bestanden hat, eine permanente Contraktur der paralysirten Muskeln stattfindet; es ist klar, dass unter solchen Umständen nichts von der Elektricität zu erwarten ist. Wenn aber der Nerv in seinen Normalzustand zurückgekehrt ist, so kann man die Facialparalyse fast immer durch eine angemessene faradische Behandlung kuriren, selbst wenn der Fall von sehr langer Dauer sein sollte. So hat Professor Oré einen Fall von Facialparalyse durch Elektricität kurirt, welcher acht und ein halbes Jahr bestanden hatte und Dr. Russel-Reynolds hat sogar in einem Falle, der 14 Jahre lang gedauert hatte, eine bedeutende Besserung durch die elektrische Behandlung erzielt. Wir wollen übrigens nicht unterlassen zu bemerken, dass im vorgerückten Alter die Wahrscheinlichkeit einer Heilung geringer ist. In allen Fällen ist es gerathen, den Strom nicht auf den Stamm des Facialnerven, sondern auf jeden einzelnen Muskel einwirken zu lassen.

Paralytische Zustände der Zunge und des Pharynx müssen unseren Argwohn erregen, da sie meistentheils auf ein Gehirnleiden hindeuten. Im Gegentheil sind Fälle von Paralyse des Nervus recurrens gewöhnlich durch Hysterie und nicht durch Strukturveränderungen bedingt. In Fällen dieser Art bewirkt die Elektricität oft Heilung.

3. Hysterische Aphonie.

Die erste galvanische Kur der Aphonie wurde im Jahre 1800 von einem deutschen Arzte Dr. Grapengiesser in Berlin bewerkstelligt.[1]) Er versuchte die Wirkung des Stromes von einem einzigen Plattenpaare an dem Kehlkopf eines Mädchens, welche ihre Stimme seit mehreren Jahre verloren hatte; dazu legte er erst auf jede Seite des Kehlkopfes Blasenpflaster und applizirte auf die entblösste Cutis den Zink- und Silberpol. Die Kette wurde für eine Viertelstunde geschlossen gehalten, während welcher Zeit der Kehlkopf krampfhaft sich auf und ab bewegte und eine grosse Menge seröser Flüssigkeit aus den Wunden heraus kam. Das Schluchzen dauerte noch fort, nachdem die Metalle entfernt waren, viel Schleim wurde expektorirt und 2 Stunden später war die Stimme weit hörbarer und klarer. Nachdem dieser Prozess mehrere Male wiederholt worden war, kam die Stimme vollständig wieder zurück. Sechs Monate später jedoch ging sie von Neuem verloren in Folge von einer Erkältung und kehrte auch nicht zurück, obwohl die Galvanisirung in derselben Weise wiederholt wurde. Ein ähnlicher Fall, in welchem dieselbe Behandlungsweise eingeschlagen wurde, ist in dem Dublin quarterly journal vom Februar 1847 berichtet. In diesem Falle begann die Besserung am Abend des Tages, wo man den Galvanismus zuerst applizirt hatte, und setzte sich bis zum 4ten Tage fort, an welchem sich die Stimme von Neuem verlor. Man wiederholte dann denselben Prozess und liess den Apparat die ganze Nacht lang einwirken, was den Erfolg hatte, die Stimme permanent wieder herzustellen.

Professor Sédillot[2]) hat einen Fall von vollständiger Sprach- und Stimmlosigkeit veröffentlicht, welche bei einer 30jährigen Frau 12 Jahre lang bestanden hatte. In diesem Falle waren die Bewegungen der Zunge sehr behindert, indem das Organ nach hinten und oben gerichtet war und die Patientin die Zungenspitze nicht mit den Zähnen in Berührung bringen konnte. Pro-

---

[1]) Versuche, den Galvanismus zur Heilung einiger Krankheiten anzuwenden. Berlin 1801.

[2]) The Lancet. May 10. 1856.

fessor Sédillot verordnete die Anwendung der Induktionselektricität; ein Pol wurde abwechselnd an verschiedene Theile der Zunge gehalten, während man den andern am Processus mastoides, dem hinteren und oberen Theile des Nackens und verschiedenen Punkten des Gesichts ansetzte. Diese Behandlung war schmerzhaft und hatte sehr heftiges Kopfweh zur Folge. Eine Woche später hielt man eine 2. Sitzung, worauf die Patientin anfing, deutlich zu sprechen, obgleich die Stimme noch nicht ganz wieder gekommen war. Durch einige andere Applikationen jedoch wurde schliesslich eine vollständige Heilung bewerkstelligt.

Duchenne[1]) hat zwei Fälle von hysterischer Aphonie veröffentlicht, wovon der eine 6 Monate und der andere mehr als 2 Jahre gedauert hatte. Dieser Autor bemerkt, dass er in anderen Fällen nicht denselben Erfolg gehabt hat, giebt aber nicht das Zahlenverhältniss zwischen Erfolgen und Nichterfolgen an.

Ich selbst habe hinreichende Gelegenheit gehabt, den therapeutischen Werth des Galvanismus in der Behandlung der hysterischen Aphonie zu prüfen, indem ich nicht weniger als 15 Fälle von dieser verhältnissmässig seltenen Krankheit gesehen habe; die meisten von diesen waren Patientinnen im Samaritan free Hospital hierselbst. Alle waren Frauenzimmer und unter 30 Jahre alt; zwei waren verheirathet, 13 ledig; in keinem Falle waren Zeichen eines krankhaften, entzündlichen oder ulcerösen Zustandes der Schleimhaut des Larynx vorhanden, welche den Verlust der Stimme hätten erklären können; sondern die Affektion bestand ausschliesslich im Mangel an tonischer Kraft in den Muskeln und Nerven des Kehlkopfes. In einem Fall hätte der ausschliesslich nervöse Charakter der Krankheit verkannt werden können, indem diese Patientin gleichfalls an Syphilis litt, (einer spezifischen Eruption auf der Haut und einer grossen gummatösen Geschwulst über der linken Augenbraue) so dass man durch eine oberflächliche Untersuchung leicht zu einer

---

[1]) De l'électrisationo localisée etc. pag. 774.

Diagnose von Aphonie aus syphilitischer Ulceration des Larynx hätte kommen können. Aber die übrigen Zeichen einer solchen Ulceration waren nicht vorhanden und dass eine solche in der That nicht existirte, stellte sich durch den wohlthätigen Einfluss einer kurzen, elektrischen Behandlung aufs Klarste heraus. Dies war auch der einzige Fall, in welchem die Krankheitsursache eruirt werden konnte, indem die Affektion von Ueberanstrengung der Stimme herrührte. In einigen anderen Fällen war die Schleimhaut des Kehlkopfs verdickt, aber nicht zu einem solchen Grade, dass der Verlust der Stimme dadurch hätte erklärt werden können. Einige Patientinnen behaupteten, dass ein kalter Luftzug die Ursache der Krankheit gewesen wäre, andere hatten gar keine Vorstellung davon, wie es gekommen war, indem sie Morgens beim Erwachen fanden, dass sie nicht sprechen konnten.

Der Grad des Leidens war verschieden. Der normale Klang der Stimme war in allen Fällen vollständig verloren gegangen, die meisten Patienten waren aber im Stande, durch Bewegungen der Lippen und der Zunge zu flüstern. Dieses Flüstern war in einigen ziemlich deutlich, in andern vollkommen unverständlich. Alle klagten über schmerzhafte Empfindungen in der Kehle; vier von ihnen fühlten auch Schmerz in der Brust und in der Magengrube. Drei litten an Dysmenorrhoe, aber keine an Amenorrhoe. In zwei Fällen war die Aphonie nur eins von den Symptomen einer tiefen hysterischen Störung des Nervensystems, indem diese Patientinnen ausserdem an Globus hystericus, heftigem Kopfweh, Schläfrigkeit, Schmerzen und Krämpfen in den Gliedern litten, und Eine von ihnen ging sogar später in einen kataleptischen Zustand über.

Um über die Heilwirkung des Galvanismus möglichst ins Klare zu kommen, wurden ausserdem nur noch indifferente oder gar keine Arzneien gereicht. In allen Fällen wurde ein schwacher Induktionsstrom mittelst befeuchteter Elektroden auf die Bahn des Nervus recurrens und auch unmittelbar auf das Gewebe des Musculus cricothyreoideus gerichtet, welcher wie Longet's Versuche bewiesen haben, eine wichtige Rolle bei der Stimmbildung spielt. Diese Anwendungsweise war von Erfolg begleitet, indem von 15 Fällen 11 in sehr kurzer Zeit kurirt wurden. Die Faradisirung blieb ohne Erfolg in 4 Fällen, welche von langer Dauer und mit anderen Symptomen von Hysterie complizirt waren. In 11 uncomplicirten Fällen von verhältnissmässig kurzer Dauer (in dem keiner von ihnen mehr als 4 Monate bestanden hatte), stellten sich die folgenden Resultate ein. In einem Falle kam die Stimme etwa 3 Stunden nach der ersten Sitzung, die nur einige Minuten gedauert hatte, zurück. Zwei Fälle wurden durch 3 und 8 Fälle durch 4 Sitzungen kurirt. In 6 Fällen war die Stimme, sobald sie zurückgekommen war, gleich wieder grade so stark, wie früher; bei 5 Patientinnen dagegen war vom Anfang bis gegen das Ende der Behandlung hin eine deutliche Steigerung in der Stärke der Stimme wahrzunehmen.

Wahrscheinlich wird man mir den Einwand machen, dass in Fällen dieser Art die Stimme nicht selten spontan zurückkommt, ohne dass irgend eine Behandlung gegen die Affektion gerichtet war, und dass es desshalb sehr zweifelhaft bleibt, ob die Elektricität wirklich darin von Nutzen gewesen ist. Ich halte es jedoch kaum für möglich, den günstigen Einfluss der faradischen Behandlung in Fällen dieser Art zu läugnen. Selbst wenn man die Sache nur a priori betrachten wollte, so würde der Galvanismus in einer rein örtlichen und mit keiner Strukturveränderung verbundenen Lähmung sehr viel versprechen. Ausserdem hatten die Fälle, welche unter meine Behandlung kamen, eine längere oder kürzere Zeit ohne die geringste Veränderung bestanden und wurden schnell kurirt, nachdem sie unter den Einfluss des Stromes gekommen waren. Ich bin auch geneigt, dem Umstande Wichtigkeit beizulegen, dass in 5 Fällen die Stimme während der Behandlung allmählich stärker wurde.

Soviel ich weiss, ist nur in Einem Falle ein Recidiv eingetreten, ungefähr 14 Tage nachdem die Stimme zuerst zurückgekommen war; zwei weitere Sitzungen hatten dann wieder die gewünschte Wirkung; ich glaube kaum, dass andere Recidive vorgekommen sind, da es sehr wahrscheinlich ist, dass die Patienten in diesem Falle von Neuem Hülfe gegen eine sehr unangenehme und beschwerliche Affektion gesucht haben würden, von der sie durch eine kurze und bequeme Behandlung befreit worden waren.

4. Lokale Lähmungen der Extremitäten.

Lähmungen einzelner Muskeln oder Muskelgruppen kommen häufig vor und sind gewöhnlich durch Verletzungen der motorischen Nerven oder durch Hysterie, Rheumatismus, Bleivergiftung, Krankheiten der Harnorgane u. s. w. verursacht. In den meisten lokalen Lähmungen der Extremitäten ist eine zweckmässige faradische Behandlung vom grössten Nutzen.

Traumatische Lähmung.

Strukturveränderungen der motorischen und gemischten Nerven sind von paralytischen Zuständen der unter der Botmässigkeit der betreffenden Nerven stehenden Muskeln begleitet. So hat man Lähmung gewisser Muskeln des Vorderarms nach ungeschickt vollführten chirurgischen Operationen beobachtet, wobei der Stamm des Nervus ulnaris durchschnitten wurde. Unzweckmässig angelegte Verbände haben gleichfalls durch Druck auf gewisse Nervengeflechte Lähmungen herbeigeführt. Nicht selten sieht man Fälle von Individuen, welche sehr tief unter dem Einflusse berauschender Getränke geschlafen und während des Schlafes durch Druck des Kopfes auf den Plexus brachialis sich selbst eine Lähmung des Armes zugezogen haben. Durch eine akute oder chronische Entzündung des Neurilemma kann die Nervensubstanz vollkommen zerstört werden und Geschwülste, welche die Nerven comprimiren, können gleichfalls Anlass zu Lähmungen geben.

In Folge solcher und ähnlicher Strukturveränderungen der

Nerven werden die willkürlichen Bewegungen, die Sensibilität und dieelektrische Erregbarkeit der Muskeln mehr oder weniger gestört, wobei der Grad der funktionellen Behinderung in gradem Verhältniss zu der Ausdehnung der anatomischen Veränderungen steht. Sind alle Fasern eines Nerven zerstört, so haben auch die Muskeln alle ihre Eigenschaften verloren. Fälle dieser Art sind unheilbar, wenn nicht eine Regeneration der Nervensubstanz stattfindet. Es ist über allen Zweifel erhaben, dass in gewissen Fällen Nerven, welche einen mehr oder minder beträchtlichen Substanzverlust erlitten haben, regenerirt werden können und es folgt aus den mikroskopischen Beobachtungen der Herren Follin, Brown-Séquard und Anderer, dass in Fällen dieser Art keine Unterbrechung der Continuität der Nervenfasern durch die Narbe hindurch stattfindet. Wenn eine solche Regeneration der Nervensubstanz stattgefunden hat und die Nerven und Muskeln trotzdem noch gelähmt bleiben, so ist der elektrische Strom das wirksamste Mittel, die verloren gegangene Energie dieser Theile wiederherzustellen.

In anderen Fällen, wo die Continuität der Nervenfasern nur mehr oder weniger beschädigt, aber nicht ganz zerstört ist, finden wir gewöhnlich Schwäche in den Muskeln und Verminderung ihrer Sensibilität und elektrischen Erregbarkeit. Fälle dieser Art sind mehr für eine elektrische Behandlung geeignet, als solche, in welchen die Eigenschaften der Nerven und Muskeln ganz verloren gegangen sind. Duchenne behauptet, dass ein gewisser Grad von Hyperästhesie, welcher sich in Fällen dieser Art nach den ersten elektrischen Sitzungen einstellt, ein günstiges Zeichen ist, und den Beginn der Wiederkehr der Muskelreizbarkeit ankündigt. In allen solchen Fällen muss man die Elektricität in den Muskeln lokalisiren, der Strom muss dabei ziemlich stark und schnell unterbrochen sein.

Hysterische Lähmung.

In dieser Affektion sind weder die Centralorgane des Nervensystems, noch die motorischen Nerven erkrankt, obwohl die Symptome genau denjenigen gleichen mögen, welche durch Krankheiten des Gehirnes und Rückenmarks entstehen. Sie findet sich in hysterischen Frauenzimmern und wird entweder plötzlich durch Aufregung, Angst, Schrecken bewirkt, oder schleicht langsam und unbeachtet heran. Meistentheils sind die Muskeln der unteren Extremitäten und besonders die Recti der Oberschenkel paralysirt (hysterische Paraplegie) oder die Muskeln des Armes und Beines derselben Seite sind afficirt (hysterische Hemiplegie) oder nur ein einziger Muskel oder eine einzige Muskelgruppe leidet. Hysterische Lähmung ist selten das einzige Symptom von Hysterie bei einer Patientin, sondern ist gewöhnlich von Globus, hysterischen Schmerzen, Krämpfen und Störungen der Menstrualfunktion begleitet. In manchen Fällen ist Verlauf und Ausgang der hysterischen Lähmung allem Anscheine nach äusserst capriciös; manche Falle werden in sehr kurzer Zeit ohne alle Behandlung hergestellt; andere leisten Jahrelang den energischsten therapeutischen Eingriffen Widerstand. In einer grossen Anzahl von Fällen hat die faradische Behandlung vorzügliche Resultate geliefert. Was die Anwendungsweise anbetrifft, so muss man, wenn die elektrische Erregbarkeit der Muskeln verringert ist, den Strom auf das Muskelgewebe selbst einwirken lassen. Wenn aber die Muskeln gehörig durch Zusammenziehung auf den elektrischen Reiz antworten, so muss man den Strom mittelst der Metallpinsel auf die Haut appliziren.

Rheumatische Lähmung.

Wie Facialparalyse oft durch einen kalten Luftzug verursacht wird, so entsteht auch eine Lähmung der Muskeln der Extremitäten nicht selten durch Rheumatismus. Der Fischer, der Jäger und Andere, welche die Lust oder die Nothwendigkeit treibt, sich bedeutenden Temperaturveränderungen auszusetzen, werden leicht von dieser Art von Lähmung befallen, die vorzugsweise die Muskeln der unteren Extremitäten ergreift und so zu einer Pareplegie Veranlassung giebt, welche zuweilen fälschlich als Symptom einer Rückenmarkskrankheit aufgefasst wird. Auch die Streckmuskeln des Vorderarms, welche von dem Nervus radialis versorgt werden, unterliegen nicht selten der rheutischen Lähmung. Danach kommt am häufigsten Lähmung des Deltoides und Cucullaris vor, in Folge welcher die Erhebung des Armes erschwert oder ganz unmöglich gemacht wird. Endlich sind auch die Musculi interossei und lumbricales nicht selten von rheumatischer Paralyse ergriffen. Ich habe diese letztere Affektion besonders bei jungen Damen beobachtet, wo das erste Symptom meistentheils ein Gefühl von Taubheit in den Fingern ist, und dann wird auch die Bewegung erschwert und mühsam. Faradisirt man die Interossei, so erscheint die Erregbarkeit dieser Muskeln gewöhnlich verringert. In solchen Fällen ist es sehr leicht, den Krankheitsprocess durch eine kurze faradische Behandlung zum Stillstand zu bringen; thut man aber nichts gegen das Leiden, so können die Muskeln mit der Zeit atrophisch werden; die Zwischenknochenräume erscheinen dann ausgehöhlt, der Kreislauf stockt, die Hand ist dünn und kalt, die Finger können nur wenig von einander entfernt werden und die Streckung der beiden letzten Phalangen ist ganz unmöglich; die Taubheit und Steifigkeit wird immer ärger und zuletzt wird die Hand ganz nutzlos.

Das Auftreten der rheumatischen Paralyse ist zuweilen plötzlich, in anderen Fällen aber langsam. Zuweilen beginnt sie mit Schmerz in einer bestimmten Muskelgruppe, wodurch die Bewegung erschwert oder unmöglich wird; und wenn der Schmerz verschwunden ist, dauert die Unbeweglichkeit noch fort; in anderen Fällen wird kein Schmerz, sondern nur Taubheit verspürt und diese letztere Empfindung ist, wenn die unteren Extremitäten gelähmt sind, besonders in den Zehen ausgesprochen. Ist das Auftreten der Krankheit plötzlich und empfindet der Patient Schmerz in den gelähmten Muskeln, so erregt auch die elektrische Reizung der Muskeln ziemlich viel Schmerz; wenn aber die Krankheit ganz allmälig aufgetreten ist, so ist auch die durch den Galvanismus erregte Empfindung unbedeutend.

Es giebt keine Art von Lähmung, in welcher die Heilwirkungen der Elektricität so frappant sind, wie in der rheumatischen Paralyse und sie kann in der That in dieser Affektion durch kein anderes Mittel ersetzt werden. Dies gilt auch für schwere und verschleppte Fälle, welche einer verschiedenartigen und energischen Behandlung Widerstand geleistet haben. So hat Guitard einen Fall berichtet, wo die Krankheit drei Jahre gedauert hatte; der Patient war bedeutend abgemagert und konnte sich fast gar nicht bewegen; der Kopf war auf die Brust herabgesunken, die Oberschenkel gegen den Bauch, die Unterschenkel gegen die Oberschenkel gezogen. Man unterwarf ihn nun einen Monat lang der Faradisirung und der Patient konnte nach Ablauf dieser Zeit seinen Kopf gerade halten und seine Beine in und aus dem Bette bewegen. Die faradische Behandlung wurde dann eine Zeitlang unterbrochen, worauf der Patient fast wieder in seinen früheren Zustand zurückfiel; der elektrische Strom wurde nun von Neuem angewandt und nach 6 Wochen war eine fast vollständige Heilung eingetreten.

In allen Fällen von rheumatischer Lähmung, welche ich unter meiner Behandlung gehabt habe, wurden die Patienten bedeutend gebessert und die meisten vollständig hergestellt. Ich bin überzeugt, dass jeder Fall von rheumatischer Lähmung durch eine zweckmässige elektrische Behandlung kurirt werden kann, vorausgesetzt, dass das Muskelgewebe noch nicht atrophisch geworden ist und die Patienten sich der Behandlung nicht zu früh entziehen.

Selbst in Fällen von Muskelatrophie, in Folge von rheumatischer Paralyse, ist die Elektricität von grossem Nutzen.

Bleilähmung.

Anstreicher und Setzer werden meist von dieser Krankheit befallen. Bei den Ersteren wird das Blut durch die Einathmung der kleinen Theilchen des Pulvers vergiftet, woraus der Anstrich gemacht wird, oder das Gift wird von der Haut resorbirt; bei den Letzteren entsteht die Krankheit durch das Manipuliren der Lettern. Nicht selten wird auch das Blei mit verfälschtem Wein oder Bier genommen, besonders häufig in Frankreich, weniger in England; das Gift kann auch mit dem Trinkwasser, welches durch bleierne Röhren geflossen ist, in das Blut gelangen [1]) oder mit Schnupftaback, welcher in Bleifolie verpackt gewesen ist. Ist das Blut auf eine oder die andere Weise mit Blei verunreinigt worden, so entstehen verschiedene Störungen im Organismus, als da sind heftige Koliken, Krämpfe, Blindheit, Neuralgie und Lähmung; die Bleiparalyse greift vorzugsweise die oberen Extremitäten an; so hat Tanquerel des Planches unter 113 Fällen von Bleiparalyse 93 Fälle von Lähmung der Arme, 14 von Lähmung der unteren Extremitäten und 6 von allgemeiner Lähmung gesehen. Gewisse Muskelgruppen werden von dieser Art von Lähmung häufiger befallen als andere. So sind die Streckmuskeln des rechten Vorderarms am geneigtesten, das Gift aufzunehmen, wahrscheinlich deswegen, weil diese Muskeln am meisten gebraucht werden und die Ernährung in denselben mit der grössten Energie vor sich geht. So sieht man denn, dass das Handgelenk herabhängt und nicht gestreckt werden kann; ausserdem können die ersten Fingerglieder nicht gestreckt werden. Dagegen ist die Bewegung der beiden letzten Phalangen nicht behindert, da die Interossei wohl nur höchst selten von der Bleilähmung befallen werden. Die Muskeln werden gewöhnlich bald atrophisch, der Rücken des Vorderarms

[1]) Ein solcher Fall kam unlängst in der exilirten französischen Königsfamilie in Neuilly vor.

erscheint nicht mehr gewölbt, sondern hohl, der Daumenballen abgeflacht und der Triceps und Deltoides sind auch mehr oder weniger abgemagert. Die elektrische Erregbarkeit dieser Muskeln ist entweder ganz verschwunden, oder doch beträchtlich verringert; aber die Sensibilität ist gewöhnlich erhalten. Die Elektricität ist das wirksamste Mittel gegen die Bleiparalyse und sollte immer in Fällen dieser Art angewandt werden; sie ist selbst dann nützlich, wenn das Volumen der Muskeln beträchtlich abgenommen hat und wenn die Muskeln gar nicht auf den faradischen Reiz antworten.

Paraplegie von Krankheiten der Harnorgane.

Unvollständige Lähmung der unteren Extremitäten von Krankheiten der Harnorgane herrührend, ist vor Kurzem von den Herren Leroy d'Etiolles und Spencer Wells ausführlich besprochen worden. Die Krankheiten, welche diese Art von Paralyse veranlassen, sind Nierenentzündung, Abscesse in der Niere, Nierensteine, Entzündung und Verschwärung der Schleimhaut der Blase, Vergrösserung der Vorsteherdrüse, Strictur der Harnröhre u. s. w. In solchen Fällen ist das Harnlassen mehr oder weniger behindert; der Sphincter ani ist gleichfalls schwach, die Verdauung gestört, die Glieder kraftlos und das Muskelgefühl fast ganz verloren gegangen. Der Grad der Schwäche in den Beinen wechselt mit dem Zustande der Harnorgane. Gewöhnlich verschwindet die Paraplegie bald, nachdem die Hindernisse der Harnentleerung entfernt sind; wenn aber die Lähmung noch nach der Entfernung der Krankheitsursache fortdauert, so ist eine faradische Behandlung vom grössten Nutzen.

Lokale Lähmungen gewisser Muskelgruppen werden noch durch verschiedene andere krankhafte Prozesse bedingt, welche es uns zu weit führen würde, hier ausführlich zu erwähnen. So habe ich Fälle beobachtet, in denen die Symptome der ganz plötzlich auftretenden Lähmung offenbar auf einen Embolus bezogen werden mussten, der in eine Arterie hineingefahren war und ihr Lumen verstopft hatte. In solchen Fällen entsteht häufig ein genügender Collateralkreislauf, und wenn dieser sich hergestellt hat, nehmen auch die Symptome der Lähmung allmälig wieder ab. In anderen Fällen mag sich ein Collateralkreislauf allerdings ausbilden, aber die Lähmung bleibt trotzdem bestehen; dann ist der Induktionsstrom indicirt und liefert die vorzüglichsten Resultate. Ebenso beobachtet man auch lokale Lähmungen in Gliedern, welche der Sitz anderweitiger Krankheitsprozesse gewesen sind, die an und für sich keine Paralyse bedingen, wo aber eine solche doch auftritt, wahrscheinlich weil die Glieder lange Zeit der normalen Uebung verlustig gegangen sind. In diese Kategorie gehören besonders Fälle von Paralyse nach Knochenbrüchen, welche sehr lange Zeit zu ihrer Heilung in Anspruch genommen haben. In Fällen dieser Art ist die Wirkung des Induktionsstromes geradezu ans Wunderbare grenzend, indem nicht selten durch eine oder durch zwei oder drei Sitzungen die Beweglichkeit des Gliedes vollständig wiederhergestellt wird. So habe ich eine Frau behandelt, welche eine Fraktur der unteren Epiphyse des Radius gehabt und im Middlesex Hospital Hülfe gesucht hatte. Sie war hier gehörig verbunden worden, aber der Verband war in Unordnung gerathen und die Fraktur schief geheilt; dieselbe wurde daher nach einiger Zeit wieder gebrochen und die Heilung nahm nun eine Zeit von 10 Monaten in Anspruch. Nachdem dieselbe endlich erfolgt war, blieb der Vorderarm schmerzhaft und vollkommen unbeweglich. Zwei Applikationen des inducirten Stromes, welchen ich hauptsächlich auf die Stämme des Nervus medianus und ulnaris einwirken liess, reichten hin, die Schmerzen zu vertreiben und die Extremität dem Willenseinfluss wieder dienstbar zu machen.

Einen anderen in diese Kategorie gehörenden Fall will ich etwas weitläuftiger erwähnen, weil er in mehrfacher Beziehung interessant ist. Dieser betrifft die 42jährige Mistress D., welche im April d. J. in meine Behandlung kam. Dieselbe hatte im Anfang November 1858 das Missgeschick, sich mit einer Nadel ziemlich tief in den Zeigefinger der linken Hand zu stechen. Sie achtete anfangs trotz des heftigen Schmerzes nicht weiter darauf, suchte aber, da eine ziemlich heftige Entzündung in dem Finger auftrat, bald ärztliche Hülfe. Trotz allen Beistandes aber nahmen die entzündlichen Erscheinungen an Heftigkeit zu und es trat endlich Gangrän des Fingers ein, welche die Amputation desselben in dem Metacarpalgelenk nöthig machte. Diese Operation wurde am 23. December 1858 von Herrn Spencer Wells vollzogen. Die Heilung des Stumpfes nahm fast drei Monate in Anspruch, indem sich anfangs ein sehr schlechtes jauchiges Exsudat bildete, welches erst allmälig unter dem Einflusse wiederholter und tiefer Kauterisationen mit Argentum nitricum eine bessere Beschaffenheit annahm. Als der Stumpf endlich vernarbt war, ergab sich, dass die Patientin die betreffende Hand durchaus nicht bewegen konnte und Herr Spencer Wells schickte sie deshalb zu mir zum Zwecke einer elektrischen Behandlung. Als ich sie zuerst sah, constatirte ich, dass die Finger unbeweglich ausgestreckt waren; eine Beugung und Seitwärtsbewegung der Finger war ganz unmöglich. Auch die Beugung des ganzen Vorderarms gegen den Arm war ausnehmend schwierig und nur unter Schmerzen zu bewerkstelligen. Der Zustand der Sensibilität war folgender: Gefühl von Taubheit in allen Fingern und Schmerz in der Plica cubiti. Was den Amputationsstumpf anbetrifft, so ist derselbe für die leichteste Berührung äusserst empfindlich; die dadurch entstehende Sensation wird von der Patientin nicht als eigentlicher Schmerz, sondern als das Gefühl eines „tödtlichen Ekels" bezeichnet, und besonders wenn sie versucht den Stumpf zu waschen, ist sie immer der Ohnmacht nahe. Ausserdem leidet sie beständig an der eigenthümlichen Sensations-Anomalie, welche gar nicht so selten bei Individuen eintritt, welchen Gliedmaassen amputirt sind: sie fühlt nämlich noch immer die Schmerzen in ihrem amputirten Finger und besonders gegen Abend sind dieselben sehr heftig. Sonst ist sie im Ganzen wohl, nur mit der Ausnahme, dass sie seit drei Jahren, in Folge einer schweren Entbindung, an Amenorrhöe leidet, und alle Monate einige Tage lang von heftigen Kopfschmerzen geplagt wird.

Der Induktionsstrom wurde nun auf die Weise in Anwendung gezogen, dass der positive Pol abwechselnd auf den Stamm des Nervus medianus und ulnaris angesetzt, während der negative meistens auf den Amputationsstumpf selbst applicirt wurde. Ausserdem jedoch versäumte ich nicht die Muskelsubstanz der Flexoren der Finger und der Interossei und Lumbricales unmittelbar dem elektrischen Reize zu unterwerfen. Schon unmittelbar nach der ersten Sitzung vermochte die Patientin die zweite und dritte Phalanx zu beugen; nach drei Sitzungen war die excentrische Empfindung von Schmerz im amputirten Finger verschwunden, und nach der neunten Sitzung trat die Periode ein. (Wir werden weiter unten ausführlicher über den Induktionsstrom als Emmenagogum handeln). Die vollständige Herstellung der Beweglichkeit und des freien Gebrauches der Hand erforderte etwas längere Zeit, indem sich dabei besonders die Beugung der ersten Phalangen hartnäckig verzögerte. Schliesslich wurde jedoch auch dies erreicht; und schon früher war die Empfindlichkeit des Stumpfes gegen Berührung verschwunden; derselbe hatte ausserdem eine weit gesundere Farbe und grössere Derbheit angenommen als er zur Zeit besass da die Patientin in meine Behandlung kam. Die Anwendung des Induktionsstromes hatte also in diesem Falle eine vierfache Heilwirkung:

1) Herstellung der Beweglichkeit und des ungestörten Gebrauches der Hand.

2) Die auf dem Gesetz der excentrischen Erscheinung beruhende Empfindung von Schmerz in dem nicht mehr vorhandenen Finger wurde getilgt.

3) Die Sensations-Anomalien in dem Amputationsstumpfe

selbst wurden getilgt, und der Stumpf selbst kräftiger und gesunder.

4) Die Periode, welche seit drei Jahren ausgeblieben war, wurde wiederhergestellt.

Dies ist der neuerdings so vielfach geschmähte Induktionsstrom, von welchem ein fanatischer Parteigänger der Reibungselektricität und des „Batteriefunkens“ behauptet, dass wohl Niemand jemals ernstlich daran denken könne, denselben in Nervenleiden therapeutisch zu verwenden, und von welchem ein ebenso einseitiger Lobredner des constanten Stromes behauptet, dass er ein armseliges und kümmerliches Mittel sei, der keine einzige Krankheit an der Wurzel angreifen könne! Es wäre in der That zu wünschen, dass bevor derartige Behauptungen in so positiver Weise ausgesprochen würden, die betreffenden Schriftsteller sich einige Erfahrung über den Gegenstand erwerben möchten, welchen sie abhandeln.

5. Progressive Muskellähmung (Cruveilhier'sche Atrophie).

Diese furchtbare Krankheit, auf welche Cruveilhier zuerst die Aufmerksamkeit der Aerzte gelenkt hat, besteht im Wesentlichen in einer fehlerhaften Ernährung der Muskeln, welche allmälig zerstört werden, während das Nervensystem ganz gesund bleibt oder doch erst sekundär afficirt wird. Die Krankheit befällt nicht in gleicher Weise alle zu einer Gruppe vereinigten Muskeln, sondern greift scheinbar capriciös dies oder jenes Muskelbündel für sich an. Solche Muskeln erscheinen gewöhnlich blassgelb, sie sind meistens bedeutend abgemagert und nicht selten zu dünnen Strängen reducirt. Fett, welches in dem Rückbildungsprozess der Gewebe immer aufzutreten scheint, sammelt sich entweder in grossen Mengen an und nimmt die Stelle der Muskelfasern ein (sogenannte fettige Muskelatrophie); in Fällen dieser Art ist die Abmagerung unbedeutend oder die Glieder haben ihr normales Volumen behalten oder sind gar noch dicker geworden; — oder das Fett wird in demselben Verhältniss eliminirt, wie es sich bildet, und dann erscheinen die Extremitäten meistentheils zu wahren Stöcken abgemagert. Ist das Sarcolemma zerstört und sind die Muskelröhren in Fett und körnige Substanz umgewandelt, so werden meistentheils auch die letzten Endigungen der motorischen Nerven mit in den Krankheitsprozess hineingezogen; in manchen Fällen geht das Leiden sogar auf die Nervenstämme und die vorderen Wurzeln über und selbst Atrophie des Rückenmarks kann den Schlussstein bilden, aber diese ist niemals die Ursache, sondern immer nur die Folge des primären Muskelleidens.

Meistentheils werden erwachsene Männer von dieser Krankheit befallen, Weiber und Kinder werden jedoch nicht verschont. Gewöhnlich entsteht sie durch körperliche Ueberanstrengung auch durch Erkältung oder durch Quetschungen. Zuweilen ist entschieden eine Erblichkeit nachzuweisen und mehrere Glieder derselben Familie leiden an der Krankheit, während in einer sehr grossen Zahl von Fällen keine greifbare Krankheitsursache aufgefunden werden kann. Die Krankheit beginnt fast immer sehr leise und wird erst von dem Patienten an dem Gefühl von Schwäche entdeckt, welches er empfindet, nachdem bereits viel Unheil angerichtet ist. Der Verlust an Kraft ist dem Grade der Muskelatrophie proportional. Wenn der Patient durch das Gefühl von Schwäche auf den Zustand seiner Muskeln aufmerksam wird, so bemerkt er, dass dieselben beträchtlich abgemagert sind. Ausserdem sieht man schnelle zitternde Bewegungen der einzelnen Muskelbündel, welche nie von Schmerz begleitet sind und keine Bewegung des Gliedes verursachen. Diese zitternden Bewegungen sind nicht in allen Fällen von Muskelatrophie vorhanden; wenn sie aber beobachtet werden, so sind sie ein Zeichen, dass die Krankheit im Fortschreiten begriffen ist; wenn sie aufhören, so bedeutet es entweder den Stillstand der Krankheit, oder dass der Muskel bereits vollkommen zerstört ist. Viele

Patienten klagen auch über wirkliche Krämpfe, welche von den eben beschriebenen, zitternden Bewegungen verschieden sind, und welche besonders Nachts in den Adduktoren der Oberschenkel auftreten, so dass die Kniee beständig gegen einander geschüttelt werden, wodurch der Patient am Schlafen verhindert wird.

Es giebt zwei Arten dieser Krankheit, eine partielle und eine allgemeine. Die allgemeine beginnt entweder in den unteren Extremitäten und ist, da sie fast immer auf den Stamm übergeht, lebensgefährlich. Die partielle ist nicht nothwendigerweise tödtlich, aber sie kann in die allgemeine übergehen und so schliesslich doch den Tod herbeiführen; sie beginnt entweder in der Hand oder in der Schulter, gewöhnlich an der rechten Seite und zerstört dann eine grosse Anzahl von Muskeln der oberen Extremität, während in der allgemeinen Atrophie alle willkürlichen Muskeln des ganzen Körpers afficirt werden können, mit der einzigen Ausnahme der Augenmuskeln und Kaumuskeln.

Wenn die Krankheit in der Hand beginnt, so werden gewöhnlich die Muskeln des Daumens zuerst ergriffen; an der Stelle des Daumenballen sieht man einen flachen Hohlraum zwischen dem ersten und zweiten Handwurzelknochen; später werden auch die Interossei und Lumbricales und der Ballen des kleinen Fingers afficirt. Von der Hand geht die Krankheit dann auf den Vorderarm über; die Streckmuskeln des Vorderarms werden besonders häufig ergriffen, so dass die Finger ein wenig gebeugt sind, aber auch die Flexoren können zerstört werden und in diesem Falle kann der Patient die beiden letzten Fingerglieder nicht mehr beugen, so dass er nicht im Stande ist, irgend etwas mit der Hand zu greifen oder zu fassen.

In anderen Fällen ergreift die Muskelatrophie zuerst die Schultermuskeln und befällt mit Vorliebe den Cucullaris, den Serratus anticus major, die Rhomboidei und andere Muskeln, welche das Schulterblatt mit dem Stamme verbinden. Das Schulterblatt geräth daher in eine schiefe Stellung und wird gleichsam um seine Axe gedreht; sein oberer Winkel wird durch das Gewicht des Armes hinabgezogen, während der untere Winkel in die Höhe geht und ein oder zwei Zoll von der Oberfläche des Brustkastens sich entfernt. Von der Schulter geht die Krankheit auf den Arm über und zerstört den Deltoides und Biceps. Dann ragt das Acromion und der Rabenschnabelfortsatz unter der Haut hervor und ernstliche funktionelle Störungen sind die nothwendige Folge davon. Obgleich der Patient gewöhnlich im Laufe der Zeit lernt, sehr geschickt zu manoeuvriren und mit Muskeln, welche der Zerstörung entgangen sind, die Arbeit derer zu thun, welche erkrankten, so ist er zuletzt doch nicht mehr im Stande, seinen Arm zu heben oder das Ellenbogengelenk zu beugen; er kann sich nicht mehr ankleiden und nicht mehr essen; es fällt ihm auch ausserordentlich schwer, seinen Hut aufzusetzen oder das Taschentuch aus der Tasche zu ziehen.

Wenn die Muskeln der unteren Extremitäten leiden, so wird das Gehen erschwert und endlich jede Bewegung unmöglich. Die Muskeln der Brust, besonders der Pectoralis major werden ihrerseits ergriffen; die Brust erscheint eingefallen, besonders unter den Schlüsselbeinen.

Ein sicheres Zeichen, dass die Krankheit ihrem Ende entgegengeht, ist Zerstörung der Gesichtsmuskeln; die Physiognomie verliert allen Ausdruck; zuweilen fliesst der Speichel unwillkürlich ab; auch die Muskeln des Kehlkopfes werden jetzt afficirt, der Patient kann nur noch langsam und mit Mühe sprechen und zuletzt werden die Muskeln des Schlundkopfes und das Zwerchfell ergriffen. Dies bildet gewöhnlich die Schlussscene; denn das geringste Respirationshinderniss, welches dazwischen kommt, führt den Tod herbei.

Nur die willkürlichen, quergestreiften Muskelröhren werden auf diese Weise zerstört; gewöhnlich sind alle anderen Organe in dem besten Zustande. Die Verdauung ist vollkommen in Ordnung und die intellektuellen Fähigkeiten bleiben bis zum letzten Augenblicke ungestört. Die Haut hat ihre Sensibilität nicht verloren, aber oft sind die Patienten empfindlich gegen die Kälte und klagen über Schmerz und ein Gefühl von Taubheit in den Gliedern.

So kann denn die Krankheit tödtlich endigen; mitunter aber steht sie in ihrem Laufe still und es kann sogar eine Genesung erfolgen. Frische Fälle lassen eine bessere Prognose zu, als solche von langer Dauer.

In diesem Leiden ist die örtliche Anwendung des Inductionsstromes auf das Muskelgewebe das einzige Mittel, wodurch man hoffen kann, das Fortschreiten der Krankheit aufzuhalten und den Zustand des Patienten zu bessern. Indem man die einzelnen Muskelbündel zur Zusammenziehung zwingt, wird eine grössere Blutmenge zu ihrem Gewebe angezogen, das Volumen und die Wärme der Muskeln wird erhöht und der gesteigerte Blutzufluss macht eine Regeneration des Muskelgewebes möglich. Um ein solches Resultat zu erreichen, muss man jedoch eine gehörige Ausdauer besitzen, selbst wenn keine sichtliche Besserung in den ersten Wochen eintreten sollte. Dass manche Fälle, besonders solche, welche der allgemeinen Form angehören, trotz der faradischen Behandlung tödtlich endigen, darf man nicht dem Heilmittel zur Schuld legen, welches Unmögliches nicht vollbringen kann.

C. Paralytische Zustände von Organen, die unter dem Einfluss des Sympathicus stehen.

1. Schwäche der Darm-Muskulatur.

In Fällen von Verstopfung, welche durch mangelhafte peristaltische Bewegung und durch Schwäche der Bauchmuskulatur ensteht, kann eine elektrische Behandlung von grossem Nutzen sein, besonders, wenn das Leiden nach langwierigen Diarrhöen und dem Missbrauch von Purgirmitteln entsteht. In solchen Fällen ist eine gänzliche Enthaltsamkeit von Abführmitteln durchaus geboten und selbst einfache Clystiere sind mitunter schädlich; dagegen kann man durch den Galvanismus kraftvolle peristaltische Bewegungen der Darmmuskulatur erregen, ohne die Schleimhaut des Verdauungskanals auf irgend eine Weise zu beschädigen. Fälle von habitueller Unterleibsverstopfung, welche allen Mitteln widerstanden hatten und schnell durch die Elektricität kurirt wurden, sind von den Herren William Cumming in Edinburgh [1]) und Clemens in Frankfurt [2]) beschrieben. Ich selbst habe einen Fall behandelt, in welchem zwei Tropfen Croton-Oel keine Oeffnung hervorbrachten, und in welchem durch die Anwendung von Induktionsströmen eine schnelle Entleerung der Faeces erfolgte.

Tympanitische Ausdehnung des Abdomen ist gleichfalls häufig Folge von Atonie der Darm-Muskulatur und der Bauchmuskeln; die Wände des Darmkanals erfahren keinen Widerstand und so entsteht oft ein sehr bedeutender Meteorismus. Man beobachtet dies Leiden häufig bei hysterischen Frauenzimmern; auch nach der Einnahme unverdaulicher Nahrung; in akuten Krankheiten, wie Typhus, Pneumonie, Variola, Puerperalfieber, Peritonitis u. s. w. Diese tympanitische Ausdehnung ist nicht selten lebensgefährlich, indem sie durch Lähmung des Zwerchfells und Comprimirung der Lungen Asphyxie herbeiführen kann. Wenn Trommelsucht in akuten Krankheiten auftritt, so darf man die Elektricität nicht anwenden; beobachtet man das Leiden dagegen bei hysterischen Weibern und nach der Einnahme unverdaulicher Nahrung, so kann man die faradische Behandlung versuchen. Verschiedene Anwendungsweisen sind vorgeschlagen. So behauptet Becquerel, die Wirkung des inducirten Stromes in vielen Fällen dieser Art versucht zu haben; dabei brachte er

---

[1]) On the use of electro-galvanism in a peculiar affection of the bowels. London. Medical Gazette. Bd. IX pag. 969.

[2]) Die angewandte Heil-Elektricität. Deutsche Klinik 1858.

den positiven Stromgeber im Munde und den negativen im Mastdarm an. Er hat aber niemals Heilwirkungen von diesem Verfahren beobachtet. Die Methode Becquerel's ist daher nicht in Anwendung zu ziehen, indem sie sowohl unbequem als nutzlos ist. Dr. Cumming hat vorgeschlagen, einen Excitator an die Halswirbelsäule und den andern auf die Bauchwand anzusetzen; ich selbst pflege beide Elektroden an verschiedenen Punkten der Bauchdecken umherzuführen und einen ziemlich starken Strom 10 Minuten lang einwirken zu lassen. Was die Stromesrichtung anbetrifft, so halte ich es für das Beste, den negativen Pol näher am Rectum anzubringen, als den positiven.

Blasenlähmung.

Gewisse Fälle von Blasenlähmung können unzweifelhaft durch eine elektrische Behandlung kurirt werden. Diese Affection entsteht häufig aus Gehirn- oder Rückenmarkskrankheiten; in solchen Fällen und, wo das Leiden in Folge von Strukturveränderungen in den Harn-Organen selbst auftritt, kann die Anwendung der Elektricität keine permanente Heilwirkung haben. In anderen Fällen dagegen tritt die Krankheit langsam und ohne nachweisbare Ursache auf, besonders in Kindern und alten Leuten. In Graves' Clinical Medicine ist der Fall eines 70jährigen Patienten erwähnt, in welchem die elektrische Behandlung von Erfolg gekrönt war. Die Herren Goodwin und Radfort haben einen Fall von Blasenlähmung, welcher bei einer Dame nach dem Puerperium aufgetreten war, durch eine einzige Anwendung des galvanischen Stromes kurirt. Dr. Fraser hat einen Fall berichtet, welcher durch übermässige Ausdehnung der Blasen-Muskulatur in Folge von Retentio urinae bei einem 60jährigen Patienten entstanden war, welcher sich der Feuchtigkeit und Kälte ausgesetzt hatte. In diesem Falle war die elektrische Behandlung von Erfolg begleitet, nachdem das Mutterkorn und andere Arzneimittel vergebens angewandt waren. Dr. Russell Reynolds hat gleichfalls einen Fall von Blasenlähmung mit Erfolg durch Induktionsströme behandelt. Was die Anwendungsweise anbetrifft, so kann man den elektrischen Strom entweder in dem Gewebe der Blase lokalisiren, indem man die Doppelsonde einführt, wie oben beschrieben ist, oder man kann einen Katheter in die Blase einführen und die Kette dadurch schliessen, dass man einen weiblichen Katheter, der mit dem einen Pole des Apparats verbunden ist, in den Mastdarm einführt, oder einen befeuchteten Excitator an die Halswirbel ansetzt.

3. Amenorrhoe.

Die Ansichten der Schriftsteller über den therapeutischen Werth der Elektricität in der Amenorrhoe sind sehr abweichend. So behauptet Dr. Golding Bird, [1]) dass die Elektricität das einzige wirkliche Emmenagogum ist, welches wir besitzen, und dass es die Menstruation immer erregt, wo der Uterus im Stande ist, zu funktioniren; andrerseits behauptet Herr Becquerel [2]), dass er sehr oft und lange Zeit die Elektricität in Fällen dieser Art angewandt, aber niemals einen Erfolg davon gesehen hat; dass in dem Falle einer jungen Frau, in welchem man die Elektricität, während sie ihre Periode hatte, gegen eine neuralgische Affektion anwandte, die Catamenien durch die Anwendung der Elektricität unterdrückt wurden, und dass er ein entschiedener Gegner der Anwendung der Elektricität in der Amenorrhoe ist.

Bei diesem Stande der Dinge muss man sich nach Thatsachen umsehen, um zu einem bestimmten Schlusse zu gelangen. Unbestreitbare Thatsachen bestätigen aber, dass die Elektricität und zwar jede Art der Elektricität einen fast spezifischen Einfluss auf die vasomotorischen Nerven der Eierstöcke und des Uterus hat, wenn dieselben in einem torpiden Zustande sind. So hat Dr. Bird von 24 Fällen von Amenorrhoe 20 durch die An-

---

[1]) Lectures on Electricity and Galvanism in their physiological and therapeutical relations. London. Medical Gazette 1847. Seite 705.

[2]) Traité des applications de l'électricité. Paris 1857. pag. 286.

wendung der Reibungselektricität kurirt. Die Art, in welcher er sie anwandte, war ein dutzend Schläge einer Leyden'schen Flasche durch das Becken zu senden, wobei der eine Conductor über der Lumbo-sacral-Gegend, der andere grade über den Schambeinen angesetzt wurde. Die Herren Westring und De Molle haben Fälle von Amenorrhoe durch die Anwendung des constanten Stromes kurirt. Eine ähnliche Heilwirkung des inducirten Stromes ist von Duchenne, Schulz, Baierlacher und mir selbst beobachtet. Nach Herrn Le Conte [1]) hat sogar ein Blitzstrahl die Menstruation bei einem alten Negerweibe in einer Pflanzung in Georgia wieder hervorgerufen; bei diesem Frauenzimmer, welches wenigstens 70 Jahre alt war, hatte die Periode bereits vor 20 Jahren aufgehört, aber nachdem sie vom Blitze getroffen war, erschienen die Catamenia wieder und kamen mehr als ein Jahr lang mit der grössten Regelmässigkeit zum Vorschein; zu gleicher Zeit waren die Brüste grösser geworden.

Die Elektricität ist als Emmenagogum besonders werthvoll bei jungen Mädchen, bei welchen die Menstrualfunktion noch nicht völlig hergestellt ist, in Folge von einem torpiden Zustande der vasomotorischen Nerven der Eierstöcke und des Uterus; und bei Frauen, welche ihre Periode nach dem Puerperium verloren haben; aber auch in Amenorrhoe, welche durch Erkältung, Schrekken oder Angst entsteht. Im Gegentheil ist kein Grund für die Anwendung der Elektricität vorhanden, wenn das Leiden durch Strukturveränderungen in den Eierstöcken und dem Uterus bedingt ist.

Ich selbst habe viele Versuche gemacht, um die wirksamste Anwendungsweise der Elektricität in der Amenorrhoe ausfindig zu machen. Duchenne hat empfohlen, den Strom unmittelbar auf die Substanz der Gebärmutter selbst einwirken zu lassen; ich habe dieses Verfahren in einem Falle angewandt, in welchem es auch den besten Erfolg hatte, aber nur wenige Patientinnen

---

[1]) New York Journal of Medicine 1844.

sind geneigt, sich einer solchen Kur zu unterwerfen. Durch weitere Erfahrungen bin ich dann zu der Ueberzeugung gekommen, dass die Periode in vielen Fällen erscheint, welchen Körpertheil man auch der Einwirkung von Induktionsströmen unterworfen hat: dass aber die wirksamste Anwendungsweise die Applizirung der Stromgeber auf die Bauchwandungen ist. So ist es häufig in Fällen, welche ich behandelt habe, vorgekommen, dass die Catamenia nach einer oder zwei Sitzungen erschienen, wenn die faradische Behandlung gegen eine ganz andere Krankheit gerichtet war. So leitete ich bei einer Dame, welche an hysterischer Aphonie litt, einen schwachen Strom der Bahn des Nervus recurrens entlang, und nach der ersten Sitzung schon stellte sich die Periode ein. Bei einer anderen Dame faradisirte ich das Trommelfell wegen nervöser Taubhaut und Geräusche in den Ohren; nach der ersten Sitzung erhielt ich die Mittheilung, dass die Patientin bald nach der Operation „eine allgemeine Sensation im ganzen Körper" verspürt hatte, und dass die Periode, welche früher zu spät gekommen war, sich eine Woche zu früh eingestellt hatte. Ich habe dasselbe an einer Dame beobachtet, welche ich wegen hysterischer Paraplegie, und an einer anderen, welche ich wegen Rückenschmerzen elektrisirte u. s. w. In Fällen von wirklicher Amenorrhoe ist übrigens, wie ich bereits erwähnt habe, die Applizirung der Stromgeber auf die Bauchdecken die wirksamste Anwendungsweise. Es ist ganz richtig, dass die Elektricität in Fällen von Amenorrhoe ohne Strukturveränderungen in den Eierstöcken und dem Uterus kein unfehlbares Heilmittel ist. Ich bin aber fest davon überzeugt, dass sie eines der werthvollsten Mittel gegen dieses Leiden ist, welche uns überhaupt zu Gebote stehen. Wenn Herr Becquerel niemals Erfolg von der faradischen Behandlung der Amenorrhoe gesehen hat, so muss er entweder in der Auswahl seiner Fälle oder in der Anwendungsweise der Elektricität sehr unglücklich gewesen sein.

D. Elektrische Behandlung der Impotenz.

Die Elektricität ist mehrfach zur Heilung der Impotenz empfohlen und angewandt worden. Der erste Fall, welchen ich in der Literatur aufgefunden habe, ist von Dr. Westring veröffentlicht worden [1]). Es handelte sich um ein 36 Jahre altes Individuum, welches in Folge von Excessen impotent geworden war; die Erektion war unvollkommen, die Ejakulation plötzlich und ohne alles Wollustgefühl. Dr. Westring wandte die Metallpinsel auf das Glied und die umliegenden Theile an; schon nach der ersten Sitzung empfand der Patient Besserung und nach 14 Tagen hatte er seine volle, männliche Kraft wieder erlangt. Ein Fall von Impotenz, der durch Schläge von der Leyden'schen Flasche geheilt wurde, ist von Herrn Stacquez in den Archives Belges de médécine militaire vom Jahre 1849 veröffentlicht worden. Ein 35 Jahre alter Offizier war seit mehreren Jahren impotent; die Erektion war so selten und unvollständig, dass er den Coitus durchaus nicht vollziehen konnte. Der belgische Arzt brachte eine vollständige Heilung dieses Patienten zu Wege, indem er die Leyden'sche Flasche zwischen dem unteren Theil der Wirbelsäule und der Wurzel des Gliedes entlud. Duchenne, dem eine so reichhaltige Erfahrung im Gebiete der Elektro-Therapie zu Gebote steht, giebt an, dass er auf Anrathen Lallemand's bei Spermatorrhoe die Harnröhrenmündung der Ductus ejaculatorii elektrisirt habe, um durch Verstärkung der tonischen Kraft die Verengerung dieser Mündung herbeizuführen [2]). Zu diesem Ende führte er einen Excitator, welcher nur vorn frei und in seiner ganzen übrigen Länge durch Kautschuk

---

[1]) Journal du galvanisme et de la vaccine 1803. Band I. Seite 297. Dr. Westring, aus Norrköpingen in Schweden. ist auch der Erste gewesen, welcher den elektrischen Strom mittelst der Metallpinsel auf den menschlichen Körper übertragen hat.

[2]) De l'électrisation localisée etc. Paris 1855. S. 764.

isolirt war, bis zum Schnepfenkopf in die Harnröhre ein und applicirte einen zweiten feuchten Stromgeber auf das Perinäum. Es schien ihm darauf, dass die Mündung der Ductus ejaculatorii sich verengerte und die Samenverluste sich verminderten. Auch empfiehlt er die Hoden durch feuchte Stromgeber zu reizen, giebt aber zu, dass diese Operation mit grosser Vorsicht ausgeführt werden müsse, da sie leicht schmerzhaft und gefährlich werden könne: Neuralgia testicularis ist in zwei Fällen darauf gefolgt. Im Ganzen drückt sich Duchenne sehr reservirt über diesen Punkt aus und gesteht, dass seine Forschungen noch zu keinem definitiven Resultate geführt haben. Ausserdem erzählt er einen Fall von Anästhesie der Haut des Penis, Scrotum, Perinaeum und der umliegenden Schenkelgegend, verbunden mit dem Verlust der Empfindung von Vollheit der Blase und der Unmöglichkeit, den Urin ohne Katheter zu lassen. Die Hoden waren unempfindlich selbst auf starken Druck; Erektionen fanden nicht statt; wohl aber seltene nächtliche Pollutionen. Durch Faradisirung mittelst des elektrischen Pinsels wurde die Sensibilität auf allen anästhetischen Punkten wieder hergestellt. Feuchte Stromgeber auf Hoden, Nebenhoden und Samenstrang applizirt, restituirten die Potenz. Schulz [1]) hat einen Bericht über 11 mittelst der Elektricität behandelte und geheilte Fälle von Impotenz gegeben, welche nach seiner Ansicht durch eine gesteigerte Innervation des Sympathicus und einen lähmungsartigen Zustand der Spinalnerven bedingt ist. (?) Er suchte die Hautnerven des Penis zu beleben und direkt die Innervation des Sympathicus zu schwächen, indem er den elektrischen Pinsel auf die peripherische Ausbreitung der Nervi dorsales penis und scroti, d. h. auf Eichel und Rücken des Penis anwandte. Ob er auch die Musculi ischio-cavernosus und bulbo-cavernosus elektrisirt hat, ist aus dem Auszug in Schmidt's Jahrbüchern, wel-

---

[1]) Wiener medizinische Wochenschrift 10—14. 1854 und Schmidt's Jahrbücher Bd. 83.

cher mir allein zu Gebote steht, nicht ersichtlich. Felix Roubaud erwähnt eines Falles [1]) von Impotenz ohne Strukturveränderungen, welcher sich unter dem Einfluss galvanischer Ströme, die täglich 20 Minuten lang applicirt wurden, wesentlich gebessert habe. Leider giebt er nicht an, wie und wo er den Galvanismus angewendet hat. Da somit, wie man sieht, in der Literatur nur sporadische und unvollständige Notizen über die Chancen einer elektrischen Behandlung der Impotenz vorliegen — einer so häufigen und wichtigen Krankheit, deren Besprechung mit Unrecht aus den Lehrbüchern der Pathologie verbannt ist — so dürfte eine etwas mehr eingehende Erörterung dieses Gegenstandes nicht ungerechtfertigt erscheinen.

Ob eine mangelnde oder fehlerhafte Secretion des Sperma virile durch Elektrisirung der Hoden wieder hervorgerufen oder verbessert werden könne, darüber liegen bis jetzt keine positiven Erfahrungen vor. A priori darf dies nicht unmöglich erscheinen, da die Elektricität eine unläugbare und leicht in die Augen fallende Wirkung auf die vasomotorischen Nerven hat. Durch Einwirkung elektrischer Ströme auf die Haut entstehen Erytheme und Quaddeln, bei Amenorrhoe kann man durch elektrische Ströme die Periode wieder herstellen, in paralysirten, kalten, schlaffen Gliedern kehrt oft nach einigen Sitzungen schon die normale Eigenwärme zurück, werden die Pulsationen der Arterien kräftiger, beginnen die Venen, welche vorher nicht einmal dann unter der Haut zum Vorschein kamen, wenn der Arm lange Zeit am Stamm hinabgehangen hatte, sich wieder zu zeigen; stockende Absonderung des Ohrenschmalzes geräth wieder in Gang nach Applikation elektrischer Ströme auf die den Meatus auditorius externus constituirenden Theile; geräth die Milchabsonderung bei säugenden Frauen in Stockung, so kann man sie durch Anwendung von Induktionsströmen wieder in Gang

---

[1]) Traité de l'impuissance et de la stérilité chez l'homme et chez la femme. Paris 1855. Bd. II. S. 685.

bringen; eine trockene Membrana Schneideri sondert reichlich ab, wenn sie nur kurze Zeit elektrisch gereizt wird; endlich beweisen vor allem die Ludwig'schen Speichelversuche, dass durch Elektrisirung gewisser Nerven die Sekretion ins Leben gerufen werden kann. Solche Analogieen rechtfertigen wohl die Annahme, dass bei lähmungsartigen Zuständen der vasomotorischen Nerven des Testikels durch elektrische Reizung derselben auch die Sekretionsthätigkeit des Hodens wieder angefacht werden könne. Gewiss kommen solche Zustände häufig genug bei Debaucheurs vor; es fragt sich jedoch hier, ob in solchen Fällen nicht durch eine allgemeine Kräftigung der Ernährung mehr geleistet werden kann. Jedenfalls darf man bei der Elektrisirung der Hoden nicht vergessen, dass sie ausnehmend sensibel gegen den elektrischen Reiz sind und nur einen schwachen Strom vertragen.

Die übrigen pathologischen Zustände, welche die Sekretion des Sperma virile beeinträchtigen können, liegen ausserhalb des Bereiches der elektrischen Excitatoren. Tuberkulose, Carcinom, andere Geschwülste, welche die Hodensubstanz atrophiren, Orchitis oder Epididymitis mit Ausgang in Induration, Compression des Testikels durch Hydrocele, Varicocele, Elephantiasis, Hernia u. s. w. fallen speciellen Indicationen anheim. Dass übrigens die Impotenz nicht eine nothwendige Folge des Aspermatismus ist, sondern dass der Coitus — freilich nicht ein befruchtender, aber doch mit Wollustgefühlen für beide Geschlechter verbundener — bei gänzlich fehlender Samenabsonderung vollzogen werden kann, beweisen unzweifelhaft die Erzählungen, welche Römer und Orientalen uns von den Eunuchen hinterlassen haben.

Impotenz kann durch pathologische Zustände in den Samenbläschen hervorgerufen werden. Sind diese nicht im Stande, ihre Funktion als Reservoir der Samenflüssigkeit gehörig zu erfüllen, so entstehen unwillkürliche Samenverluste, welche seit Lallemand's graphischen Schilderungen die Aufmerksamkeit der Aerzte und Laien im hohen Grade auf sich gezogen haben. Das vor 20 Jahren von Lallemand entworfene Schaudergemälde ist jetzt durch ätzende Kritik grösstentheils seiner grellen Farben beraubt, und mit der Zeit etwas verblasst; es scheint indess, dass man neuerdings in dem Eifer, Lallemand zu widerlegen, etwas zu weit gegangen ist. Unwillkürlicher Abgang von Samen findet in der That oft genug ohne die leiseste wollüstige Erregung statt und muss, wie jeder lang andauernde Säfteverlust, offenbar der Ernährung sehr nachtheilig werden. Von den beiden Formen der Spermatorrhoe wird die chronisch entzündliche, welche sich durch Schmerz, Jucken, Ausfluss einer mit Blut, Schleim und Eiter gemengten Samenflüssigkeit kundgiebt, zweckmässig durch örtliche Antiphlogose, auch durch Kauterisation des Blasenhalses behandelt werden; die auf Atonie der Ductus ejaculatorii und Samenbläschen beruhende Spermatorrhoe dagegen, welche durch Excesse in venere herbeigeführt wird, verlangt eine tonisirende, adstringirende und excitirende Behandlung, und da nicht selten die innerlichen Arzneien fehlschlagen, kann hier die Elektricität in der von Duchenne vorgeschlagenen und oben erwähnten Weise angewandt werden.

Es kommt ferner nicht selten vor, dass bei Neigung zum Coitus und bei vollkommen normaler Samensekretion keine Erektion entsteht — ein krankhafter Zustand, der in vielen Fällen die Anwendung der Elektricität erheischen kann. Es versteht sich von selbst, dass Missbildungen des Penis, fehlerhafte Richtung desselben, Phimosis, ein zu kurzes Bändchen etc., wenn sie nicht ganz incurabel sind, in die Domaine der operativen Chirurgie gehören. Wo aber keine pathologischen Zustände der Genitalien noch anderer Organsysteme vorliegen, wo man weder aus dem Alter, noch aus der Constitution, noch dem Temperamente des Patienten eine Ursache des Mangels der Erektion herleiten kann; wo die Impotenz scheinbar ganz unmotivirt auftritt, da kann man die Elektrisirung der Musculi ischio-cavernosus und bulbo-cavernosus versuchen. Einen Fall, in welchem diese Operation den günstigsten Erfolg hatte, habe ich in No. 1 der deutschen Klinik vom Jahre 1858 ausführlich beschrieben. Diese Muskeln sind die wesentlichen Faktoren bei der Erektion, indem sie durch ihre Contraktionen die Vena dorsalis penis und die Schenkel des Gliedes comprimiren und so dem Ausfluss des venösen Blutes aus den Corpora cavernosa einen Damm entgegensetzen. Ich habe die Faradisirung dieser Muskeln in zehn bis zwölf Fällen von Impotenz vorgenommen und bin im Ganzen mit dem Erfolge zufrieden gewesen. In zwei Fällen hatte die Operation gar keinen Erfolg; jedoch waren diese beiden Patienten ziemlich alte, abgelebte und kachektische Individuen. In einigen Fällen ist der Erfolg permanent gewesen, in andern aber war die Wirkung nur vorübergehend, indem etwa ein Vierteljahr nach dem Aufhören der elektrischen Behandlung Recidive kamen. Man kann die Faradisirung dieser Muskeln auch in den so häufig vorkommenden Fällen von geschlechtlicher Hypochondrie versuchen, wo dem sonst ganz gesunden Patienten, welcher vielleicht einmal nach einem reichlichen Mahl oder Trinkgelage von vorübergehender Erektionsunfähigkeit befallen wurde, von nun an seine Phantasie das lähmende Schreckbild der Impotenz vorspiegelt. Schon durch ihre Ungewöhnlichkeit und durch das nach der Applikation bleibende Gefühl von Kraft und Tonus der Theile macht diese Behandlungsmethode einen sehr günstigen Eindruck auf das Gemüth des Patienten. Die Wunder, welche Lallemand auf rein moralischem Wege durch die Applikation seines Porte-caustique bewirkte, was Andere durch Phosphor und Canthariden hervorzubringen suchen, das wird gewiss unschädlicher und einfacher durch die Anwendung der Elektricität erzielt.

Liegt dem Mangel an Erektion eine Anästhesie der Hautnerven der Genitalien zu Grunde, wie in Duchenne's oben erwähntem Fall, so ist die Elektricität gewiss unter allen das wirksamste Mittel, schnell den Normalzustand wieder zurückzuführen.

Impotenz, durch allgemeine Störungen der Ernährung wie z. B. bei Diabetes, Störungen der Cirkulation und Innervation, durch Krankheiten der Centralorgane des Nervensystems, Intoxicationen durch Syphilis, Blei, Joddämpfe, Campher, Haschisch und Opium, kann die Elektricität zuweilen wohl als Unterstützungsmittel der causalen Behandlung, nie aber als Radikalmittel erfordern. Dasselbe gilt von der Impotenz, welche durch übermässigen Genuss des Kaffees, Thees, des Alkohols in verschiedenen Formen (besonders des Absynth), durch übermässige Anstrengungen des Bewegungsapparates, durch zu reichliche oder zu sparsame und schlechte Mahlzeiten, durch allzu eifrig fortgesetztes Studiren, endlich durch Enthaltsamkeit von der physischen Liebe selbst hervorgerufen wird.

Trotz der Anwesenheit einer normalen Samenflüssigkeit, trotz sinnlicher Aufregung und trotz der Erektion kann endlich zuweilen die Ejaculation versagen. Im normalen Zustande entsteht sie durch Reflex von den sensibeln Nerven des Penis, besonders der Eichel auf die Fasern der Ductus ejaculatorii, der Samenbläschen, des Vas deferens und der Kanälchen des Nebenhodens. Der so in die Pars membranacea urethrae ergossene Samen dringt durch Contraktion der Musculi constrictor urethrae membranaceae und Bulbo-cavernosus nach vorn und wird aus der Eichelmündung hervorgespritzt. Der Mangel der Ejaculation, aus Atonie der betreffenden Muskelfasern, scheint die Hauptursache der Impotenz der Greise zu sein, indem die Samensecretion sich bei ihnen ziemlich ungestört fortsetzt und auch Erektionen hin und wieder vorkommen. Duplay, der genaue und interessante mikroskopische Beobachtungen über das Sperma senile angestellt, fand bei 86jährigen Männern noch Samenthierchen, welche von denen der Erwachsenen nicht verschieden waren, dicht aneinandergedrängt das ganze Gesichtsfeld des Mikroskops bedeckten und in allen Richtungen durcheinander liefen. Zuweilen fand er die Spermatozoen freilich noch zahlreich, aber nicht mehr ganz so dicht an einander gedrängt;

endlich in einigen Ausnahmefällen sah er nur einige wenige Spermatozoen in einer Flüssigkeit schwimmen, welche Körner und zertrümmerte Epithelialzellen enthielt. Durchschnittlich scheinen daher die Greise nicht sowohl zur Befruchtung als vielmehr zur Ejaculation unfähig zu sein, und es wäre denkbar, dass man diesen Zustand durch Elektrisirung der betreffenden Muskeln heben könnte, wenn dies nicht eine dem Gemeingefühl widersprechende Medikation wäre.

Die meisten pathologischen Zustände, welche eine normale Ejaculation verhindern, fallen nicht in den Bereich der Elektrotherapie. Entzündung, Tuberkulose, Krebs der Samenbläschen; Hypertrophie, Vereiterung, Verhärtung der Prostata; Obliteration der Ductus ejaculatorii oder Verziehung ihrer Mündungen durch fehlerhafte Narbenbildung nach Ulcerationen, sind in den meisten Fällen incurabel. Zuweilen wird der Austritt des Samens durch eine plötzlich eintretende krampfhafte Verengerung der Ductus ejaculatorii verhindert, indem ihre Wandungen sich aneinander legen und so das Lumen des Kanales aufheben; einige warme Bäder reichen oft hin diesen Zustand zu beseitigen. Jedoch kann auch Schlaffheit und Atonie der Theile, welche sich bei der Ejaculation contrahiren müssen, das normale Zustandekommen derselben verhindern. Von diesen Theilen sind die Muskeln am Perinaeum und die Mündungsstelle der Ductus ejaculatorii den elektrischen Excitatoren zugänglich, und kann in Fällen dieser Art Nutzen von einer elektrischen Reizung derselben erwartet werden.

Es versteht sich von selbst, dass bei Hindernissen, welche sich von Seiten der Urethra einer normalen Ejaculation entgegenstellen — als fremde Körper, Strikturen, welche den Samenstrahl aufhalten, Geschwülste in den Corpora cavernosa, welche die sonst gesunde Harnröhre verengern, Wunden der Urethra und Harnfisteln, endlich Hypospadie und Epispadie — nicht der geringste Grund für eine elektrische Behandlung der aus solchen Zuständen resultirenden Impotenz vorliegt.

Um das Gesagte zu resumiren, ergäben sich demnach als Indikationen für eine elektrische Behandlung der Impotenz:

1) Mangelnde Samensekretion durch atonisch-paralytischen Zustand der Nerven des Testikels (bedingungsweise).

2) Die atonische Form der Spermatorrhoe.

3) Idiopathischer atonisch-paralytischer Zustand der der Erektion vorstehenden Muskeln.

4) Anästhesie der sensibeln Nerven der Geschlechtstheile.

5) Impotenz aus geschlechtlicher Hypochondrie.

6) Atonie der die Ejaculation bewirkenden und der elektrischen Reizung zugänglichen Theile.

E. Unterdrückung der Milchsekretion.

In Folge von Aufregung, Schrecken u. s. w. wird die Milchabsonderung nicht selten in einer oder beiden Brüsten vermindert oder ganz unterdrückt. Die Herren Aubert und Becquerel haben Fälle veröffentlicht, in welchen durch die Anwendung von Induktionsströmen auf die Brüste mittelst befeuchteter Excitatoren die Milch wieder erschien. Ein paar Sitzungen, von denen jede etwa eine Viertelstunde lang dauerte, waren genug, um dieses Resultat herbeizuführen.

II. Elektrische Behandlung von Krampfkrankheiten und Contrakturen.

Krampfkrankheiten sind im Ganzen weit weniger für eine elektrische Behandlung geeignet, als paralytische Zustände, da sie fast immer von irritirenden Krankheitsprozessen der Centralorgane des Nervensystems abhängen. Wenn die Krämpfe ganz örtlich sind, so kann man die Elektricität versuchsweise anwenden, wobei man sich drei verschiedener Methoden bedienen kann. Die vernünftigste Methode scheint zu sein, den Strom einer constanten Kette, welche zugleich eine gewisse Spannung besitzt, durch die afficirten Muskeln zu senden, indem wir durch ein solches Verfahren im Stande sind, Reizzustände in Nerven zu beruhigen, besonders, wenn die Stromesrichtung aufsteigend ist. Duchenne hat empfohlen, Induktionsströme auf die Antagonisten der krampfhaft afficirten Muskeln einwirken zu lassen und behauptet, dass er diese Methode mit Erfolg in Fällen von Drehhals angewandt habe. Endlich kann man Elektricität von sehr hoher Spannung als Revulsivum auf die Haut anwenden, eine Methode, welche besonders in Fällen von Veitstanz mit Erfolg angewandt worden ist. Dr. Remak behauptet, dass alle Arten von Contrakturen, besonders solche, welche durch Reizzustände der Centralorgane des Nervensystems bedingt sind, durch die Anwendung des constanten Stromes kurirt werden können. Er bemerkt, dass in solchen Fällen der Strom nicht auf die Nerven wirkt, auf welche man ihn applicirt, sondern auf die Centralorgane, welche dann ihrerseits auf die in Contraktur befindlichen Muskeln wirken; und dass das Resultat einer solchen Behandlung ist, dass binnen Kurzem die vorher starren Muskeln erschlafft und dem Einfluss des Willens zurückgegeben werden. Die Zeit wird lehren, ob diese Behauptungen richtig sind.

Es kann nicht in unserer Absicht liegen, hier die Berichte über elektrische Heilung von cerebralen Convulsionen, Epilepsie, Katalepsie u. s. w. zu wiederholen, welche oft veröffentlicht sind; wir wollen uns vielmehr darauf beschränken, den therapeutischen Werth der Elektricität in Chorea, Schreibekrampf, Drehhals, Tetanus und hysterischen Krämpfen und Contrakturen zu betrachten.

1. Chorea.

Dieses Leiden, welches gewöhnlich durch Furcht, Schrecken, Rheumatismus oder gestörte Verdauung entsteht, verschwindet häufig unter dem Einfluss von kalten Begiessungen des Rückens, Strychnin, kohlensaurem Eisen, Jodeisen, Jodkali u. s. w.; viele Fälle genesen spontan, ohne irgend eine medicinische Behandlung.

Labaume, Fabré-Palaprat, Addison, Golding-Bird und Gull haben Fälle von Veitstanz elektrisch behandelt und sind mit dem Resultat zufrieden gewesen. Dr. Bird hat 37 Fälle veröffentlicht, von welchen 30 vollständig kurirt, 5 gebessert wurden, Einer sich weigerte, die Behandlung fortsetzen zu lassen und nur ein Einziger nicht geheilt wurde. Er wandte Elektricität von sehr hoher Spannung als Revulsivum auf die Haut an, indem er Funken aus dem Rücken zog und behauptet, dass die Schnelligkeit, mit welcher die Symptome sich besserten, in geradem Verhältniss zu der Leichtigkeit stand, mit welcher die eigenthümliche, papulöse Eruption auf der Haut sich bildete. Dr. Gull, welcher gleichfalls gute Wirkungen von der elektrischen Behandlung solcher Fälle gesehen hat, vermuthet, dass die wohlthätige Wirkung daher rührt, dass die Blutgefässe der Nervencentren einen direkten Reiz erhalten, wodurch eine kräftigere Circulation in ihnen angeregt wird. (?)

Ich selbst habe nur einen einzigen Fall von Chorea in meiner Behandlung gehabt; dieser betraf ein Mädchen von 16 Jahren, welche sonst auch leicht hysterisch war. Die Affection wurde durch einige Sitzungen bedeutend gebessert; da die Patientin aber dann nicht mehr zu mir kam, so weiss ich nicht, ob sie vollständig kurirt wurde. Die beste Behandlungsweise scheint mir zu sein, den aufsteigenden Strom einer constanten Kette (6 bis 8 Daniell'sche Elemente) in der Bahn der afficirten Nerven kreisen zu lassen.

2. Schreibekrampf.

Dieses eigenthümliche Leiden entsteht oft durch psychische Aufregung und Angst, durch Ueberanstrengung, Rheumatismus, Wunden des Nervus radialis oder ulnaris der rechten Hand. Einige Fälle vom Schreibekrampf sind wahrhaft spasmodisch, indem die Finger und besonders der Daumen schnell in die Hohlhand eingeschlagen werden, sowie der Patient zu schreiben versucht; in andern Fällen aber ist es keine Krampfkrankheit, sondern ein lähmungsartiger Zustand des Extensor pollicis brevis, des Adductor pollicis und des Abductor indicis; die Hand ist dann nicht im Stande, die Feder fest zu fassen und die Finger gleiten davon ab. Wenn die Krankheit spasmodisch ist, so lässt man am besten den Strom einer constanten Kette auf die Flexoren einwirken; wenn sie dagegen durch Schwäche in den Muskeln entsteht, so ist eine Faradische Behandlung indicirt. In 5 Fällen, welche ich unter meiner Behandlung gehabt habe, bestand das Leiden in Muskelschwäche und 3 dieser Fälle wurden durch die Faradisirung vollkommen geheilt; in den beiden andern Fällen entstand Besserung und sie würden wahrscheinlich auch kurirt worden sein, wenn die Patienten sich der Behandlung nicht zu frühzeitig entzogen hätten. Da meistentheils alle übrigen Mittel in der Behandlung dieses äusserst beschwerlichen Leidens fehlschlagen, so ist es unter allen Umständen gerathen, die Elektricität versuchsweise anzuwenden.

3. Drehhals.

Dieses Leiden kommt hauptsächlich in Erwachsenen vor und kann deshalb kaum als eine Art der Chorea betrachtet werden. Es besteht aus einer spasmodischen Affection des Nervus accessorius Willisii der einen Seite, wodurch die Musculi sterno-cleido-mastoideus und cucullaris krampfhaft hin und her geschüttelt werden. Elektricität von hoher Spannung als revulsorisches Mittel und Induktionsströme, welche man methodisch auf die Antagonisten der leidenden Muskeln einwirken lässt, haben Besserung oder Heilung zu Wege gebracht. Der constante Strom ist in dieser Krankheit noch nicht angewendet worden; ich glaube aber, dass man in ihm eventualiter das wirksamste Mittel dagegen finden wird.

4. Tetanus.

Viele Fälle von Tetanus, die durch Elektricität kurirt sein sollen, finden sich in der Literatur vor, wir vermissen darin aber eine genügende Detaillirung. Es ist einleuchtend, dass wenn man die Elektricität in dieser furchtbaren Kranheit anwenden will, man sich nur des constanten Stromes bedienen darf. Matteucci hat empfohlen, das Rückenmark durch einen aufsteigenden constanten Strom zu galvanisiren, wobei der positive Pol am Kreuzbein und der negative am Hinterhaupt angesetzt werden soll. Dubois-Reymond aber hat schon dagegen eingewendet, dass der Strom gar nicht zu dem Rückenmarke vordringen kann, da dies. von sehr unvollkommenen Leitern der Elektricität umgeben ist, wenn man nicht einen Strom von ausserordentlich hoher Spannung anwendet. Aber selbst zugegeben, dass man nicht unmittelbar auf das Rückenmark einwirken kann, so ist es doch räthlich, einen Strom von etwa 10 Daniell'schen Elementen auf die spasmodisch afficirten Muskeln anzuwenden, ausgenommen übrigens die Muskeln des Unterkiefers, da eine Galvanisirung derselben wahrscheinlich Ueberreizung der Netzhaut zur Folge haben würde.

5. Hysterische Krämpfe und Contrakturen.

In diesen Zuständen sind weder die Centralorgane des Nervensystems, noch die motorischen Nerven und Muskeln krankhaft verändert und man kann daher hoffen, dass eine elektrische Behandlung darin von Nutzen sein wird. Dr. Byrne, Dr. Meyer und Herr Becquerel haben Fälle dieser Art veröffentlicht, welche durch die Anwendung der Elektricität entweder kurirt oder bedeutend gebessert wurden. Dr. Byrne hat die Art der Elektricität die er anwandte, nicht erwähnt; die Herren Meyer und Becquerel haben Induktionsströme von ziemlich hoher Spannung angewandt, etwa 10 bis 15 Minuten lang jedes Mal.

III. Elektrische Behandlung der Anästhesieen.

Anästhesie entsteht häufig durch Krankheiten der Centralorgane des Nervensystems und der sensiblen Nerven; in solchen

Fällen kann der elektrische Strom nur dann von Nutzen sein, wenn das ursprüngliche Leiden verschwunden ist. Man hat mehr Aussicht auf Erfolg, wenn die Anästhesie idiopathisch, rheumatisch, hysterisch oder durch Vergiftung bedingt ist.

1. Verlust des Geruches.

Der Verlust des Geruches rührt oft von krankhaften Strukturveränderungen her, welche den Nervus olfactorius befallen, dessen Stamm durch Exostosen, Geschwülste u. s. w. comprimirt werden kann. Ich habe einen Fall gesehen, in welchem der Verlust des Geruches offenbar von Ueberreizung des Nervus olfactorius herrührte, indem der Patient viele Jahre lang täglich eine Unze des allerstärksten Schnupftabacks genommen hatte und der Geruch ganz allmälich verschwunden war. Dies wäre vielleicht ein guter Fall für eine elektrische Behandlung gewesen, welche ich auch dem Patienten vorschlug; er wollte sich aber einer solchen nicht unterziehen.

2. Amaurosis.

Der schwarze Staar ist häufig galvanisch behandelt worden und Hr. Magendie ist so glücklich gewesen, Fälle dieser Art zu kuriren. Es ist einleuchtend, dass man nur dann Aussicht auf Erfolg haben kann, wenn die Amaurose nicht durch Gehirnkrankheiten oder Strukturveränderungen des Sehorgans selbst oder die Bright'sche Krankheit oder den Diabetes verursacht ist. Da der constante Strom eine besondere Wirkung auf die Netzhaut hat, so wird es am besten sein, diese Art der Elektricität anzuwenden (einen Strom von etwa 6 Daniell'schen Elementen); die Anwendung der Induktionsströme ist gleichfalls erlaubt und hat man sich dann vorzugsweise des magneto-elektrischen Stromes zu bedienen. Befeuchtete Elektroden kann man an irgend einem Theile des Gesichtes anbringen, da die Wirkung des Stromes auf die Retina durch Reflex von dem Trigeminus auf den Sehnerven stattfindet. Es ist ganz unnöthig, die Elektropunktur anzuwenden, welche die Patienten meistentheils erschreckt und mit manchen Unbequemlichkeiten verknüpft ist. Die Sitzungen sollten sehr kurz sein und oft wiederholt werden. Es ist jedoch nothwendig, vor dem Beginn der galvanischen Behandlung eine Untersuchung des Auges mit dem Augenspiegel vorzunehmen, da viele Fälle von sogenanntem schwarzen Staar in der That von krankhaften Veränderungen in der Netzhaut, Chorioidea u.s.w. abhängen, welche das Sehen geradezu unmöglich machen.

3. Nervöse Taubheit.

Die nervöse Taubheit hat man sehr oft elektrisch behandelt und es kann kein Zweifel darüber obwalten, dass manche Fälle für eine solche Behandlung geeignet sind. Es ist besonders die Art von Taubheit, welche in hysterischen Frauenzimmern vorkommt, und mit Geräuschen in den Ohren verbunden ist, in welcher der Galvanismus eine wohlthätige Wirkung haben kann; desgleichen Fälle, welche auf einer ungenügenden Absonderung des Ohrenschmalzes beruhen. Ich habe 23 Fälle von Taubheit unter meiner Behandlung gehabt und von 14 Patienten die Versicherung erhalten, dass sie weit besser hörten, nachdem sie sich eine Zeitlang hatten elektrisiren lassen. In einem Fall ist es mir gelungen, die Geräusche in den Ohren ganz zu vertilgen, während in 9 Fällen keine solche Besserung entstand. Die Anwendung der Elektricität in Fällen von Taubheit, in welchen man keine Strukturveränderung im Ohre nachweisen kann, erscheint gerechtfertigt; so lange aber die Diagnose der Ohrkrankheiten so unsicher bleibt, wie sie gegenwärtig ist, kann man von vorn herein nie wissen, ob Erfolg oder Fehlschlagen wahrscheinlich ist.

4. Verlust des Geschmackes.

Bei Geschmacklosigkeit ist der constante Strom wahrscheinlich wirksamer, als Induktionsströme, welche bloss auf die sensiblen Nerven der Zunge, aber nicht auf die Geschmacksnerven wirken.

5. Hysterische Anästhesie.

Hysterische Frauen klagen oft über ein Gefühl von Taubheit, welches zuweilen in einem Glied fixirt ist, in anderen Fällen aber über den ganzen Körper wandert. Die interessanten Forschungen, welche Briquet neuerdings über diese Form der Anästhesie angestellt hat [1]), haben ergeben, dass unter hundert hysterischen Frauen etwa sechzig an Anästhesie leiden, und dass die Conjunktiva des linken Auges am häufigsten davon befallen wird. Diese hysterische Anästhesie folgt oft unmittelbar auf hysterische Anfälle, obwohl die Affektion auch bei Frauen beobachtet wird, welche nie an solchen gelitten haben. Manchmal kommt es auch vor, dass die Anästhesie hysterischen Paroxysmen vorausgeht; gewöhnlich aber entsteht sie als Folge beträchtlicher Störungen der Oekonomie, nach heftigen Aufregungen u. s. w.; eine Thatsache, die nicht so absonderlich erscheint, wenn man sich daran erinnert, wie sehr die Farbe und Temperatur der Haut und die Funktionen der Sinnesorgane von Emotionen beeinflusst werden.

Die Anästhesie entwickelt sich zuweilen langsam und allmälig und es geht ihr dann meistens ein Gefühl von Prickeln, schiessenden Schmerzen oder Taubheit in den betreffenden Theilen voraus; in anderen Fällen sind Prodromialsymptome gar nicht vorhanden und die Patientin wird ganz zufällig auf das Bestehen der Anästhesie aufmerksam. Gewöhnlich findet sich zu gleicher Zeit mit der Anästhesie eine Verminderung der Eigenwärme und des Capillar-Kreislaufes in den Theilen, und Gefühl von Muskelschwäche, welches sich bis zu vollständiger Lähmung steigern kann. Auch findet sich sehr häufig heftiger und lange andauernder Kopfschmerz dabei. Was die Ausdeh-

---

[1]) Union médicale 86—101. 1858.

nung und den Grad des Leidens anbetrifft, so kann die ganze Hautoberfläche befallen sein oder nur ein kleiner Theil, z. B., ein Fuss, ein Bein u. s. w.; und die Anästhesie ist entweder ganz oberflächlich auf die Haut beschränkt, oder sie befällt die ganze Dicke der Gliedmaassen, selbst die Knochen mit eingeschlossen; aber immer werden nur solche Theile ergriffen, welche vom Cerebro-spinal-Nervensystem versorgt werden, niemals diejenigen, welche ihre Innervation von sympathischen Fasern erhalten. Ausserdem findet der Verlust der Sensibilität nur in den Nervenendigungen statt, während die Nervenstämme im ungestörten Besitz ihrer Sensibilität und Erregbarkeit bleiben; in Hyperästhesie findet grade das Gegentheil Statt.

Was die Dauer der Anästhesie anbetrifft, so ist dieselbe ausnehmend variabel.

In Fällen, wo die Anästhesie von geringer Ausdehnung ist, verschwindet sie oft schnell und von selbst. In anderen Fällen dauert sie sehr lange, und verschwindet erst mit dem Aufhören der übrigen hysterischen Symptome oder dauert selbst noch fort, nachdem dieselben aufgehört haben. Ist das Leiden entweder von selbst oder durch eine geeignete Behandlung verschwunden, so kann es nach neuen Störungen wieder erscheinen. Die Patientinnen werden nur dann sehr davon belästigt, wenn die Anästhesie die Haut der Extremitäten, die Muskeln oder die Sinnesorgane befällt; ist sie dagegen auf die Haut des Stammes beschränkt, so weiss oft die Patientin nichts davon, bis sie durch die ärztliche Untersuchung darauf aufmerksam wird. Das Leiden zu entdecken, genügt es die Theile zu stechen, kneifen oder auch nur zu berühren. Für die meisten Fälle ist die Prognose sehr günstig, während mitunter das Leiden ausserordentlich hartnäckig ist und den energischsten therapeutischen Eingriffen Widerstand leistet.

Die ganze Hautoberfläche ist nur in äusserst seltenen Fällen anästhetisch. Häufiger ist eine Art von Hemiplegie der Sensibilität, wobei eine ganze Körperhälfte (meistentheils die linke) von der Anästhesie befallen ist. Auch kommt es vor, dass das Leiden sich ausschliesslich in einer Gesichtshälfte (fast immer der linken) vorfindet; oder es ist bloss in den unteren oder bloss in den oberen Extremitäten vorhanden. Unter sechs Fällen von hysterischer Anästhesie sind gewöhnlich fünf auf der linken und nur einer auf der rechten Seite. Ist die Anästhesie auf die Haut beschränkt, so verschwindet sie weit leichter, als wenn auch tiefer gelegene Theile befallen sind. Was die Anästhesie von Schleimhäuten anbetrifft, so findet sie sich nur an den natürlichen Oeffnungen. So ist die Digestion- und Respirations-Schleimhaut niemals über den Isthmus faucium hinaus afficirt, und der Mastdarm nie über den Rand des Anus, die Urinwege nie über die Blase hinaus. Am häufigsten ist die Anästhesie der Conjunktiva, besonders des linken Auges, so dass es in der That selten ist, ein hysterisches Frauenzimmer zu finden, welche am linken Auge die Berührung mit einem Finger oder Stecknadelkopf empfindet. Anästhesie der Nasen- und Mundschleimhaut kommt fast immer bei Hemi-Anästhesie vor, und ist mit Verlust des Geruchs und Geschmacks verbunden. Dagegen ist eine Anästhesie der Schleimhaut des Anus und der Urethra selten, und wenn sie vorkommt, ist meistens auch die an die betreffenden Schleimhautpartieen grenzende Haut im anästhetischen Zustande. Häufig sind die äusseren Schamtheile befallen, nämlich die innere Oberfläche der Schamlippen und der Vagina. Die Clitoris wird gewöhnlich zuletzt befallen und bewahrt in manchen Patientinnen selbst dann ihre vollkommene Sensibilität, wenn alle in ihrer Nachbarschaft befindlichen Theile ergriffen sind; und wenn sie auch anästhetisch ist, so ist sie doch, wie auch die Brustwarze, der Erektion fähig, wenn sie gekitzelt wird. Anästhesie der Schleimhäute überhaupt entsteht nur nach vorausgegangener Haut-Anästhesie. Gewöhnlich leiden die am oberen Theile des Körpers befindlichen Schleimhautöffnungen; die des unteren Körpertheiles werden hauptsächlich dann ergriffen, wenn die Hysterie in der Form von Tympanites, Retentio urinae und Verstopfung auftritt. Die Anästhesie der Schleimhäute ist fast immer von einem gewissen Grade funktioneller Störung derselben begleitet.

Sehr häufig werden die Muskeln von Anästhesie befallen, entweder allmälig und nachdem gewisse Prodromialsymptome, wie Gefühl von Taubheit, Prickeln oder auch Zittern in den Muskeln, vorausgegangen sind, oder ganz plötzlich nach einem hysterischen Anfall. Bei Patientinnen dieser Art kann man Nadeln tief in die Muskelsubstanz einbohren, ohne dass dadurch der geringste Schmerz entsteht. Verbindet man der Patientin die Augen, so kann man die leidenden Theile heftig schlagen, stossen und schütteln, ohne dass sie etwas davon merkt. Auch wird, wenn man einen elektrischen Strom im Muskelgewebe kreisen lässt, dieser gar nicht empfunden, wiewohl die Muskeln durch Zusammenziehung auf den Reiz antworten. Dagegen ist eine funktionelle Störung immer die Folge von Muskelanästhesie, indem nämlich die willkürlichen Bewegungen mit Unsicherheit ausgeführt werden, besonders wenn der Patientin der Lichtreiz entzogen wird, also wenn man ihr die Augen verbindet oder bei Nacht.

Auch die Knochen werden nicht selten befallen. Man kann dann sehr empfindliche Knochenflächen, wie z. B. das Schienbein, heftig schlagen, ohne dass irgend etwas davon empfunden wird. Uebrigens ist es nicht die eigentliche Knochensubstanz, sondern das Periost, welches in diesen Fällen afficirt ist.

Eine innerliche Behandlung leistet in Fällen dieser Art meistens sehr geringe Dienste; wirksamer sind örtliche reizende Applikationen, wie Reibungen mit Ammoniak, Crotonöl, Senföl, Tinkt. Cantharidum, wiederholte Sinapismen. Das wirksamste Mittel ist aber unzweifelhaft der Induktionsstrom und werden Fälle dieser Art fast immer schnell durch die Elektricität geheilt. So will ich hier nur den Fall einer 36 Jahre alten Frau erwähnen, welche in der ambulatorischen Klinik des Samaritan

Free Hospital zur Beobachtung kam; sie klagte über ein Gefühl von Taubheit, besonders im Nacken und an der Rückenwirbelsäule, auch in beiden Armen. Ich liess einen schwachen inducirten Strom durch befeuchtete Excitatoren auf die erwähnten Theile einwirken, und als ich die Patientin am folgenden Tage wiedersah, gab sie an, dass die normale Empfindung fast ganz wieder hergestellt war; 3 weitere Sitzungen bewirkten eine vollständige Heilung. In anderen Fällen übrigens dauert die Behandlung länger.

Fall von hysterischer Anästhesie und Paraplegie.

A. C., 28 Jahre alt, verheirathet, Carlisle-Ward, St. Mary's Hospital, auf der Abtheilung von Dr. Alderson. Vor 3 Jahren litt sie an Rheumatismus und vor 15 Monaten traten die ersten Symptome ihrer gegenwärtigen Krankheit auf. Ihr Gang wurde erschwert und sie fühlte den Boden nicht; zugleich klagte sie über ein beständiges Gefühl von Taubheit in dem Rücken und den unteren Extremitäten. Sie hat niemals an Krämpfen oder Zucken in den Beinen gelitten, auch ist ihre Periode vollkommen regelmässig. Sie ist mit Schröpfköpfen, Blutegeln, Blasenpflastern am ganzen Rücken, Strychnin, Calomel und Galvanismus behandelt. Als ich sie zum ersten Male sah, constatirte ich den folgenden Zustand der Sensibilität; auf dem Rücken war die Haut vom siebenten Halswirbel bis zum Kreuzbein abwärts anästhetisch; die Nadelspitze wird in der Mittellinie des Rückens gar nicht empfunden und ebensowenig an den unteren Extremitäten. Ihr Gang ist wankend und die Muskeln der unteren Extremitäten antworten sehr wenig auf den elektrischen Reiz. Funktionsstörungen in der Blase und dem Mastdarm sind nicht vorhanden. Um die verlorene Lebensenergie der sensiblen Nerven wiederherzustellen, richtete ich einen Strom von hoher Spannung mittelst der Metallpinsel auf die Haut des Rückens und der unteren Extremitäten; während im Normalzustande der Nerven der faradische Reiz unmittelbar nach der Applicirung desselben gefühlt wird, fühlte diese Patientin nichts davon, bis der Strom 5 oder 6 Sekunden eingewirkt hatte. Dies war der Fall nicht nur im Rücken, sondern auch an den Beinen; an den Fusssohlen entstand überhaupt gar keine Empfindung, selbst wenn ich einen äusserst starken Strom anwandte. Ich setzte die Faradisirung fort und nach 6 Sitzungen war die Sensibilität am Rücken fast vollkommen zur Norm zurückgekehrt. Die sensibeln Nerven der unteren Extremitäten waren tiefer afficirt, als die des Rückens und es dauerte längere Zeit, bis eine Besserung in ihnen eintrat. Die Muskeln wurden gleichfalls bedeutend durch die Behandlung gekräftigt. Die Patientin ging mit weit grösserer Kraft und Festigkeit, als sie das Hospital verliess, obgleich sie noch nicht ganz wieder hergestellt war.

6. Anästhesie durch Vergiftung.

Wenn Anästhesie durch Vergiftung mit Chloroform, Opium oder anderen narkotischen Substanzen entsteht, ist der elektrische Reiz eines der wirksamsten Mittel, die Patienten aus ihrem Stupor herauszubringen. Die Herren Jobert de Lamballe und Ducros haben viele Experimente an Hühnern, Tauben und anderen Thieren gemacht, in welchen sie Anästhesie durch Aether oder Chloroform hervorgerufen hatten, und welche durch die Anwendung der Elektricität schnell wieder belebt wurden. Die klinische Erfahrung hat gleichfalls die Nützlichkeit des Galvanismus in Fällen dieser Art herausgestellt. Bei Chloroformvergiftung kann man den elektrischen Strom durch Acupunkturnadeln auf die rechte Herzkammer richten, da, wenn Scheintod durch Chloroform entstanden ist, die rechten Herzhöhlen immer mit Blut überfüllt sind; und wenn die rechte Herzkammer zur Contraktion gezwungen wird, das Leben wieder hergestellt werden kann. Man kann den Strom auch mittelst der Metallpinsel auf die sensibeln Nerven der Haut appliciren, oder man kann den Nervus phrenicus faradisiren und so künstliche Respiration herbeiführen. Man muss sich übrigens hüten, Ströme von hoher Spannung anzuwenden, indem durch diese das geschwächte Leben vollständig zerstört werden könnte.

IV. Elektrische Behandlung der Hyperästhesieen.

Wenn eine Hyperästhesie durch Wunden der Nerven, Entzündung, Hypertrophie oder Krebs der Nervenscheide bedingt ist, so kann man von einer elektrischen Behandlung nichts erwarten; ebensowenig leistet der Strom, wenn die Affection durch Entzündung, Caries oder Exostosen der knöchernen Kanäle entsteht, durch welche die Nerven verlaufen, oder durch krankhafte Zustände der Leber, Gebärmutter, Eierstöcke, Nieren u. s. w. herbeigeführt wird. Wenn aber die Hyperästhesie nur eine krankhafte Erhöhung der Sensibilität ohne Strukturveränderungen oder durch Rheumatismus oder durch Bleivergiftung bedingt ist, so kann man mit einer guten Aussicht auf Erfolg zu der faradischen Behandlung schreiten.

Von der Zeit an, wo Sarlandière und Magendie ihre Beobachtungen über den therapeutischen Nutzen der Galvanopunktur veröffentlichten, hat man die Elektricität häufig und auf verschiedene Weise angewandt, um solche neuralgische Schmerzen zu tilgen, welche anderen Behandlungsmethoden widerstehen. Da die Ausführung der Elektropunktur mit manchen Unbequemlichkeiten verbunden ist, nämlich in vielen Fällen sehr heftigen Schmerz während der Operation und später Entzündung und Eiterung in den Geweben in welche die Nadeln hineingestochen sind, veranlasst, so ist man natürlicher Weise darauf bedacht gewesen, den Galvanismus auf andere Weise anzuwenden. Duchenne hat die Faradisirung der Haut mittelst der Metallpinsel empfohlen, welche einen äusserst starken Induktionsstrom auf die schmerzhaften Punkte übertragen sollen; dieses Mittel, dessen Wirkung durchaus revulsorisch ist, liefert in manchen Fällen gute Resultate, hat aber die Schattenseite, dass es ausserordentlich schmerzhaft ist. Ich selbst pflege in den meisten Neuralgien, in welchen ich eine elektrische Behandlung für indicirt halte, einen inducirten Strom von mittlerer Stärke durch feuchte Stromgeber, durch den leidenden Nervenstamm zu senden; ein Verfahren, durch welches, wie oben nachgewiesen ist, eine unmittelbare Herabsetzung der Sensibilität eines Nerven herbeigeführt werden kann. Der Schmerz, welcher dadurch entsteht, ist unbedeutend und kaum erwähnenswerth, wenn man ihn mit dem äusserst heftigen neuralgischen Schmerze vergleicht, wogegen die Behandlung gerichtet ist. Auf der anderen Seite hat sich mir diese Methode noch in Fällen hülfreich erwiesen, wo sowohl die Elektropunktur als auch die Faradisirung der Haut mit unbedeutendem oder gar keinem Erfolge vorgenommen war. Von einer Anzahl von Patienten, welche ich wegen Neuralgie behandelt habe, will ich 2 Fälle anführen, um das Heilverfahren zu erläutern.

Fall von Tic-douloureux.

Mistress O., 28 Jahre alt, ist bis zum Mai 1857 gesund gewesen, zu welcher Zeit sie vollkommen durchnässt und bald darauf von heftigen Schmerzen in der rechten Seite des Gesichts befallen wurde, wozu sich Anfangs noch Fieber und allgemeines Unwohlsein gesellte. Die letztgenannten Symptome verloren sich bald, nicht aber der sehr heftige, schiessende Schmerz, welcher in Paroxysmen auftrat, nach deren Ablauf die Patientin vollkommen erschöpft war. In den ersten Wochen kamen die Paroxysmen sehr unregelmässig, etwa 4 oder 5 jeden Tag; nach einiger Zeit jedoch stellte sich ein intermittirender Charakter dabei heraus, indem nur ein Paroxysmus einen um den andern Tag zwischen 4 und 5 Uhr Nachmittags eintrat. Grosse Dosen Chinin und Arsenik waren gereicht, aber ohne irgend eine Heilwirkung herbeizuführen; ausserdem war die Patientin mit Calomel, Sublimat, Jodkali und Vesicatoren behandelt worden. Ihr allgemeiner Gesundheitszusand hatte bedeutend gelitten, sie ist nervös und reizbar geworden. Als ich sie zuerst sah, war ihr Zustand wie folgt:

Es sind immer Prodromialsymptome vorhanden, welche das Herannahen des Paroxysmus verkündigen, nämlich ein Gefühl von Kitzel in der Magengrube und dann ein Ameisenkriechen im Gesicht. Dann beginnen die Schmerzen in der heftigsten Weise, besonders am Wangenbein, unter dem unteren Augenlid, in der Wange und dem Kinn, etwas weniger stark am Nacken und gar nicht in der Stirn und Schläfe. Dieser Anfall dauert gewöhnlich eine halbe Stunde und geht dann allmälig in ein dumpfes Schmerzgefühl über, welches etwa 3 bis 4 Stunden andauert. Am folgenden Tage ist sie vollkommen frei von Schmerz, aber am dritten Tage entsteht ein neuer Anfall. Bei der Untersuchung des Gesichts fand ich zwei von den Valleix'schen Puncta dolorosa, nämlich einen am Wangenbein, wo der untere Ast des N. subcutaneus malae, und einen andern an dem Foramen infraorbitale, wo der Nervus infraorbitalis zum Vorschein kommt; Druck auf diese beiden Punkte erregte eine deutliche Schmerzempfindung in dem freien Intervall. Ich hielt es daher für das beste, die Stromgeber abwechselnd auf diese beiden Punkte zu richten und applicirte auf diese Weise einen sehr schnell unterbrochenen inducirten Strom. Die erste Sitzung, welche ich gerade zu der Zeit abhielt, als der Paroxysmus eben begonnen hatte, erleichterte den Schmerz nach der Angabe der Patientin, verkürzte aber die Dauer des Anfalls nicht. Am zweiten Tage darauf kam ein andrer Paroxysmus, welcher nun positiv durch die Anwendung des Induktionsstromes verkürzt wurde. Das nächste Mal zeigten sich noch Prodromalsymptome, wie gewöhnlich, aber es trat kein Anfall auf. Es wurden noch 6 weitere Sitzungen abgehalten; ich sah die Patientin 9 Monate später wieder und sie theilte mir dann mit, dass der Schmerz nach dem Aufhören der elektrischen Behandlung nicht wiedergekommen war.

An diesen Fall von Tic-douloureux reihe ich noch einen Fall von Ischias an, welcher durch die elektrische Behandlung kurirt wurde:

Herr J. F. T., 35 Jahre alt, aus Edinburgh, hat niemals eine robuste Gesundheit gehabt und lange Zeit an Sodbrennen gelitten. Vor acht Jahren wurde ihm der linke Oberschenkel gerade über dem Knie wegen Tumor albus amputirt; er trägt an der Stelle des amputirten ein künstliches Bein, welches sehr schwer ist und einen bedeutenden Zug auf die linke Beckenhälfte ausübt. Vor drei Jahren, bald nachdem er angefangen hatte das künstliche Glied zu tragen, fühlte er zuerst Schmerz am Rücken des rechten Oberschenkels und an der Innenseite des Beines bis zum Knöchel hinab. Nachdem der Schmerz eine Zeitlang dumpf und bohrend gewesen war, wurde er scharf und stechend und der Patient war genöthigt das Bett zu hüten. Er glaubt den Anlass in zu vielem Umhergehen zu finden. Die Neuralgie bestand in seinem Falle nicht in heftigen Paroxysmen von Schmerz, denen freie Intervalle folgten, sondern er wurde beständig durch den Schmerz gequält. Er consultirte zwei der ausgezeichnetsten Aerzte in Edinburgh und wurde unter der Behandlung derselben nach und nach besser, indem der Schmerz unbedeutender wurde. Später liess er die Acupunktur des Nervus ischiadicus an sich vornehmen, was ihm augenblickliche Erleichterung verschaffte, aber der Schmerz verliess ihn doch nie ganz und war einige Zeit nach der Operation gerade so schlimm wie vorher. Zwei Jahre später kam er nach London und consultirte Sir James Clark, welcher eine elektrische Behandlung für indicirt hielt und ihn zu mir schickte. Der Schmerz war damals dumpf und bohrend. Durch Gehen wird derselbe immer viel schlimmer, selbst wenn der Patient nur eine ganz kurze Strecke zurücklegt. Auch ist der Schmerz immer sehr heftig, wenn der Patient sich zu Bett gelegt hat, und wird erst gegen Morgen gelinder. Starker Druck auf die Bahn des N. ischiadicus hat keinen besonderen Einfluss auf die Intensität des Schmerzes, er erleichtert denselben aber eher als er ihn verschlimmert. Morgens bemerkt der Patient leichte unwillkürliche Zuckungen in einzelnen Bündeln der Schenkelmuskeln, weniger am Tage; es sind dieselben, welche man in der progessiven Muskelatrophie beobachtet, aber eine solche Atrophie ist hier nicht vorhanden, sie sind nie schmerzhaft. Sonst ist der Patient leidlich wohl, obwohl durch die Schlaflosigkeit, welche der Schmerz verursacht, etwas heruntergekommen.

Ich beschloss hier zuerst Duchenne's Verfahren der Faradisirung der Haut mittelst der Metallpinsel vorzunehmen und applicirte einen sehr starken Strom auf diese Weise auf die schmerzhaften Punkte. Zwei solche Sitzungen hatten jedoch keinen Erfolg. In der dritten Sitzung liess ich daher einen sehr schnell unterbrochenen Induktionsstrom von mässiger Stärke durch den Nervus ischiadicus gehen, wobei ich den positiven Pol aussen auf die Haut in der Nähe des Sitzbeinhöckers und den negativen am Knöchel ansetzte. Auf die erwähnten Punkte hielt ich feuchte Stromgeber sechs Minuten lang angepresst, und als ich den Strom aufhören liess, war der Schmerz vollkommen verschwunden. Am folgenden Morgen berichtete mir der Patient, dass der Schmerz etwa drei Stunden nach der Sitzung wiedergekommen war, jedoch keineswegs so heftig wie früher und dass er in der verflossenen Nacht zum ersten Male seit langer Zeit ruhig und gut geschlafen hatte. Ich wiederholte dieselbe Operation noch dreimal; der Patient war dann genöthigt London zu verlassen. Er fühlte den Schmerz jetzt nur hin und wieder, wenn er längere Zeit ging, nicht aber wenn er sass und lag. Sechs Wochen später erhielt ich einen Brief von ihm, worin er mir mittheilte, dass seit der elektrischen Behandlung sein Glied bedeutend besser geblieben war; doch aber kam der Schmerz noch wieder, wenn er einen etwas weiteren Gang unternahm, wiewohl er sich schneller wieder verlor und nicht so heftig war wie früher. Ich rieth ihm daher, noch einmal nach

London zu kommen, um die elektrische Behandlung fortzusetzen; der Patient that dies nach einiger Zeit und hatte dann sechs weitere elektrische Sitzungen. Er wurde dadurch vollkommen hergestellt, indem er im Stande war, drei bis vier englische Meilen hinter einander zu gehen, ohne Schmerz zu empfinden. Auf die Muskelzuckungen, welche Morgens in dem leidenden Bein auftraten, hatte die elektrische Behandlung keinen Einfluss; da dieselben aber vollkommen schmerzlos waren, so war dies dem Patienten ganz gleichgültig.

Auch in der Hyperästhesie, welche mit der Bleikolik verbunden ist, leistet der Induktionsstrom als schmerzstillendes Mittel die ausgezeichnetsten Dienste. Briquet hat hierüber Erfahrungen an 42 Patienten angestellt, aus denen sich folgende Resultate ergeben haben. Der Sitz des Schmerzes ist nicht im Verdauungskanal oder gar im Zwerchfell, wie frühere Beobachter angenommen haben, sondern in den Bauchmuskeln; zuweilen in einem, zuweilen auch in allen. Besonders hat die Verstopfung gar nichts mit dem Schmerze zu thun. In einigen Fällen ist mit der Hyperästhesie der Muskeln auch eine solche der Haut verbunden, während mitunter die Haut anästhetisch ist. Von den 42 Patienten, welche an Bleikolik litten, hatten die meisten weiter keine Symptome von Bleivergiftung; in allen Fällen aber wurde der Schmerz durch eine einzige Anwendung eines kräftigen Induktionsstromes getilgt, und konnte nach dem Aufhören der Faradisirung durch Druck auf die Bauchdecken nicht wieder hervorgerufen werden. Von 42 Patienten blieben 24 nach der ersten Faradisirung ganz frei von Schmerz. Bei zehn Individuen kam der Schmerz später weiter, verschwand aber definitiv nach der zweiten Faradisirung, in sieben Fällen war eine dritte, und endlich in einem einzigen eine vierte Sitzung nöthig. Ausserdem zeigte sich die Wirkung der Faradisirung nicht auf das Aufhören des Schmerzes beschränkt, sondern es verschwanden danach auch die übrigen krankhaften Störungen, welche einen Anfall von Bleikolik ausmachen. Der Appetit kehrte gewöhnlich am Tage nach dem Beginn der Behandlung zurück; und auch das Erbrechen verschwand bald, wogegen die Verstopfung erst am vierten Tage aufhörte. Diese Patienten hatten keine Purgirmittel bekommen. Bei einer Anzahl von Patienten wandte Briquet gar keine innerlichen Arzneimittel an, sondern bloss den Induktionsstrom; bei einer anderen Anzahl wandte er ausser der Elektricität Schwefelbäder, schwefelsaure Limonade, Alaun und Opium an; die Wirkungen waren in beiden Versuchsreihen dieselben. Briquet fand auch, dass die übrigen Symptome, welche ausser der Kolik durch die Bleivergiftung verursacht waren, nicht durch die Faradisirung der Bauchdecken verschwanden; und dass die Anwendung eines continuirlichen galvanischen Stromes (der Pulvermacher'schen Ketten) wohl eine Besserung, aber keine Heilung zu Wege brachte.

Der Induktionsstrom ist gleichfalls unentbehrlich in der Behandlung der Muskelhyperästhesie, welche bei hysterischen Frauen vorkommt. Die Muskeln, welche so vielfältig in der Hysterie leiden, sei es durch Schwäche, Lähmung, Krämpfe, Anästhesie, sind auch sehr häufig von Hyperästhesie befallen. Man erkennt, dass der Sitz dieser gewöhnlich nur als neuralgisch bezeichneten Schmerzen in der That in den Muskeln ist, nach Briquet, daran, dass er immer an solchen Stellen sitzt, welche von den fleischigen Muskelbäuchen eingenommen werden; dass, da gewöhnlich die oberflächlichen Muskeln leiden, der Schmerz unmittelbar unter der Haut gefühlt wird; dass leichter Druck oder Hinwegfahren mit dem Finger über den Muskel den Schmerz hervorruft oder verschlimmert, dass der so hervorgerufene Schmerz sehr heftig ist, indem die Patientin schreit, sich windet oder selbst in hysterische Krämpfe verfällt; dass Bewegung und besonders Ausdehnung der betreffenden Muskelfasern den Schmerz hervorruft oder verschlimmert, während Ruhe ihn besänftigt oder ganz zum Schwinden bringt; dass schwache elektrische Ströme, welche, wenn sie das Gewebe eines gesunden Muskels durchkreisen, kaum eine unangenehme Empfindung hervorrufen, einen sehr heftigen Schmerz verursachen, wenn sie auf die hyperästhetischen Muskeln applicirt werden, und dass der, durch nur etwas stärkere Ströme erregte Schmerz ganz unerträglich ist; endlich dass die Schmerzen durch die Faradisirung der Haut vollkommen getilgt werden. Diese hysterische Myosalgie befällt nicht alle Muskeln in gleicher Weise, sondern besonders die oberflächlichen Muskeln des Stammes; auch am Stamm sucht der Schmerz gewisse Punkte mit solcher Regelmässigkeit und Constanz auf, dass man sogar daraus die Diagnose der Hysterie stellen kann.

Diese Hyperästhesie befällt sehr häufig die Muskeln des Kopfes; man nennt sie dann gewöhnlich Cephalalgie. Briquet beobachtete sie bei 300 Patientinnen von 356. Gewöhnlich sitzt der Schmerz in den Musculis frontalis und temporalis; er ist gemeiniglich pulsirend, aber auch lancinirend, bleibt auch bestehen, wenn die Patentin ganz ruhig im Bette liegt, was diesen Schmerz von dem chlorotischen Kopfweh unterscheidet, welches fast nur bei Bewegung gefühlt wird. Noch häufiger als die Cephalalgie ist die Epigastralgie, Hyperästhesie in den Muskeln der Regio epigastrica, indem diese Affection bei 317 Patientinnen von 358 beobachtet wurde. Bei 187 von diesen waren ausserdem Störungen der Verdauung vorhanden, während 130 davon frei waren. Fragt man, warum so häufig Schmerz in Theilen vorkommt, welche mit den moralischen Emotionen der Patientin in keinem Zusammenhang zu stehen scheinen, so ergiebt es sich, dass diese Hyperästhesie durch zwei verschiedenartige physiologische Ursachen bedingt wird, nämlich durch die unmittelbare Einwirkung der Nervencentren auf die Muskeln und die Rückwirkung der gestörten Verdauung auf die Muskeln. Sehr oft beobachtet man Epigastralgie bei ganz kleinen Mädchen, welche geschlagen werden oder eine erbliche Anlage zur Hysterie haben, und bei diesen verknüpft sich das Leiden mit Verdauungsstörungen und Neigung zur Migräne. Bei andern erscheint sie entweder zur Zeit des ersten Auftretens der Catamenia oder später, wenn

Menstruationsanomalieen auftreten; in einer gewissen Anzahl von Fällen ist Chlorose die Ursache davon oder das Leiden entsteht ohne bestimmte Specialursache während der Entwicklung der Hysterie. Oder die Epigastralgie wird durch hysterische Anfälle bedingt; diesen geht fast immer ein Gefühl von Zusammenschnüren, Ausdehnung oder Reissen in der Magengrube voraus; diese Empfindungen dauern während des Anfalls fort und noch einen Tag lang, nachdem der Anfall vorüber ist, klagt die Patientin über epigastrische Schmerzen; je häufiger die hysterischen Anfälle sich wiederholen, um so eingewurzelter wird die Epigastralgie. Endlich bringen auch bedeutende moralische Emotionen irgend welcher Art ein Zusammenschnüren in der Magengrube hervor.

Gewöhnlich findet sich die Epigastralgie auf der linken Seite, und erstreckt sich nach oben etwa bis zur Mitte des Brustbeins, nach unten bis zum Nabel. Der Schmerz ist heftig und permanent, wird durch psychische Aufregung stärker, auch durch Druck, Gehen und hysterische Anfälle. Die Haltung der Patentin ist gezwungen, oft erscheint auch die Respiration behindert, aber der Akt der Verdauung erhöht das Leiden nicht. Früher glaubte man, dass diese Muskelschmerzen entweder ihren Sitz im Plexus solaris hätten oder von Gastritis herrührten und behandelte sie nach diesen verkehrten Ansichten, wobei man, anstatt auf die Muskeln einzuwirken, ganz unnöthigerweise den Magen gequält hat. Die Schmerzen, welche im Magen selbst entstehen, wie Pyrosis, reissende Schmerzen durch gestörte Verdauung, sind intermittirend und zeitweilig, während der Schmerz in den epigastrischen Muskeln continuirlich ist. Die Epigastralgie kann so lange dauern wie die Hysterie selbst; ist sie heftig, so kommt die Patientin durch den beständigen Schmerz sehr herunter, wird melancholisch, abgemagert und frühzeitig alt.

Die hysterische Hyperästhesie kommt auch sehr häufig in den Muskeln des Rückens vor, und diese **Rachialgie** fehlt allerdings nur äusserst selten bei hysterischen Frauen. Sie ist bedeutend häufiger im unteren als im oberen Theile des Rückens und an der linken als an der rechten Seite der Wirbelsäule. Gewöhnlich nimmt sie einen Raum von 4 bis 6 Wirbeln ein. Das Leiden erscheint häufig als Folgezustand der Epigastralgie, und variirt sehr an Intensität und zwar von einem kaum bemerkbaren Gefühl von Unbehaglichkeit, das nur dann etwas mehr hervortritt, wenn man an der betreffenden Stelle des Rückens einen Druck anbringt, bis zu äusserst heftigen Schmerzen, welche beträchtliche Funktionsstörungen nach sich ziehen. Dieser Schmerz ist schwer zu vertreiben, indem er bei dem geringsten Anlass wiederkommt. Man kann ihn leicht erkennen, wenn man einen Druck auf die Muskeln an der Seite des Rückens ausübt und den gewöhnlichen Zusammenhang des Leidens mit Epigastralgie und anderen hysterischen Symptomen im Auge behält. Besonders häufig ist dies Leiden mit Atrophie des Rückenmarkes verwechselt worden.

Schmerzen an der Seite des Brustkastens sind so häufig, dass sie schon lange die Aufmerksamkeit der Beobachter auf sich gezogen haben, sie sind aber fast immer als rein neuralgisch bezeichnet worden. Der Schmerz, welchen man als Pleuralgie bezeichnen kann und den die Engländer Inframammary pain nennen, sitzt gewöhnlich in einem Halbkreise, der von der 5., 6., 7. auch wohl der 8. Rippe gebildet wird; fast immer an der linken Seite und nur in sehr seltenen Fällen bilateral. Man könnte diese hysterische Pleuralgie nur allenfalls mit Pleurodynie oder dem pleuritischen Seitenstechen verwechseln; doch wird die Diagnose in solchen Fällen keine Schwierigkeit darbieten. Eher könnte man das Leiden noch mit Intercostalneuralgie verwechseln, aber die hysterische Hyperästhesie folgt nicht der Richtung der Nerven und Nervenzweige und findet sich immer an der 5., 6. und 7. Rippe; ausserdem hat der hysterische Schmerz einen anderen Charakter als der neuralgische, indem er an irgend einem Punkte hervorgerufen werden kann, auf welchen man einen Druck ausübt, und nicht der Nervenbahn folgt; ausserdem erstreckt sich die Neuralgie, welche entweder am Ursprung oder am Ende des Nerven beginnt, bald auf alle Partieen der Nervenbahn. Die hysterische Pleuralgie zeigt sich bloss, nachdem Epigastralgie und Rachialgie bereits vorausgegangen sind.

Sitzt die hysterische Hyperästhesie in den Bauchdecken, so kann man sie als Cölialgie bezeichnen. Diese Schmerzen hat man gewöhnlich als vom Sympathicus herrührend angesehen. Sie sind am häufigsten an der linken Seite; bedeutend, wenn die Patientin in der aufrechten Stellung ist, gesteigert durch Bewegung und Druck und erleichtert, wenn sie liegt. Dies Leiden ist oft fälschlich für eine Affektion des Eierstocks ausgegeben, und dies Missverständniss hat zu der Annahme Anlass gegeben, dass die Entzündung des Eierstocks häufiger an der linken als an der rechten Seite ist. Gegen die Annahme, dass der Schmerz in den Eierstöcken sitzt, spricht der oberflächliche Charakter des Schmerzes; und vertreibt man nur den Muskelschmerz, so kann man später über den Eierstock hinwegfahren und darauf drücken, ohne dadurch Schmerz zu erregen. Die Dauer dieser Form der Hyperästhesie ist ausnehmend verschieden, indem die körperliche Anstrengung oder Ruhe der Patientin und der Zustand der Genitalien von grösstem Einflusse darauf ist. Die Patientinnen sind oft in grosser Angst, da sie diese Schmerzen für Zeichen einer Uteruskrankheit halten.

Verhältnissmässig sehr selten ist die Thoracalgie, Schmerz, welcher am vorderen Theil der Brustwandung empfunden wird. Dies ist eine der letzten Formen der Hyperästhesie hysterischer Frauen. Das Leiden dauert gewöhnlich nicht lange und stört die Respiration nur selten, macht aber die Patientinnen gewöhnlich ängstlich, weil sie glauben, dass es auf Herzkrankheit hindeute. Etwas häufiger ist die Melyalgie oder Hyperästhesie der oberflächlichen und vielleicht auch der tief liegenden Muskeln der Extremitäten. Der Grad des Schmerzes variirt von einfachem Gefühl des Unbehagens zu schwerem Leiden, welches alle Ruhe unmöglich macht und zu Fieber Veranlassung geben kann. Aber trotzdem, dass die Affektion häufig eine üble Prognose zuzulassen scheint, so verschwindet sie doch früher oder später, entweder spontan oder unter dem Einfluss einer geeigneten Behandlung. Man kann sie nicht wohl mit Neuralgie verwechseln, da in der Mehrzahl der Fälle der Sitz der Schmerzen nicht mit dem Ursprung der Nerven der betreffenden Muskeln congruirt; von den durch Centralleiden hervorgerufenen Schmerzen unterscheidet er sich dadurch, dass er durch Druck stärker wird. Schwieriger ist die Unterscheidung von rheumatischer Myosalgie — man muss hierbei, die Diagnose aus der Art des Schmerzes und den begleitenden Umständen stellen. In der hysterischen Hyperästhesie ist der Schmerz gewöhnlich ausnehmend heftig und die kleinste Berührung verursacht abscheulichen Schmerz, während der rheumatische Schmerz viel weniger durch Druck gesteigert wird. Ausserdem tritt der hysterische Schmerz bei Frauen auf, welche bereits andere Symptome von Hysterie gehabt haben, und kommt fast immer gleichzeitig mit anderen Myosalgieen vor. Psychische Aufregungen haben einen bedeutenden Einfluss darauf, während der rheumatische Schmerz verhältnissmässig sehr wenig durch Emotionen beeinflusst wird.

Die hysterische Myosalgie hat mit Entzündung nichts zu thun. Man findet dabei keine Spannung, keine Pulsation, keine Hitze wie bei entzündlichen Schmerzen, und trotzdem kann der hysterische Schmerz eine unglaubliche Heftigkeit erreichen. Er kommt und verschwindet plötzlich, ist in einigen Fällen ausnehmend hartnäckig, in anderen sehr flüchtig, und steht unter dem unmittelbaren Einfluss psychischer Emotionen. Antiphlogistische Heilmittel haben nicht den geringsten Einfluss darauf, Narotica nur zuweilen. Auch als neuralgisch kann dieser Schmerz nicht bezeichnet werden. Wahre Neuralgieen, welche mit der Nervenbahn gehen, sind sehr selten in der Hysterie; ausserdem wird in der Neuralgie der Schmerz an den Nerven-Endigungen gefühlt, während er in der hysterischen Muskel-Hyperästhesie in dem ganzen befallenen Theile gefühlt wird. Was die Reaktion auf Druck anbelangt, so wird in der Hysterie der Schmerz nur an der gedrückten Stelle selbst empfunden, während er in neuralgischen Affektionen nur durch Druck an gewissen Punkten entsteht und dann in der ganzen Bahn des betreffenden Nerven strahlt. Ausserdem weicht der hysterische Schmerz einer geeigneten Behandlung leichter als der neuralgische. Bemerkt man in irgend einem Fall sehr heftigen Schmerz, der durch einfachen Fingerdruck auf einen bestimmten Körpertheil entsteht, in welchem keine Zeichen von Entzündung vorliegen, so kann man sicher sein, es mit Hysterie zu thun zu haben. Ist man in undeutlichen Fällen im Zweifel, so braucht man bloss mit dem Fingerrande das obere Ende der Musculi recti sanft zu reiben; man kann dann sofort einen Schluss ziehen. Ebenso ist es sehr selten, dass die hysterische Hyperästhesie nicht entweder im Epigastrium, hoch oben am Rücken oder tief unten an der linken Seite vorkommt und in der übergrossen Mehrzahl der Fälle an allen drei Stellen zu gleicher Zeit.

Was die Behandlung angeht, so sind die antiphlogistischen, anodynen und antispasmodischen Mittel fast ganz wirkungslos. Vielmehr verlangt die hysterische Hyperästhesie die Anwendung von Stimulantien. Auf diese Weise wirken sehr heisse Cataplasmen, heisse Tücher, Chloroform und Essigäther, entweder einzeln oder beide zusammen, Senfteige, Reibungen mit Jodtinktur, Vesikatore, besonders aber die Faradisirung der Haut; gewöhnlich verschwindet der Schmerz nach einer einzigen Sitzung; er kommt dann meistentheils wohl nach einer oder mehreren Stunden wieder, verschwindet aber sehr häufig nach der zweiten oder dritten Sitzung. Briquet wendet nur die Faradisirung der Haut an mittelst der Metallpinsel; dies ist für manche Frauen unerträglich schmerzhaft, und er lässt dieselben daher chloroformiren, bevor er die Faradisirung unternimmt. Auch hat er hysterische Paroxysmen danach beobachtet. Ich habe jedoch gefunden, dass die Anwendung des Induktionsstromes mittelst feuchter Stromgeber dieselben heilkräftigen Erfolge hat, ohne doch die heftigen Schmerzen zu erregen, welche mit der Faradisirung der Haut durch die Metallpinsel verknüpft sind. Nur muss man dabei die Applikation eine ziemlich lange Zeit fortsetzen (meistentheils zehn Minuten lang, ohne die Stromgeber von der Haut zu entfernen) und der Strom muss auch eine gewisse Spannung besitzen. Ich habe auf diese Weise eine ziemlich bedeutende Zahl von Fällen von Rückenschmerz und von Pleuralgie (Inframammary pain der Engländer) behandelt und mich dabei der vorzüglichsten Erfolge zu erfreuen gehabt. Ueberhaupt kann man sagen, dass, seitdem der Induktionsstrom in das ärztliche Arsenal aufgenommen ist, die meisten hysterischen Symptome, welche früherhin ebenso sehr den Arzt als die Kranke zur Verzweiflung zu bringen pflegten, ihre Furchtbarkeit verloren haben. In solchen Zuständen ist der constante Strom nur ein armseliges und kümmerliches Mittel und kann den Induktionsstrom durchaus nicht ersetzen.

V. Elektrische Behandlung der rheumatischen Schwielen.

Dr. Froriep [1]) hat in einer wenig beachteten Schrift die Anwendung der Elektricität in rheumatischen Exsudationen, welche in die Haut, das subcutane Zellgewebe und das die Muskelbündel vereinigende Bindegewebe stattfinden, dringend empfohlen. Diese Exsudate werden nach Froriep bald hart und schwielig, und finden sich in kleinen umschriebenen Stellen oder in sehr bedeutender Ausdehnung; die Haut über der Schwiele kann nicht in eine Falte erhoben werden. Diese Indurationen sind von Lähmung und chronischen rheumatischen Schmerzen begleitet, welche Jahrelang dauern. Bringt man die Resorption der Schwielen zu Wege, so verschwindet auch der Schmerz und die Lähmung. Wie ich bereits bemerkt habe, hat der magnetoelektrische Strom eine grössere Heilkraft in Fällen dieser Art

[1]) Die rheumatische Schwiele. Weimar 1843.

als der elektro-magnetische und muss dessbalb vorzugsweise angewandt werden. Ich habe einen sehr ausgezeichneten Fall dieser Art elektrisch behandelt, in welchem die rheumatischen Schwielen über den ganzen Körper verbreitet waren, verbunden mit Schmerzen und paralytischen Symptomen, und welcher durch die elektrische Behandlung in Zeit von etwa fünf Wochen vollkommen geheilt wurde.

VI. Einführung von Arzneistoffen in den menschlichen Körper auf galvanischem Wege.

Fabré-Palaprat hat die ersten hierhin einschlagenden Versuche angestellt [1]). Er that dies in der Weise, dass er eine mit einer Jodkalilösung befeuchtete Compresse um einen seiner Arme band und dieselbe mit einem Platinblech bedeckte, welches mit dem negativen Pol einer Volta'schen Säule von 30 Plattenpaaren in Verbindung stand. An dem anderen Arme band er eine mit einer Stärkelösung befeuchtete Compresse fest und bedeckte dieselbe gleichfalls mit einem Platinblech, welches er mit dem positiven Pol der Volta'schen Säule in Verbindung setzte. Er behauptet nun dass in wenigen Minuten die Stärke eine bläuliche Farbe annahm, woraus hervorgehen sollte, dass das Jod von einem Arm zum anderen transportirt worden war. Aus solchen und ähnlichen Experimenten zog er die Schlussfolgerung, dass man nach Belieben Substanzen, welche man durch den galvanischen Strom transportirt hat, im Körper zurückhalten kann, und dass man sie zugleich auch aus dem Körper austreiben kann, nachdem sie durch ihn hindurchgegangen sind (?). Um die erste Indikation zu erfüllen, sollte die Galvanisirung mit der Akupunktur zu verbinden sein.

Gewiss würden diese Resultate von grosser Wichtigkeit sein, wenn sie nur richtig wären. Aber keinem einzigen Beobachter

[1]) Archives générales de médecine. Vol. II. p. 432. Paris 1833.

ist es später gelungen, den Transport des Jods vom negativen Pole einer Volta'schen Säule durch den menschlichen Körper zum positiven Pole nachzuweisen. Es ist deshalb fast als sicher anzunehmen, dass Fabré-Palaprat sich in seinen Versuchen geirrt hat. Keinenfalls war er ein sehr exakter Beobachter, was man aus seinen Berichten über die Heilwirkung der Elektricität leicht ersehen kann. So behauptet er, dass er einen Fall von Sarcocele, der sieben Jahre lang gedauert hatte, dadurch geheilt habe, dass er Jod auf galvanischem Wege in die Geschwulst eindringen liess; dass er einen schweren Fall von Intermittens dadurch heilte, dass er Chinin auf demselben Wege in den Organismus einführte; dass er sich selbst durch den Galvanismus von ekstatischen Krämpfen heilte, und eine Menge Fälle von Blindheit, Apoplexie, Entzündung der Eingeweide, Epilepsie, Bandwurm, Monomanie und anderen Krankheiten elektrisch kurirt hat.

Klenke hat später die Fabré-Palaprat'schen Versuche wieder aufgenommen [1]) und einen Kurbericht gegeben, der sich jedoch nicht der Anerkennung der Aerzte zu erfreuen gehabt hat. Er giebt an, dass er Kropf durch die galvanische Applikation des Jodkali, Syphilis durch die galvanische Einführung von Sublimat in den Organismus geheilt habe u. s. w. Auch Hassenstein hat einen ziemlich unverständlichen Bericht über derartige Kuren geliefert [2]); aber er ist ebensowenig wie Klenke im Stande gewesen, die Aerzte von der Genauigkeit seiner Resultate zu überzeugen.

Ganz kürzlich sind wieder Untersuchungen über diesen Gegenstand von Dr. Richardson angestellt worden [3]). In einem Artikel „über Volta'schen Narkotismus zur Hervorrufung örtlicher Anästhesie bei chirurgischen Operationen" behauptete er, dass man eine vollständige örtliche Anästhesie durch eine

---

[1]) Zeitschrift Wiener Aerzte, Mai 1846.

[2]) Chemisch-elektrische Heilmethode. Leipzig 1853.

[3]) Medical Times and Gazette, Febr. 12, 1859.

Combination von narkotischen Substanzen und Volta'scher Elektricität hervorrufen könnte. Er bediente sich bei seinen Experimenten der Pulvermacher'schen Ketten und einer Lösung von gleichen Theilen von Tinct. aconit. und Chloroform. Mit dieser Mischung machte er Experimente an Hunden, Kaninchen und Menschen, und producirte eine solche Anästhesie, dass bedeutende Operationen, welche ausgeführt wurden, geringen oder gar keinen Schmerz erregten. Diese Experimente wurden jedoch nicht mit der erforderlichen Umsicht angestellt, und Fehlerquellen waren somit unvermeidlich. So behauptet Dr. Richardson in dem eben angeführten Artikel, dass die örtliche Applicirung der Tinct. aconit. und anderer narkotischer Lösungen auf die Ohren von Kaninchen gar keine Anästhesie hervorrufe; während in der That nichts leichter ist als durch Application solcher Lösungen das Ohr eines Kaninchens seiner Sensibilität vollständig zu berauben. Dr. Richardson amputirte auf diese Weise das Hinterbein eines Hundes, welchem zuvor die Achillessehne durchschnitten war, und das Thier gab nur beim Durchsägen der Knochen Zeichen des Schmerzes. Dr. Halford operirte auf diese Weise einen Naevus, der auf der rechten Schulter eines zehn Wochen alten Kindes sass. Dr. Richardson machte auch die Punktion einer Bursa an dem Handgelenk eines Mädchens durch subcutanen Schnitt, ohne dass die Einführung des Messers gefühlt wurde; jedoch war, wie derselbe Autor in einem späteren Artikel [1]) zugab, die Haut über dem Theile, wo die narkotische Lösung applicirt war, hart und desorganisirt wie durch Frostbeulen; auch klagte die Patentin über Schmerz, obwohl die Kur sonst vollkommen war. In demselben Artikel erwähnte er ein weiteres Experiment, in welchem trotzdem, dass die Haut eines Hundes 45 Minuten lang unter dem Einfluss des Volta'schen Narkotismus gewesen war, doch beim Einschnitt in die Haut und beim Unterbinden der Arteria femoralis das Thier

[1]) Medical Times and Gazette, June 25, 1859.

deutliche Zeichen von Schmerz gab. Andere Operationen, welche am Menschen vorgenommen wurden, schlugen gleichfalls fehl. So wurde die narkotische Lösung zusammen mit der Pulvermacher'schen Kette an einen Finger applicirt, der von Panaritium befallen war. Zwei Stunden lang wirkte der Volta'sche Narkotismus ein, trotzdem aber wurde nur eine äusserst oberflächliche Anästhesie erzielt, und als die Operation vorgenommen wurde, war der Schmerz sehr bedeutend. In einem Fall von eingeklemmtem Bruch entstand Blasenbildung der Haut an der betreffenden Stelle nach der Operation, auch war die Operation nur theilweise schmerzlos; in anderen Fällen entstand gar keine Anästhesie u. s. w. In seinem späteren Artikel nahm Dr. Richardson die Behauptung zurück, dass Anästhesie durch örtliche Applicirung von narkotischen Solutionen nicht entstände; und blieb bloss dabei, dass der Volta'sche Strom die Anästhesie tiefer und vollständiger mache; der Strom solle nämlich den Capillarkreislauf in den Theilen beschleunigen, welche er durchkreise und so die Resorption schneller und energischer machen. Er gab jedoch selbst zu, dass der Volta'sche Narkotismus manche Schattenseiten habe; nämlich zuerst die Länge der Zeit, welche zur Hervorrufung der Anästhesie nothwendig ist; sodann dass im Beginn der Operation Schmerz entsteht, welcher, wie unbedeutend er auch ist, doch das Vertrauen des Patienten zerstört, und endlich drittens, dass der Apparat schwerfällig ist. Ausserdem ist die Blasenbildung in der Haut eine unangenehme Zugabe, doch aber glaubt Dr. Richardson ein neues Princip in die praktische Medicin eingeführt zu haben.

Professor Waller ist anderer Ansicht in Bezug auf diesen Gegenstand [1]). Bald nachdem Dr. Richardson seine Experimente über Volta'schen Narkotismus bekannt gemacht hatte, stellte der eben genannte Forscher einige dahin einschlagende Versuche an, welche ganz andere Resultate gehabt haben und

---

[1]) Medical Times and Gazette, March 12, 1859.

von denen ich die meisten aus eigener Erfahrung bestätigen kann. Er fand nämlich, dass, wenn man einen mit gleichen Theilen Akonit-Tinktur und Chloroform gehörig befeuchteten Schwamm 10 bis 15 Minuten lang auf die menschliche Haut hält, zuerst ein Gefühl von Brennen und Stechen entsteht, welches sich nach einigen Minuten verliert. Der Theil der Haut, auf welchen die narkotische Mischung unmittelbar einwirkt, erscheint nach einiger Zeit blass und runzelig; seine Temperatur ist beträchtlich gesunken, und eine ziemlich vollständige Anästhesie hat sich eingestellt. Man fühlt dann nicht mehr das Stechen einer Nadelspitze, wohl aber empfindet man Schmerz, wenn man mit dem Finger einen tiefen Druck auf den entsprechenden Theil ausübt. Die Verbindung der mit der narkotischen Mischung befeuchteten Schwämme mit den Polen einer Volta'schen Säule afficirt die Anästhesie nicht, indem er sie weder beschleunigt noch verzögert. Die hervorgerufene Anästhesie ist auf den Ort begrenzt, auf welchen man die narkotische Mischung hat einwirken lassen. Ausserdem fand Waller, dass die Schlüsse, welche Richardson aus der schmerzlos vorgenommenen Amputation des Oberschenkels beim Hunde gezogen hatte, desswegen nicht beweiskräftig sind, weil die Durchschneidung der Haut und der Achillessehne beim Hunde an und für sich schmerzlose Operationen sind, und der Hund ganz ruhig bleibt, einerlei ob man vorher den Volta'schen Narkotismus hat einwirken lassen oder nicht. Die Anästhesie, welche entsteht, wird ganz und gar durch die lokale Resorption der narkotischen Mischung hervorgerufen, und diese Resorption kann unter gewissen Umständen Tod durch Uebergang des Narcoticum in die allgemeine Säftemasse veranlassen. So fand Waller, dass, nachdem er die Mischung auf das Ohr eines Hundes hatte einwirken lassen, der Hund bald nach der Operation anfing zu wanken, zu erbrechen und zu stöhnen; weiterhin wurde die Respiration beträchtlich behindert, die Extremitäten waren kalt und blutlos; Wasser und später Wein wurden in den Magen des Thieres injicirt, trotzdem aber starb das Thier binnen Kurzem. Dasselbe Resultat beobachtete er an einem Meerschweinchen, dessen eines Bein er in die narkotische Mischung eintauchte. 15 Minuten nach dem Beginn der Operation war der grösste Theil des Beines gegen oberflächlichen Druck ganz unempfindlich. Eine halbe Stunde später waren die Lippen des Thieres blass, Schaum stand vor dem Maule, es folgte galliges Erbrechen, welches sehr heftig wurde, Kälte der Extremitäten, heftige Krämpfe und Tod zwei Stunden nach dem Beginne der Operation. Es ist daher durchaus nicht unwahrscheinlich, dass bei Kindern, bei welchen die Cutis sehr dünn ist, die Applicirung des Narcoticum auf eine Oberfläche von zwei oder drei Quadratzoll hinreichend sein würde, einen tödtlichen Ausgang herbeizuführen. Ausserdem ist die Wirkung der narkotischen Mischung, wenn man sie, mit oder ohne den elektrischen Strom, auf die gesunde Haut einwirken lässt, von einer sehr beträchtlichen örtlichen Entzündung von sehr schmerzhaftem und hartnäckigem Charakter begleitet, welche sehr gefährliche Complikationen in chirurgische Operationen einführen könnte. Waller hat ausserdem die Beobachtung gemacht, dass die Resorption narkotischer Substanzen durch die Haut in sehr beträchtlichem Maasse von der Beschaffenheit des Lösungsmittels abhängt, in welchem dieselben enthalten sind. Er fand, dass wenn er dieselbe Menge eines narkotischen Mittels in Chloroform, Alkohol, Wasser und Terpenthin auf die Haut einwirken liess, sehr verschiedene Effekte beobachtet wurden. Wird z. B. Atropin mit Chloroform topisch applicirt, so wird die Pupille binnen zwei bis vier Minuten erweitert; während dieselbe Menge Atropin, in Alkohol aufgelöst, gar keine Wirkung auf die Pupille äussert. Zwischen Chloroform auf der einen und Alkohol auf der anderen Seite stehen Wasser und Terpenthinspiritus als Vehikel, und die beträchtliche anästhetische Wirkung, welche man durch die Applicirung einer aus gleichen Theilen Akonittinktur und Chloroform bestehenden Mischung erhält, beruht daher zum grossen

Theile darauf, dass die anästhetische Wirkung des Akonit durch das Chloroform begünstigt wird, welches übrigens, wie man sich leicht überzeugen kann, auch an und für sich eine örtliche Anästhesie hervorzurufen im Stande ist.

VII. Extraktion metallischer Substanzen aus dem menschlichen Körper. Das elektro-chemische Bad.

Im Jahre 1855 überreichte Poey der Pariser Akademie eine Abhandlung, worin er behauptete, dass es möglich sei, verschiedene metallische Substanzen mit Hülfe der Elektricität aus dem menschlichen Körper zu extrahiren: einerlei ob solche Substanzen innerlich als Arzneimittel genommen oder durch Resorption von der Haut in den Körper gekommen seien, in den verschiedenen Künsten und Gewerken, worin sie angewandt werden. Er erzählt, dass der erste therapeutische Versuch dieser Art im Jahre 1852 in New-York vorgenommen wurde; ein mit Galvanoplastik beschäftigtes Individuum hatte seine Hände in Lösungen von salpetersaurem und cyansaurem Gold und Silber eingetaucht, wodurch ein gefährliches Geschwür entstanden war, welches den energischsten Heilmitteln Widerstand leistete, endlich tauchte der Patient seine Hand in das elektro-chemische Bad ein (am positiven Pole) und nach einer Viertelstunde war die mit dem negativen Pole verbundene Metallplatte von einer dünnen Schicht Gold und Silber bedeckt. Einige weitere Behandlungen mittelst des elektro-chemischen Bades reichten hin, eine vollständige Heilung herbeizuführen.

Das elektro-chemische Bad wird auf folgende Weise gegeben: der Patient sitzt bis zum Halse in einer grossen metallenen Badewanne, welche mit Wasser gefüllt und vom Boden isolirt ist; er sitzt in der Wanne auf einer hölzernen Bank, die von der Wanne isolirt und so lang wie der Körper selbst ist. Will man Quecksilber, Silber oder Gold extrahiren, so säuert man das Wasser, welches in der Badewanne ist, mit Salpetersäure oder Salzsäure an; will man aber Blei extrahiren, so setzt man Schwefelsäure hinzu. Das eine Ende der Wanne wird nun mit dem negativen Pole einer Säule von dreissig Plattenpaaren mittelst einer Schraube in Verbindung gesetzt; und der Patient hält dann den positiven Pol abwechselnd in der rechten und linken Hand; die positive Elektrode besteht aus Eisen und ist mit feuchter Leinwand bedeckt, um die thermische Wirkung der Säule zu vermindern, welche sehr energisch ist und wodurch die Hand cauterisirt werden könnte. Der galvanische Strom geht jetzt durch den rechten oder linken Arm in den Körper hinein; er cirkulirt, nach der graphischen Schilderung des Herrn Poey, vom Kopf bis zu den Füssen, durcheilt alle inneren Organe (sic) und selbst die Knochen (!), ergreift jedes Metalltheilchen, welches irgendwo befindlich ist, gibt ihm seine ursprüngliche Form wieder, treibt es aus dem Körper hinaus und deponirt es auf der ganzen Oberfläche der Seitenflächen der Badewanne vom Hals bis zu den Füssen, und besonders reichlich dem Körpertheil gegenüber, wo man das Vorhandensein des Metalls vermuthet. So behauptet Herr Poey, dass er einmal bei einem Patienten, der in Folge von innerlicher Anwendung des Quecksilbers an Schmerzen im Arme litt, die ganze Form des Armes durch den Niederschlag der metallischen Theile, welche aus dem Arme kamen, auf der negativen Platte abgebildet sah. Ausserdem behauptet er, dass er aus dem Femur und der Tibia eines Patienten eine bedeutende Menge Merkur extrahirt habe, welches nach der Ansicht einiger Aerzte fünfzehn Jahre lang in den Knochen vorhanden gewesen war.

Ausser dem Berichte des Herrn Poey an die Pariser Akademie, sind nur noch kleine Broschüren über diesen Gegenstand erschienen, welche in marktschreierischem Style verkünden, dass das elektro-chemische Bad im Laufe der Zeit sich als ein Universalheilmittel herausstellen wird, nicht blos für Lähmungen und Nervenkrankheiten, sondern auch für Herz- und Leberkrankheiten u. s. w. [1])

Sir Humphrey Davy [2]) hat beobachtet, dass, wenn er seine Finger in ein mit destillirtem Wasser gefülltes und mit dem negativen Pole einer Volta'schen Säule in Verbindung gesetztes Gefäss eintauchte, Alkalien aus seinem Körper ausgeschieden und in dem Wasser niedergeschlagen wurden; wurde aber das Gefäss mit dem positiven Pole der Säule verbunden, so wanderten Phosphorsäure, Schwefelsäure und Salzsäure aus seinem Körper in das Wasser über.

Es ist somit ganz richtig, dass man a priori dem elektrochemischen Bade nicht alle Wirksamkeit absprechen kann; jedoch sind sehr gewichtige Gründe da, welche uns daran zweifeln lassen. Zuerst muss es höchst sonderbar erscheinen, dass der galvanische Strom metallische Theilchen in die Flüssigkeit des Bades überführen und auf der ganzen Seitenfläche der Badewanne niederschlagen kann, da doch solche Theilchen nach elektro-chemischen Gesetzen nur auf der Oberfläche der Elektroden deponirt werden sollten. Sodann ist es auch ganz klar, dass Herr Poey sich in einer höchst seltsamen Täuschung befindet, wenn er glaubt, dass der galvanische Strom die Knochen von Patienten durcheilt, welche in dem elektro-chemischen Bade sitzen. Um diese Ansicht zu beweisen, citirt er Duchenne, welcher angiebt, dass, wenn man befeuchtete Excitatoren, welche man mit den Polen eines elektrischen Apparates in Verbindung setzt, auf die Oberfläche eines Knochens hält, ein heftiger Schmerz von einer eigenthümlichen Art entsteht;

[1]) In London lebt ein amerikanischer Doktor, welcher täglich das elektrochemische Bad durch Zeitungsannoncen empfiehlt und dem Vernehmen nach eine bedeutende Anzahl von Patienten auf diese Weise behandelt hat; er hat aber seine Erfahrungen noch nie auf eine andere Weise, als durch die Trompetenstösse, wie sie dem Charlatan eigenthümlich sind, bekannt gemacht.

[2]) Philosoph. Transactions 1807.

daraus zieht er den Schluss, dass, wenn nur die Haut gehörig befeuchtet sei, der elektrische Strom die Knochen durcheilen müsse! Es ist kaum nöthig darauf hinzuweisen, dass der Schmerz, welcher entsteht, wenn man feuchte Stromgeber auf die Oberfläche eines Knochen setzt, durch die elektrische Reizung der Nerven des Periost hervorgerufen wird, und dass da die Knochen 16 bis 22 Mal schlechter leiten als andere feuchte Gewebe des menschlichen Körpers, der elektrische Strom gewiss nicht die Knochen eines Patienten, welcher im elektro-chemischen Bade sitzt, durcheilen, sondern den besser leitenden Geweben folgen wird, also den Muskeln und dem Zellgewebe.

Es ist höchst wahrscheinlich, dass die metallischen Niederschläge, welche auf den Seitenflächen der Badewanne beobachtet sind, entweder von der Haut des Patienten oder aus dem Bade selbst herrühren. Es ist erwähnenswerth, dass ein Patient, der kürzlich die Aufmerksamkeit der ärztlichen Welt in hohem Maasse erregt hat, und dessen Fall ich zuerst in der deutschen Klinik vom 22. Dezemb. 1856 und späterhin in der Wiener Wochenschrift vom 10. September 1859 beschrieben habe — nämlich der durch die innerliche Anwendung des Höllensteins blauschwarz gewordene Epileptische Amerikaner, welcher vor Kurzem von Mr. Holthouse im Westminster Hospital kastrirt wurde — in Nev-York lange Zeit das elektro-chemische Bad versucht hat, um die blauschwarze Farbe loszuwerden, aber ohne die geringste Wirkung davon zu verspüren. Meiner Ansicht nach ist dies ein starker Beweis gegen die Wirksamkeit des elektro-chemischen Bades; denn über die Anwesenheit des Silbers im Körper dieses Patienten kann kein Zweifel sein.

Die Elektricität in der Chirurgie.

In der Chirurgie ist der galvanische Strom erst seit verhältnissmässig kurzer Zeit zur Anwendung gekommen; und während der Strom als Heilmittel für sogenannte innere Krankheiten ganz unentbehrlich ist, so stehen dem Chirurgen in allen Fällen viele andere Heilmittel zu Gebote, vor denen der Strom jedoch in vielen unzweifelhaft den Vorzug verdient. Der Galvanismus findet in der Chirurgie Anwendung:

1. Als Cauterium actuale.
2. Zur Hervorrufung der Blutgerinnung in Aneurysmen und Varikositäten.
3. Um Harnsteine aufzulösen.
4. Bei der Behandlung von Geschwüren.
5. Um die Resorption von Exsudaten herbeizuführen.
6. Um Hernien zu heilen.

Ausserdem hat man den Galvanismus

7. zur Heilung des Cataraktes angewandt; aber dies ist ein ganz verwerfliches Verfahren.

1. Die Galvanokaustik.

Drähte, welche durch den constanten galvanischen Strom zum Glühen gebracht werden, kann man zur Hervorrufung der Wirkungen, welche das Ferrum candens besitzt, anwenden, mögen wir nun beabsichtigen die Gewebe zu zerstören oder nur ihre Vitalität zu modificiren. Fabré-Palaprat war der Erste, welcher einen durch Volta'sche Elektricität erhitzten Draht als Moxe angewandt hat. Steinheil in München empfahl dann die Anwendung der Galvanokaustik zur Zerstörung der Alveolarnerven im Zahnweh; Heider war der Erste, welcher diese Operation verrichtete. Dr. Crusell, von St. Petersburg, empfahl dann andere Gewebe zu cauterisiren, indem man die erhitzten Drähte vorwärts und rückwärts schiebt. Sédillot, Nélaton, Amussat und Regnauld in Frankreich, Marshall und Hilton in England, und besonders Middeldorpff in Breslau bemühten sich dann eifrig, die beste Methode zur Vornahme der Galvanokaustik ausfindig zu machen.

Nach Middeldorpff hat die Galvanokaustik die folgenden Vorzüge vor anderen Aetzmitteln: sie wirkt schnell und energisch, verursacht eine geringe oder gar keine Blutung; man kann ihre Wirkung genau auf den Theil lokalisiren, auf welchen man einwirken will; tief liegende Gebilde, welche dem Messer unzugänglich sind, kann man ohne Gefahr durch das galvanische Cauterium brennen oder schneiden; dasselbe begünstigt auch das Wachsthum von gesunden Granulationen und ist dem Patienten nicht so fürchterlich wie das Glüheisen.

Man kann die Galvanokaustik zur Blutstillung anwenden, besonders wenn die Hämorrhagie von Theilen kommt, welche dem Glüheisen unzugänglich sind; wie aus den Alveolen, Tonsillen, der Kehle, Augenhöhle und den Sinus frontales; auch zur Zerkleinerung und zur Exstirpation von Geschwülsten. Ausserdem ist sie für Neuralgie der Alveolarnerven, Ischias, Lähmung des Levator palpebrae superioris und des N. facialis; bei Gangrän, um eine Demarkationslinie hervorzurufen; bei Geschwüren des Cervix uteri; bei Krebs der Zunge und anderer gefässreicher Theile, Fisteln, Teleangiektasien; Ectropion, Trichiasis und Distichiasis; Strikturen der Harnröhre, Epulis u. s. w. empfohlen. Wir brauchen nicht zu erwähnen, dass man für die meisten der eben genannten Krankheiten andere wirksamere Heilmittel besitzt als die Galvanokaustik; es kann aber nicht dem geringsten Zweifel unterworfen sein, dass sie in manchen Fällen dem Chirurgen die ausgezeichnetsten Dienste leistet.

2. Elektrische Behandlung der Aneurysmen.

Wir haben in dem zweiten Abschnitte dieses Buches gesehen, dass, wenn man einen constanten galvanischen Strom auf das Blut einwirken lässt, die Blutsalze zersetzt und Säuren am positiven Pole frei werden; diese veranlassen die Bildung eines Pfropfes in der Nähe des positiven Poles, während am negativen Pole Alkalien frei werden und das Blut somit verflüssigt wird. Will man daher das Blut in einem aneurysmatischen Sack zur Gerinnung bringen, so muss man eine mit dem positiven Pole in Verbindung stehende Platinnadel in die Mitte des Sackes einstossen und die Kette dadurch schliessen, dass man eine mit dem negativen Pole verbundene Metallplatte auf der Oberfläche der Geschwulst anbringt. Eine Batterie von zwanzig Bunsen'schen, Grove'schen oder Daniell'schen Elementen, schwach geladen, ist hinreichend das Blut zur Gerinnung zu bringen und man muss den Strom etwa zwanzig Minuten lang einwirken lassen. Die Schattenseite dieser Operation ist, dass sie ziemlich bedeutenden Schmerz macht, und dass die Wundränder und die das Aneurysma bedeckende Haut sich entzünden können. Ausserdem hat Broca auf die Thatsache aufmerksam gemacht, dass der durch den galvanischen Strom gebildete Thrombus ziemlich weich ist und sich leicht auflöst (sg. passiver Thrombus), da er aus Faserstoff und Blutkörperchen besteht, während andere Pfröpfe nur aus Faserstoff gebildet sind; die letzteren sind sehr hart und organisiren sich schnell (sg. aktive Pfröpfe).

Pétrequin in Lyon hat ein traumatisches Aneurysma der Arteria temporalis und ein durch Venäsektion am Arm entstandenes Aneurysma auf galvanischem Wege geheilt (1845). Seitdem sind auch andere Fälle mit Erfolg behandelt und bekannt gemacht. Die Galvanopunktur der Pulsadergeschwülste ist besonders in solchen Fällen zu empfehlen, wo man andere Heilmethoden, wegen der Lage der Geschwulst, nicht gut anwenden kann.

Ein sehr interessanter Fall von Aneurysma der Arteria iliaca externa, welches auf galvanischem Wege geheilt wurde, ist von Mr. Eyre in der Lancet von Juli 1853 veröffentlicht. Dieser Fall ist desshalb interessant, weil nicht der constante, sondern der inducirte Strom in Anwendung gezogen wurde. Es handelte sich um eine pulsirende Geschwulst in der linken Lendengegend, welche die Grösse eines Hühnereies hatte; die Pulsation war sehr stark und von einem Geräusch begleitet, welches man zwei Zoll tief unter die Geschwulst verfolgen konnte. Nadeln, welche mit den Polen eines Induktionsapparates in Verbindung gesetzt waren, wurden in den Sack eingesenkt und dann liess man den Strom eine Zeitlang einwirken. Beunruhigende Entzündungserscheinungen stellten sich einige Zeit später ein, und erst 17 Tage nach der Operation fühlte sich die Geschwulst härter an und wurde die Pulsation schwächer; während die Geschwulst, wenn man den constanten Strom in der oben beschriebenen Weise angewandt hätte, vor der Entfernung der Nadeln fest geworden wäre. In dem von Mr. Eyre beschriebenen Falle wirkte die Elektricität nur als Reizmittel, und der Sack wurde durch die in Folge der Reizung entstehende adhäsive Entzündung, nicht aber durch den chemischen Prozess geschlossen. Da in solchen Fällen leicht Eiterung entstehen kann, so ist im Allgemeinen die Anwendung von Induktionsströmen zur Heilung von Aneurysmen nicht erlaubt.

3. Auflösung von Harnsteinen auf elektrischem Wege.

Schon im Jahre 1801 schlug Bouvier de Mortier die Anwendung des galvanischen Stromes zur Auflösung von Harnsteinen vor. Im Jahre 1803 versuchten die Herren Mongiardini und Lando einen Nierenstein durch den Galvanismus aufzulösen, aber es gelang ihnen nicht. Im Jahre 1813 empfahl Gruithuisen von Neuem den galvanischen Strom dazu, aber erst 1823 wurden die ersten gelungenen Experimente über diesen Gegenstand von den Herren Prévost und Dumas angestellt [1]). Sie glaubten anfangs, dass es möglich sein würde, den Stein durch einen doppelten Katheter auszuziehen, der mit dem einen Ende in die Blase eingeführt und am anderen in zwei Wasserbecken eingetaucht war, welche mit den Polen der Volta'schen Säule in Verbindung standen; durch ein solches Verfahren sollten nämlich, die Basen und Säuren, aus denen der Stein zusammengesetzt ist, in die beiden Gefässe geführt werden; sie

---

[1]) Sur l'emploi de la pile dans le traitement des calculs de la vessie; in Annales de Chimie et de Physique Paris 1823. Vol. XXIII p. 202.

gaben aber diesen Gedanken bald auf, weil, um dies auszuführen, ein Strom von solcher Stärke nöthig sein würde, dass die Blase dadurch Schaden erleiden könnte. So versuchten sie denn den Aggregatzustand zu zerstören, wodurch die kleinsten Theile des Steines zusammengehalten werden, da, wenn der Stein erst einmal bröcklich geworden ist, er leicht herauskommen kann. Sie unterwarfen daher den Stein nicht einem direkten chemischen Prozess, sondern wandten die mechanische Wirkung von Strömen von Gasen an, um die Textur des Steines zu zerstören.

Um dies ins Werk zu setzen, wurden die folgenden Versuche gemacht: ein schmelzbarer, aus einer menschlichen Blase entnommener Stein wurde der Einwirkung einer Volta'schen Säule von 120 Plattenpaaren zwölf Stunden nach einander ausgesetzt. Jede Stunde wurde die Säule frisch geladen. Platindrähte, welche als Elektroden dienten, wurden an zwei verschiedene Stellen des Steines gehalten, der in einem mit Wasser gefüllten Becken lag. Der Aggregatzustand des Steines wurde nach und nach zerstört und ein feines Pulver fiel nieder. Im Anfang des Versuchs wog der Stein 92 Gran; am Ende desselben nur noch 80. Derselbe Stein wurde dann noch einmal für 16 Stunden der Wirkung der Volta'schen Säule ausgesetzt, und wurde dann so bröcklich, dass er beim leichtesten Druck in kleine krystallinische Körnchen zerfiel; die grössten Stücke hatten kaum die Grösse einer Linse und der Kanal der Harnröhre würde ihrem Durchgange keine Hindernisse in den Weg gelegt haben. Prévost und Dumas machten dasselbe Experiment an einer lebenden Hündin. Ein schmelzbarer Stein, welcher auf einem Katheter fixirt war, wurde in die Harnblase des Thieres eingeführt und die Elektroden an verschiedenen Stellen desselben angebracht. Dann injicirte man warmes Wasser in die Blase und setzte die Elektroden mit den Polen der Säule in Verbindung. Man liess den Stein eine Stunde lang in der Harnblase der Hündin, und als man ihn herausnahm, zeigte er deutliche Zeichen der Zersetzung. Derselbe Prozess wurde sechs Tage hinter einander jeden Morgen und Abend, jedesmal eine Stunde lang wiederholt; worauf der Stein so bröcklich geworden war, dass man die Versuche damit nicht weiter fortsetzen konnte. Einige Tage später tödtete man die Hündin und untersuchte die Blase; dabei ergab sich, dass das Gewebe der Blase durchaus nicht krankhaft verändert war und dass ihre Muskelfasern sich wie gewöhnlich zusammenzogen, als man das Organ öffnete, um den darin enthaltenen Urin zu entleeren.

Es ist ganz selbstverständlich, dass das Gewebe der Blase nicht durch ein solches Verfahren wie das oben beschriebene beschädigt werden kann, weil die beiden ungleichartigen Elektricitäten immer auf dem kürzesten Wege auf einander zueilen, um sich zu neutralisiren. Die Blase könnte daher nur dann allenfalls beschädigt werden, wenn man einen so starken Strom anwendete, dass dadurch ziemlich starke derivirte oder abgeleitete Ströme entständen, welche auf die Blasenschleimhaut einwirken könnten.

Wir haben im ersten Abschnitte dieses Buches gesehen, dass ein sehr starker Hauptstrom nur sehr schwache derivirte Ströme erzeugt. So fühlt man, wenn man die beiden Pole einer Volta'schen Säule oder eines starken Induktionsapparates in ein mit Wasser gefülltes Becken hält und die Finger in dies Gefäss eintaucht, nicht die geringste Erschütterung, oder doch nur ein leises Prickeln, wenn der Strom ausserordentlich stark ist; während man einen heftigen Schlag fühlt, wenn man die beiden Pole und die beiden Hände in getrennte mit Wasser gefüllte Becken eintaucht, indem dann die beiden ungleichartigen Elektricitäten den Weg durch den menschlichen Körper nehmen müssen, um sich neutralisiren zu können. Bringt man die beiden mit dem Stein in Verbindung gesetzten Elektroden in ein Wasserbecken und taucht man dann die Zunge in das Wasser, so fühlt man nur ein leichtes Stechen in der Zunge, wenn auch der Strom der Batterie sehr stark, und obgleich die Zunge sehr empfindlich gegen den elektrischen Strom ist; es wirkt eben nicht der Hauptstrom, sondern nur ein derivirter Strom auf die Zunge; und ebenso auf die Blase, wenn der Stein in der thierischen Blase befindlich ist.

Im Jahre 1835 machte Bonnet in Lyon [1]) einige sehr bemerkenswerthe Fxperimente, um durch die chemische Wirkung des constanten Stromes Blasensteine aufzulösen; es ist übrigens nur gerecht zu bemerken, dass die erste Idee zu diesen Experimenten von den Herren Prévost und Dumas ausgegangen ist. Bonnet brachte verschiedene Steine zwischen Platinelektroden, welche in eine Salpeterlösung (eine Drachme auf vier Unzen Wasser) eingetaucht, waren und es gelang ihm, wenn er einen Strom in die Platin-Elektroden gehen liess, die Steine auf chemischem Wege zu zerstören. Nur die aus oxalsaurem Kalk bestehenden Steine widerstanden der Wirkung des Stromes, während alle anderen Steine mehr oder weniger schnell aufgelöst wurden. Aus Bonnet's Untersuchungen hat sich ergeben, dass man blos durch die Zersetzung einer Salzlösung Säuren und Alkalien einwirken lassen kann, ohne diese kräftigen Substanzen in dem in der Blase enthaltenen Urine zu diffundiren. Die meisten Blasensteine werden entweder durch Salpetersäure oder durch Aetzkali aufgelöst; aber wie soll man diese Substanzen in die Blase einbringen, ohne das Gewebe dieses Organs anzuätzen? Injicirt man die Lösung eines neutralen Salzes, wie Salpeter, in die Blase, worin der Stein enthalten ist, und bringt die mit den Polen der Säule in Verbindung gesetzten Elektroden an verschiedenen Punkten des Steines an, so wird die Salpeterlösung zersetzt, wobei die Salpetersäure am positiven, und das Kali am negativen Pole frei wird, so dass also eine Seite des Steines der Wirkung der Salpetersäure, und die andere der das Aetzkali ausgesetzt sein wird. Besteht demnach

---

[1]) Exposé sommaire de quelques expériences sur la dissolution des calculs vésicaux; in Bibliothèque universelle de Génève 1835. Vol. LVIII p. 391.

der Stein aus Phosphaten, so wird er an der sauren Seite, besteht er aber aus Harnsäure oder aus harnsaurem Ammoniak, so wird er an der alkalischen Seite aufgelöst werden. Während aber dieser Auflösungsprozess vor sich geht, bleibt der Stein und die Blasenschleimhaut immer in eine neutrale Lösung eingetaucht. Lässt man den Strom einige Zeit einwirken, so wird der Stromgeber nach und nach ins Innere des Steines vordringen, aber immer nur an einer Seite, je nach der chemischen Zusammensetzung des Steines. Auf diese Weise können Steine von phosphorsaurer Ammoniak-Magnesia, phosphorsaurem Kalk, Ammoniak und Magnesia; harnsaurem Ammoniak und Harnsäure zersetzt werden. Ist die Textur des Steines sehr dicht, so wird die Auflösung desselben sich auf den Punkt beschränken, welcher von dem Stromgeber berührt wird, wenn aber der Stein aus Schichten gebildet ist, welche nur lose mit einander verbunden sind, (wie z. B. Steine von harnsaurem Ammoniak und Tripelphosphaten), oder wenn er porös ist, (wie z. B. Steine aus phosphorsaurem Ammoniak-Magnesia), so wird er bald bröcklich und die einzelnen Schichten trennen sich von einander. Der aufgelöste Theil bleibt nicht in Lösung in der Flüssigkeit, sondern schlägt sich als ein feines Pulver von Subphosphat oder Harnsäure nieder.

Im Laufe seiner Untersuchungen wechselte Bonnet die Salzlösung, in welche die Steine eingetaucht sind; er versuchte phosphorsaures, salzsaures und borsaures Natron und Fluorkalium, aber keines dieser Salze hatte eine so allgemeine und kräftige Wirkung wie der Salpeter. Ist der Salpeter in dem Urin eines gesunden Menschen anstatt in Wasser aufgelöst, so ist die Wirkung auf phosphatische Steine stärker und auf harnsaure Steine schwächer als sonst.

Aehnliche Experimente wurden im Jahre 1853 von Bence Jones unternommen.[1]) Er bestätigte fast alle früher von Bonnet

[1]) On the dissolution of urinary calculi in dilute saline fluids at the tempe-

erhaltenen Resultate, fand aber, dass Steine aus oxalsaurem Kalk, welche nach Bonnet unlöslich sein sollten, doch aufgelöst werden könnten, obwohl nur langsam.

Der einzige Schriftsteller, welcher behauptet in dieser Weise am lebenden Menschen operirt zu haben, ist Dr. Melicher in Wien.[1]) Er bediente sich einer Volta'schen Säule von 100 Plattenpaaren und einer Bunsen'schen von 30 Elementen; und giebt an, mit solchen Strömen Harnsteine erst in einem mit Wasser angefüllten Becken, dann in einer thierischen Blase und endlich in der Blase von Patienten, die an der Steinkrankheit litten, aufgelöst zu haben. Er will ein Instrument erfunden haben, mittelst dessen es leicht ist,- den Stein in der Blase zu fassen und ihn dann der Wirkung des Stromes auszusetzen, und berichtet, dass er in zwei Fällen mit dem besten Erfolge operirt hat, indem die aufgelösten Theile des Steines mit dem Urin herauskamen.

Die mechanische Wirkung eines elektrischen Schlages ist gleichfalls empfohlen, um Steine zu zerkleinern. Es ist eine wohlbekannte Thatsache, dass Elektricität von hoher Spannung sehr beträchtliche Zerstörungskräfte entwickelt, wenn sie auf ihrem Wege schlechten Leitern begegnet; der Blitz zertrümmert und pulverisirt Steine, Glasscheiben und ähnliche Körper, welche er nicht durchdringen kann, ohne sie zu zerstören. So hat denn ein englischer Chirurg, Mr. Robinson, empfohlen, Harnsteine dadurch zu zertrümmern, dass man den Schlag einer Leyden'schen Flasche dadurch gehen lässt; und es ist ihm gelungen phosphatische, Maulbeer- und andere Harnsteine zu pulverisiren, welche er vorher in mit Wasser gefüllte Blasen oder Gläser oder Porzellangefässe gelegt hatte, während natürlicherweise keine Wirkung entstand, wenn das umgebende Medium

rature of the body by the aid of electricity. Philosoph. Transactions 1853 p. 201.

[1]) Die Effekte des Galvanismus auf Harnsteine, in den Oesterreichischen Medizinischen Jahrbüchern 1848 p. 153.

Luft war. Er hat empfohlen, zwei Leitungsdrähte mittelst eines elastischen Katheters in die Blase einzuführen, wobei einer der Drähte mit dem inneren, und der andere mit dem äusseren Ueberzuge der Leyden'schen Flasche in Verbindung gesetzt wird, und die freien Enden von einander abstehen, um den Stein zu fassen. Obwohl die Idee von Mr. Robinson nicht übel ist, so ist es doch wahrscheinlich, dass die chemische Wirkung des constanten Stromes eventualiter mehr in Anwendung gezogen werden wird als die mechanische Wirkung der Reibungs-Elektricität.

4. Galvanische Behandlung von Geschwüren.

Dr. Crusell in St. Petersburg hat zuerst die chemische Wirkung des constanten Stromes in der Behandlung von Geschwüren praktisch verwerthet. Er nennt die Methode die „doppelte elektrolytische Methode", und giebt an, dass sie in dem Schiffshospital in Kronstadt vorzügliche Resultate geliefert hat, indem bei vielen Patienten das Wachsthum von Granulationen und die Vernarbung von Geschwüren dadurch begünstigt wurde. Mr. Spencer Wells [1]) hat gleichfalls viele Versuche dieser Art vorgenommen und ist der Ansicht, dass kein Mittel so schnell ein Wachsthum von gesunden Granulationen herbeiführt als der constante Strom und dass oft schon innerhalb 24 Stunden eine sehr wohlthätige Veränderung in dem Zustande der Geschwüre dadurch herbeigeführt wird. Der letztgenannte Chirurg fand, dass wenn zwei kleine Excoriationen, zwei Geschwüre oder eiternde Flächen an einem Gliede oder irgend einem Körpertheile der Wirkung eines einzigen galvanischen Elements unterworfen wurden, die Fläche, auf welche die Silberplatte applicirt war, schnell vernarbte, während die Fläche unter dem Zink in zwei Tagen in einen oberflächlichen Schorf verwandelt wurde. Um den

---

[1]) Appendix to Dr. Golding Birds lectures on electricity and galvanism; und verschiedene Abhandlungen in der Medical Times and Gazette.

Durchgang des Stromes zu sichern, ist es nicht nöthig, vorher Blasenpflaster anzuwenden, sondern nur die Haut zu befeuchten. Lässt man die Platten noch länger liegen, so erstreckt sich der Schorf auf das subcutane Zellgewebe und zeigt alle Charaktere eines durch Aetzkali hervorgebrachten Schorfes, mit der Ausnahme, dass die todten Gewebe nicht ganz so compakt sind. Haben sich die Schörfe losgelöst, so geht die Vernarbung unter gewöhnlichen Umständen sehr langsam von Statten, beginnt aber sofort, wenn man die Silberplatte darauf hält, wobei dann das Zink auf eine andere in der Nähe befindliche Hautpartie applicirt wird.

5. Resorption von Exsudaten mittelst der Elektricität.

Willebrand, Dr. A. von Gräfe und Dr. Meyer haben sehr gute Resultate von der Anwendung der Elektricität zur Beseitigung von Opacitäten der Hornhaut erhalten. Meyer empfiehlt einen mit dem negativen Pole eines Induktions-Apparates in Verbindung stehenden feuchten Schwamm auf das geschlossene Auge zu drücken und dem Patienten den anderen Pol in die Hand zu geben. Dr. A. von Gräfe bemerkt, dass er in Opacitäten beider Hornhäute auf dem einen Auge die Elektricität und auf dem anderen Höllenstein oder Laudanum angewandt hat, und dass die Heilung in dem Auge, auf welches er die Elektricität einwirken liess, schneller von Statten ging.

Gegen die Hydrocele ist die Elektricität gleichfalls neuerdings mehrfach in Anwendung gezogen worden. So hat Pétrequin[1]) in Lyon einen Fall veröffentlicht, worin die Hydrocele durch die Anwendung des constanten Stromes geheilt wurde. Aehnliche Beobachtungen sind von Clemens[2]) und Lehmann[3])

---

[1]) The Lancet, January 29, 1859.
[2]) Deutsche Klinik, Juli 2, 1859.
[3]) Deutsche Klinik, Sept. 10, 1859.

mitgetheilt worden. Es ist hier, wie überhaupt in der Elektrotherapie, durchaus nicht einerlei, auf welche Weise man die Elektricität anwendet; denn während Pétrequin in einem Falle von Hydrocele durch eine einzige Anwendung des constanten Stromes, und Lehmann durch drei Applikationen des inducirten Stromes einen vollständigen Erfolg erzielt hat, brauchte Clemens dazu nicht weniger als 90 Sitzungen; ein Zeichen, dass die etwas allzu stark angepriesenen Wirkungen der sg. „Erschütterungsmaschinen“ in der That nicht so unerhört glänzend sind wie angegeben wird, und muss man sich dabei nur verwundern, dass Patienten sich zu einer solchen, um das Geringste zu sagen, höchst eigenthümlichen Behandlungsweise überhaupt hergeben. Das Lehmann'sche Verfahren, welches wir für das zweckmässigste halten, besteht darin, dass man zwei Akupunkturnadeln am oberen und unteren Ende der Geschwulst einsticht, so dass die Spitze derselben in die Flüssigkeit hineinragt, und dann das hintere Ende der Nadeln mit den Polen eines Induktionsapparates in Verbindung setzt. Man muss die Nadeln erst nach dem Einstechen in die Geschwulst mit den Polen des Apparates in Verbindung setzen, weil wenn dies früher geschieht, ein sehr heftiger Schmerz entsteht; und die Spitzen der Nadeln müssen bis in die Flüssigkeit der Scheidenhaut hineinragen, weil wenn die Spitzen sich im subcutanen Zellgewebe oder in der Tunica dartos befinden, der elektrische Strom vorzugsweise durch diese Gebilde geht und die Tunica vaginalis und die Flüssigkeit, welche im Sack dieser Haut angehäuft ist, nicht davon betroffen wird. Man verstärkt nun den anfangs schwachen Strom, bis er dem Patienten anfängt schmerzhaft zu werden und lässt denselben etwa 20 Minuten hindurch gehen, wobei man zugleich auf die Geschwulst sanften Druck aewnnden kann. Das Scrotum erscheint unmittelbar nach der Akupunktur etwas ödematös, und die Flüssigkeitsmenge der Hydrocele vermindert; man wiederholt die Operation, je nach Bedürfniss, noch einige Male, bis die seröse Exsudation ganz verschwunden ist.

6. Elektrische Behandlung der Hernien.

Clemens hat die Anwendung der Elektricität zur Heilung von Hernien empfohlen und gibt an, dass die gesunkene Lebensenergie der Gedärme, des Bruchkanals und der Bauchmuskeln durch eine solche Behandlung wiederhergestellt wird. Wenn der Bruch frisch ist, so hält er dies für die beste und sicherste Heilmethode, und will auch in alten Fällen gute Resultate gesehen haben. Er zieht die Reibungs-Elektricität dem galvanischen Strome vor, weil die erstere eine höhere Spannung besitzt. Für grosse Brüche übrigens, welche durch gewöhnliche Bruchbänder nur unvollkommen zurückgehalten werden können, hat er ein sg. galvanisches Bruchband angefertigt, welches aus kupfernen und silbernen Geldstücken besteht, die durch befeuchteten Flanell und Leder von einander getrennt sind. Auf diese Weise entsteht leicht peristaltische Wirkung und eine vortheilhafte Lageveränderung in den Gedärmen, indem die Lage des Darmstückes, welches lange Zeit der Bruchpforte gegenüber gelegen hat und desshalb erschlafft ist, verändert wird.

7. Auflösung des grauen Staares durch die Elektricität.

Crussel und Lerche[1]) haben Versuche über diesen Gegenstand angestellt. Sie fanden, dass, wenn man den Zinkpol der Volta'schen Säule auf die Linse applizirt, diese verdunkelt wird, und dass die Verdunkelung verschwindet, wenn man sie später mit dem Kupferpole berührt. Daraus zogen die genannten Herren den Schluss, dass möglicherweise der Catarakt durch die Applikation des negativen Poles einer Säule auf das Auge geheilt werden könnte. Matteucci behauptet[2]) dass man durch Elektricität nur einen grauen Staar machen, aber nicht auf-

---

[1]) Medizinische Zeitung des Vereins u. s. w. 1841.
[2]) Cours d'Electrophysiologie. Paris 1858. p.

lösen kann; wir haben aber die Autorität von Dr. A. v. Gräfe[1]) für das Gegentheil. Es ist übrigens nicht erlaubt den Galvanismus zur Auflösung des grauen Staares anzuwenden, da in den wenigen Fällen, welche auf diese Weise von Crussel behandelt sind, Entzündung der Chorioidea, Iris und Retina mit Zerstörung des Bulbus Folgen der Operation waren.

Die Elektricität in der Geburtshülfe.

Bertholon in Frankreich, Herder, Stein und Kilian in Deutschland, Radford und Barnes in England haben die Elektricität in Fällen von Wehenschwäche und Blutung aus dem Uterus empfohlen und angewandt, ebenso auch in einigen Fällen von Placenta praevia; und um Gebärmutter-Contraktionen in Fällen anzuregen, wo es nöthig erscheint die künstliche Frühgeburt einzuleiten. Was die Anwendungsweise betrifft, so hat Kilian eine galvanische Geburtszange construirt und empfohlen, deren Blätter aus ungleichartigen Metallen bestehen. Radford hat vorgeschlagen, einen Pol auf die Bauchdecken über dem Fundus uteri anzusetzen und den anderen am Muttermunde durch einen Vaginal-Conduktor anzubringen. Auf der anderen Seite haben Cleveland und Barnes beide Pole äusserlich auf den Bauchdecken angebracht, während Mackenzie darauf besteht, dass es nöthig ist, den positiven Pol am Nacken und den negativen am Cervix uteri anzubringen, wenn man energisch auf die contraktilen Faserzellen des Uterus einwirken will.

Simpson und Scanzoni behaupten in Opposition zu den eben genannten Aerzten, dass der Galvanismus in der Geburtshülfe vollkommen unnütz ist, und glauben, dass wenn Wehen scheinbar durch dieses Mittel angeregt waren, dies entweder ein zufälliges Zusammentreffen war oder von dem psychischen Ein-

[1]) Deutsche Klinik 1852. p. 445.

drucke herrührte, welchen die Anwendung eines so ungewöhnlichen Agens auf die Patienten machte, oder dass er durch die mechanische Reizung des Uterus oder der Bauchwände durch die Elektroden entstand. Die Experimente übrigens, welche Mackenzie kürzlich angestellt hat, bestätigen, dass in Fällen von Placenta praevia, in welchen heftige Blutungen trotz der Tamponnade und anderer Mittel fortbestehen, bevor der Muttermund gehörig erweitert ist, um die Einführung der Hand zu gestatten, und in Fällen von Blutung in den frühen Schwangerschaftsmonaten, welche anderen Heilmitteln Widerstand leisten, und welche wegen des engen Zustandes des Muttermundes und Halses, weder mechanische noch manuelle Eingriffe gestatten, der Induktionsstrom unentbehrlich ist.

Constitutionelle Wirkungen, welche durch die örtliche Anwendung der Elektricität entstehen.

Von solchen habe ich nur eine einzige ziemlich constant beobachtet, nämlich eine hypnotische. Besonders bei hysterischen Frauen, aber auch bei ganz kräftigen Männern, und unter diesen besonders bei solchen, welche an Gehirnkrankheiten leiden, ist es sehr häufig, dass unmittelbar nach der Anwendung des Stromes ein Gefühl von Schläfrigkeit eintritt. Bei manchen Frauen habe ich dies in ausgezeichnetem Grade beobachtet. Die Wirkung macht sich auch Nachts geltend, und Personen, welche spät einschlafen oder häufig in der Nacht aufwachen, schlafen ruhig und fest, wenn sie am Tage elektrisirt waren. So oft habe ich dergleichen Beobachtungen gemacht, dass ich den Strom für eins der ausgezeichnetsten Hypnotica halte, das jedenfalls weit unschädlicher ist als Opium, Cannabis indica, Hopfen und andere narkotische Mittel. Eine weitere constitutionelle Wirkung ist die Hervorrufung der Catamenien in Frauen, wovon schon oben die Rede gewesen ist.

Ueble Zufälle durch die Anwendung der Elektricität.

Der elektrische Strom ist ein sehr mächtiges Mittel und kann in den Händen unerfahrener Operateure grosses Unheil anrichten. So ist durch die Anwendung des constanten Stromes in der Facialparalyse Blindheit entstanden; Ohnmachten, Krämpfe, hysterische Anfälle und Lähmungen sind durch Anwendung zu starker Ströme entstanden und frische apoplektische Anfälle bei Patienten hervorgerufen worden, welche vorher von Hemiplegie befallen waren. Solche üble Zufälle lassen sich nur dann vermeiden, wenn der Operateur durch ausreichende physiologische Kenntnisse und therapeutische Erfahrungen sich leiten lässt; denn, wie wir bereits früher bemerkt haben, ist es nicht die Elektricität, welche Krankheiten heilt, sondern der Arzt, welcher im Stande ist, durch eine rationelle Anwendung der Elektricität dies zu vollbringen.

Anhang.

Von der atmosphärischen Elektricität und dem Blitz.

Bei heiterem Himmel ist die Luft mit positiver Elektricität geladen, die man übrigens nicht unmittelbar am Erdboden sammeln kann, da die Erde mit negativer Elektricität geladen ist und die beiden ungleichartigen Fluida sich beständig in den unteren Schichten der Atmosphäre zu Null vereinigen. Erst etwa drei Fuss über dem Erdboden macht sich die Wirkungder positiven Elektricität bemerkbar; ihre Menge vermehrt sich im Verhältniss je höher man steigt, so dass man sie leicht durch hohe isolirte Metallstäbe aus der Luft sammeln und zu den Drähten eines Galvanometer hinabziehen kann; geschieht dies, so bemerkt man eine mehr oder minder beträchtliche Ablenkung der Nadel je nach der Menge der vorhandenen Elektricität. Am bedeutendsten ist die Menge der atmosphärischen Elektricität auf Bergesgipfeln, und wahrscheinlicherweise rühren wenigstens einige der sonderbaren Phänomene, welche von Reisenden in beträchtlichen Höhen wahrgenommen werden, wie das Zerreissen zarter Blutgefässe u. s. w., von der mächtigen Einwirkung der positiven Elektricität auf den Körper her, da die chemische Zusammensetzung der Luft auf Bergesgipfeln unverändert bleibt.

Menge und Spannung der atmosphärischen Elektricität sind je nach den Jahres- und Tageszeiten verschieden; beträchtlich wenn die Tage kurz, und unbedeutend, wenn sie lang sind. Das Maximum beobachtet man im Februar; in den drei folgenden Monaten ist eine schnelle Abnahme bemerkbar und das Minimum findet im Juni statt. Im Juli ist eine Steigerung, aber im August schon wieder eine Verminderung zu bemerken; vom September bis Februar aber ist eine regelmässige Vermehrung wahrnehmbar. Auch in den verschiedenen Tageszeiten bemerkt man ziemlich constante Schwankungen in der Stärke der positiven Elektricität. Das erste oder Nachtminimum ist um 2 Uhr Morgens; von dieser Stunde an steigert sich die Intensität bis 10 Vormittags, wo das erste oder Morgenmaximum Statt findet. Von da an verringert sich die Intensität wiederum bis gegen 4 Uhr Nachmittags, um welche Zeit man das zweite oder Tagminimum beobachtet; von nun an ist eine neue Steigerung bemerkbar, welche bis 10 Uhr Abends dauert, wo das zweite oder Abendmaximum eintritt, welches weit beträchtlicher ist als das erste oder Morgenmaximum.

Der elektrische Zustand der Atmosphäre, welchen wir soeben beschrieben haben, erleidet bedeutende Veränderungen, wenn der Himmel nicht heiter ist. Während eines Nebels ist die Menge der atmosphärischen Elektricität immer bedeutend vermehrt; ebenso vor und nach Regen und Gewittern. Ist der Regen von dem Observatorium sehr weit entfernt, so deutet die Magnetnadel positive Elektricität an wie gewöhnlich; nähert sich der Regen, so beobachtet man starke negative Elektricität, es entstehen ungeheure elektrische Funken (Blitz), deren Entladung gewöhnlich von einem fürchterlichen Getöse begleitet ist (Donner). Fällt der Regen vertikal, so deutet die Nadel auf positive Elektricität, wird aber wiederum nach der entgegengesetzten Richtung abgelenkt, wenn der Regen sich von dem Observatorium entfernt.

Die Hauptquelle der atmosphärischen Elektricität ist höchst wahrscheinlich die Verdunstung des Salzwassers, welche beständig von der Meeresoberfläche aus stattfindet, besonders in den Tropen, wo die Verdunstung durch die Hitze sehr begünstigt wird. Die Dünste, welche von der Meeresoberfläche aufsteigen, gehen zuerst mehr oder weniger vertikal in die Höhe, bald darauf aber zerstreuen sie sich horizontal über die beiden Hemisphären durch den in den oberen Luftschichten wehenden Strom. Diese Dünste tragen beständig positive Elektricität in die Luft, während Dünste die mit negativer Elektricität geladen sind, aus der im Erdboden enthaltenen Feuchtigkeit aufsteigen. Da dieser Verdunstungsprocess in kaltem Wetter verhältnissmässig unbedeutend ist, so findet man im Winter selten viel negative Elektricität in der Luft, und der Winter bleibt daher auch von Gewittern fast ganz verschont. Im Sommer ist die Verdunstung der im Erdboden enthaltenen Feuchtigkeit sehr bedeutend, und kühlt sich dann die Luft nur um einige Grade ab, so verdichten sich die Dünste sofort zu Gewitterwolken, welche eine beträchtliche Menge von negativer Elektricität enthalten. Jede Wolke besteht aus einer unzählbaren Menge kleiner elektrisch geladener Kügelchen, und hat sich einmal eine bedeutende Menge solcher Kügelchen in einem verhältnissmässig kleinen Raume angesammelt, so entstehen Gewitter, deren Heftigkeit besonders in den Tropen wohl bekannt ist.

Wenn die Luft stark mit Elektricität geladen ist, wie vor und während eines Gewitters, so beobachtet man bei vielen Personen, besonders bei Frauen, mannigfache nervöse Störungen, welche allerdings wohl theilweise von Angst und Furcht herrühren mögen, aber in vielen Fällen gewiss primitive Wirkungen der Elektricität auf den Körper sind. Vor Allem beobachtet man Schläfrigkeit; aber auch heftige Aufregung, ein Gefühl von Abgeschlagenheit und Mattigkeit. Nicht selten wird Dyspnöe, welche von Emphysem und Herzkrankheiten herrührt, schlimmer; in Patienten, welche an chronischem Rheumatismus und Neuralgieen leiden, wird der Schmerz heftiger, Anfälle von Wechselfieber kommen vor der gewöhnlichen Zeit; in akuten Krankheiten, besonders in der Pneumonie, werden die Symptome beunruhigender und Todescandidaten sterben eher, als man erwartet hatte.

Die Wirkungen des Blitzes auf den menschlichen Körper sind sehr mannigfaltig. Boudin, der sich viel mit diesen Phänomenen beschäftigt hat, beschreibt sie als proteusartig, unvorhergesehen, voll von Contrasten, Gegensätzen und Geheimnissvollem. Zuweilen tödtet ein einziger Strahl, zuweilen entsteht Blindheit, Taubheit oder Muskellähmung dadurch, in anderen Fällen werden Krankheiten durch den Blitz geheilt; Bilder von in der Nähe befindlichen Gegenständen auf den Körper eingravirt u. s. w.

Trifft der Blitz den menschlichen Körper, so ist die gewöhnlichste Folge der Tod des betreffenden Individuums; und annäherungsweise Berechnungen ergeben, dass in der ganzen Welt etwa 4000 Menschen jährlich durch den Blitz getödtet werden, welcher weit furchtbarere Erschütterungen giebt, als wir durch unsere stärksten elektrischen Maschinen hervorzurufen im Stande sind. Die Anzahl der Todesfälle ist sehr verschieden in den einzelnen Ländern, steht aber im Allgemeinen im geraden Verhältniss zu der Häufigkeit und Heftigkeit der Gewitter, welche darin vorkommen. So wissen wir dass in Frankreich durchschnittlich 72, in England 22, in Schweden 9, in Belgien 3 per annum getödtet werden. Bei solchen durchschnittlichen Berechnungen muss man natürlich gewisse ausnahmsweise Unglücksfälle nicht mit einrechnen, weil hierdurch eine Verwirrung entstehen würde. So traf der Blitz im Jahre 1769 ein grosses Pulvermagazin in Brescia, durch dessen Explosion der sechste Theil der Stadt zerstört und mehr als 3000 Menschen getödtet wurden. (Aehnliche Explosionen sind in Tanger (1785), Luxemburg (1807) und Venedig (1808) vorgekommen, zuweilen kommt es aber auch vor, dass der Blitz Pulverfässer zerstückelt, ohne das in ihnen enthaltene Pulver zu entzünden). Da die meisten Gewitter im Juni, Juli und August vorkommen, so darf man sich nicht verwundern, dass auch in diesen Monaten immer die grösste Anzahl von Todesfällen registrirt wird.

Manche Personen sind von Natur bessere Leiter der Elektricität als andere; im Allgemeinen werden Männer weit häufiger vom Blitz erschlagen als Frauen, was wohl theilweise davon herrühren mag, dass die Männer mehr im Freien und dem Blitze mehr exponirt sind als Frauen, möglicherweise aber auch noch andere Ursachen haben mag. So finden sich z. B. unter 100 in Frankreich vom Blitze erschlagenen Personen 67 Männer, 10 Frauen und 23 unbestimmt als „Personen" oder „Kinder" bezeichnete Individuen. Fällt der Blitz auf Menschen, welche in einer Reihe stehen, so werden die an beiden Enden befindlichen Personen gewöhnlich am übelsten zugerichtet. Die Kleidung ist gleichfalls von Wichtigkeit, Damen in seidenen Kleidern werden meistentheils vom Blitze verschont. Thiere werden leichter vom Blitze getödtet als Menschen; nicht selten ist es vorgekommen, dass grosse Heerden durch einen einzigen Blitzstrahl getödtet wurden, während der Schäfer mit dem Leben davonkam, und Pferde und Hunde sind erschlagen, ohne dass der unter ihnen stehende Jäger beschädigt wurde. In einem Gewitter, welches im August 1846 im Canton Levroux vorkam, wurde eine Gruppe von Arbeitern vom Blitze gerührt; vier von diesen wurden getödtet, sechs schwer verwundet; einer von diesen Männern hatte ein Ziegenfell getragen und an seinem Körper waren die schrecklichsten Verletzungen, und drei Stunden nach dem Tode wurde er so starr wie eine Stange Eisen. In der preussischen Vereinszeitung von 1836 wird erzählt, dass ein Schäfer, der in der Nähe von Trier Kühe weidete, sich bei einem Gewitter mit seiner Heerde unter eine Buche flüchtete; der Blitz schlug an dem Orte ein, der Schäfer wurde nur bewusstlos, aber von 30 Kühen wurden 27 getödtet. Auf der anderen Seite erzählt Abbadin, dass in Aethiopien ein einziger Blitzstrahl 2000 Hammel und den sie hütenden Schäfer tödtete. Im Jahre 1826 kam es in Worcester in England vor, dass ein Kind, welches ein Pferd trieb, vom Blitze getroffen wurde; das Pferd wurde getödtet, das Kind aber kam mit dem Schrecken davon. Plinius behauptet, dass, wenn Thiere vom Blitze gerührt werden, sie immer sterben, und dass nur der Mensch getroffen werden kann, ohne sein Leben zu verlieren. Diess ist aber nicht richtig, denn vor Kurzem kam es in Frankreich vor, dass der Blitz auf einen Bauer fiel, der vier Ochsen vor sich hertrieb; der Bauer selbst fühlte nur eine Taubheit in der linken Seite, zwei Ochsen wurden getödtet, ein dritter wurde linkerseits gelähmt und der vierte erhielt gar keinen Schaden. Fische und Krebse werden auch vom Blitze erschlagen und man erzählt, dass wenn der Blitz in einen Teich fällt, viele Fische sterben und die, welche am Leben bleiben, nicht weiter wachsen. In den Annales de Chimie et de Physique wird erwähnt, dass, als im Jahre 1839 der Blitz die Kirche in Chateauneuf bei Moustiers traf, alle Hunde, welche sich in der Kirche befanden, getödtet wurden, und in derselben Stellung verblieben, in welcher sie waren, als sie getroffen wurden. Bei dieser Erzählung erscheint nur sonderbar, dass so viele Hunde sich in einer Kirche befanden; an der Thatsache kann aber wohl kaum ein Zweifel sein, da die betreffende Bemerkung an zwei verschiedenen Stellen vorkommt.

Der Blitz trifft Menschen besonders dann, wenn dieselben unter Bäumen Schutz gesucht haben; jedoch scheint es Thatsache zu sein, dass manche Bäume selten oder nie vom Blitze getroffen werden. Die Alten glaubten z. B., dass der Lorbeerbaum positiven Schutz vor dem Blitze gewähre. Die Chinesen glauben dasselbe vom Maulbeerbaum und Pfirsichbaum; die Amerikaner von der Birke und Buche; in grossen Länderstrecken in Amerika stellen sich daher die Einwohner unter Buchen, wenn sie von einem Gewitter überfallen werden. Maxwell behauptete im Jahre 1787, dass der Blitz oft die Ulme, die Eiche, den Kastanienbaum und die Fichte treffe, während die Buche, Birke und der Ahornbaum niemals befallen würden.

Ausser Bäumen trifft der Blitz besonders Kirchthürme; und ein deutscher Schriftsteller, welcher im Jahre 1783 schrieb, gibt an, dass der Blitz in 33 Jahren auf 386 Kirchthürme gefallen sei und 121 Glöckner getödtet habe. Vor Zeiten war es ein Volksglaube, dass man Gewitter durch das Läuten von Kirchenglocken vertreiben könne; daher rührt die so gewöhnliche Inschrift auf Glocken, welche auch Schiller zum Motto seines Gedichtes gewählt hat: „Vivos voco, mortuos plango, fulgura frango.“ Dieser Irrglaube hat viele Todesfälle veranlasst: wie wir eben erwähnt haben, trifft der Blitz mit Vorliebe Kirchthürme, wird dann von dem Glockenmetall angezogen und mittelst der feuchten Stränge an denen die Glocken gezogen werden, zu den Händen derer geleitet, welche sich vollkommen ausser Gefahr glauben.

Ein sonderbarer Umstand ist, dass Personen, welche vom Blitze erschlagen sind, häufig in derselben Stellung bleiben, welche sie zur Zeit des Unfalles einnahmen; sie bleiben aufrecht stehen, sitzen oder zu Pferde. So erzählt Carden, der von Riverius [1]) citirt wird, dass acht Schnitter, welche unter einer Eiche zu Abend assen, vom Blitze getroffen wurden und genau ihre Stellung beibehielten; der Eine schien zu trinken, eine Anderer hatte seine Hand ausgestreckt, ein Dritter hielt das Glas an den Mund u. s. w. In Nancy wurde die Frau eines Winzers in dem Augenblick vom Blitz erschlagen, wo sie eine Mohnblume abpflückte; man fand ihre Leiche in aufrechter Stellung, nur ein wenig gebückt, und sie hielt die Blume noch in der Hand. Ebenso wird von einem Priester erzählt, der erschlagen wurde, als er zu Pferde nach Hause eilte; das Thier, welches nicht getödtet wurde, setzte den ihm wohlbekannten Weg fort und kam an dem Hause des Pfarrers an, welches zwei Wegesstunden von dem Orte entfernt war, wo der Unfall stattgefunden hatte; der Pfarrer sass noch aufrecht zu Pferde, und man wunderte sich,

---

[1]) Prax. med. lib VIII Cap. 1.

dass er nicht abstieg, als man bei näherer Besichtigung fand, dass er todt war. Aehnliches beobachtet man übrigens auch in Individuen, welche vom Blitze getroffen, aber nicht getödtet werden. So ist in den Philosoph. Transactions vom Jahre 1781 der Fall eines Mannes erzählt, welcher vom Blitze gerührt wurde, als er in seinem Zimmer nahe am Fenster stand. Alles Glas im Fensterrahmen wurde vollständig zerschmettert, und er wurde ziemlich weit vom Fenster mit dem Rücken zu Boden geschleudert; seine Beine standen aufrecht in die Höhe, er blieb lange Zeit in dieser Stellung, hatte dabei sein Bewusstsein, konnte aber weder seine Augen öffnen, noch sprechen, noch hatte er die geringste Willenskraft über seine Glieder. Dies war somit offenbar ein vorübergehender kataleptischer Zustand.

Ueber die Art und Weise, in welcher der Blitz tödtet, sind nur unklare Vorstellungen im Gange. Wahrscheinlich erfolgt der Tod in vielen Fällen durch Erschöpfung der Nervenkraft in den Centralorganen. Brown-Séquard glaubt, dass Tod auch durch Asphyxie eintreten kann, indem nämlich der elektrische Schlag eine plötzliche und äusserst heftige Contraktion der Respirationsmuskeln hervorruft; auf diese Weise wird der Athmungsprozess unterbrochen und Kohlensäure im Blute angehäuft. Nach demselben Forscher sterben Thiere, welche man durch starke elektrische Schläge tödtet, gewöhnlich auf die eben angeführte Weise. Damit stimmt die Thatsache überein, dass es viel leichter ist, Thiere durch einen auf den Bauch (Zwerchfell) gerichteten Schlag zu tödten, als wenn man die Erschütterung durch den Kopf gehen lässt. Gibt man nämlich Thieren starke elektrische Schläge, so beobachtet man gewöhnlich, dass die Respiration zugleich mit dem Schlage aufhört. Das Thier öffnet vielleicht noch seinen Mund um nach Luft zu schnappen, da aber der Thorax unbeweglich bleibt, so führen solche Anstrengungen zu nichts und hören auch nach kurzer Zeit ganz auf.

Der Sectionsbefund der Leichen die vom Blitz erschlagen sind, gibt in vielen Fällen durchaus negative Resultate. Gewöhnlich aber beobachtet man Congestion der Hirnhäute, besonders der Plexus chorioidei, der Lungen, des Magens und der Gedärme, auch der Leber, Milz und Bauchmuskeln, während die Herzhöhlen meistentheils ganz leer sind. Blutgerinnung beobachtet man nicht, im Gegentheil ist das Blut zuweilen flüssiger als gewöhnlich. Dies kann die Fäulniss der Leichen befördern, besonders wenn durch Zerreissung von Blutgefässen Extravasate in die Gewebe stattgefunden haben; gewöhnlich beobachtet man dann auch ziemlich beträchtliche Anschwellungen. Hunter und Himly behaupten, dass in Leichen vom Blitz Erschlagener keine Todtenstarre auftritt; dies ist aber eine ganz unrichtige Behauptung, indem nur in wenigen Fällen die Muskeln schlaff erscheinen, vielmehr meistentheils die Muskeln eine wahrhaft eiserne Härte annehmen und gewöhnlich sehr bald nach dem Tode. Die Fäulniss beginnt zuweilen sehr früh und tritt in anderen Fällen ausserordentlich spät ein.

Wenn der Blitzstrahl das Leben nicht ganz vernichtet hat so kann er doch ernstliche Krankheiten herbeiführen; besonders Blindheit, Taubheit und Muskellähmung. Meistentheils verschwinden die auf diese Weise entstandenen Krankheiten bald wieder, selbst wenn sie zuerst äusserst ungünstige Zeichen darboten. So citirt Boudin den Fall eines Mannes, welcher, nachdem er vom Blitze gerührt war, erst fünf Viertelstunden nachher wieder anfing Lebenszeichen von sich zu geben, obwohl ihm ärztliche Hülfe geleistet worden war. Er gewann endlich seine Besinnung und seinen Verstand wieder, aber sein Sehvermögen war verschwunden, die Sensibilität stumpf, Bewegung schwer, ausserdem litt er an Krämpfen in den Gliedern, Kopfschmerz und Betäubung; während sein Geruch, Geschmack und Gehör feiner geworden waren. Nach vier Monaten war dieser Patient unter dem Einfluss einer zweckmässigen ärztlichen Behandlung ganz wieder hergestellt.

Auf der anderen Seite hat der Blitz zuweilen die Wirkungen

eines mässigen elektrischen Stromes und kann die Heilung von Rheumatismus und paralytischen Zuständen zu Wege bringen. Es ist ganz sicher, dass über diesen Gegenstand unglaublich viel gefabelt ist, aber gerade diese Menge Fabeln beweisen, dass etwas Wahres an der Sache sein muss. Ich habe mir viele Mühe gegeben, diesem Gegenstande auf den Grund zu kommen und will als Repräsentanten dieser Classe von Fällen die Geschichte von Samuel Leffers, von Carteret County, North Carolina in den vereinigten Staaten analysiren.

Der ebengenannte Fall findet sich in verschiedenen Büchern verzeichnet als eine durch den Blitz geheilte Amaurose oder Lähmung. In Amerika selbst, (wo bekanntlich das „Crescit eundo", wodurch Virgil die Fama charakterisirt, mehr als irgendwo anders zur Wahrheit wird) wurden, wie Professor Olmsted[1]), der uns eine Erzählung der Geschichte hinterlassen hat angibt, die erstaunlichsten Dinge davon berichtet, und man glaubte, dass unter gewissen Umständen ein bereits mit einem Fusse im Grabe stehender Greis plötzlich in einen blühenden Jüngling verwandelt werden könnte. So wurde erzählt, dass Herr Leffers, welcher bereits steinalt und so gelähmt gewesen sei, dass er nicht mehr auf seinen Füssen habe stehen können, wobei zugleich sein Gesicht verzerrt gewesen sei, auf einmal die volle Jugendfrische und eine ausserordentlich schöne Gesichtsfarbe und weiche Haut bekommen; und dass er diese vollständige Jugend bis zu seinem neunzigsten Jahre beibehalten habe. Die Sache nun verhielt sich in der That folgendermaassen: Samuel Leffers wurde von einer ganz gewöhnlichen Paralyse des N. facialis befallen, welche zu der Zeit, wo die Geschichte spielt, (1806) noch nicht von Gesichtslähmung durch Hemiplegie unterschieden und desshalb gewöhnlich als Zeichen eines nahen Todes angesehen wurde. Der Mann fühlte nämlich eines Morgens beim

---

[1]) American Journal of Arts and Scienees Vol. III 1821. p. 100.

Erwachen ein unheimliches Gefühl von Taubheit in der linken Gesichtshälfte; zu dem konnte er sein Auge nicht schliessen und war im Sprechen behindert. Diese Symptome „liessen ihn befürchten, dass er einen Lähmungsschlag erhalten habe." Nach einiger Zeit wurde die Krankheit in den anderen Theilen geringer und concentrirte sich auf dem Auge, welches Tag und Nacht offen blieb und so beständig Schädlichkeiten aller Art ausgesetzt war; d. h. also, die meisten Muskeln erholten sich, während der Orbicularis palpebrarum noch in einem lähmungsartigen Zustande verblieb. So standen die Sachen, als er eines Tages, indem er während eines Gewitters auf dem Hausflur umherging, vom Blitze getroffen wurde. Er lag 15 bis 20 Minuten besinnungslos danieder und erholte sich dann so weit, dass er die Dinge um sich umher wahrnahm und sich seiner Lage bewusst wurde. Im weiteren Verlaufe des Tages und der Nacht erlangte er den Gebrauch seiner Sinne und Gliedmaassen wieder und fühlte sich am nächsten Tage so wohl, dass er beschloss einem Freunde einen kurzen schriftlichen Bericht über sein Erlebniss zu geben. Er hatte vermuthet, dass, weil er nicht gut sehen konnte, sein Brief nothwendiger Weise sehr kurz ausfallen müsste, war aber sehr angenehm überrascht zu finden, dass er einen langen Brief, ohne seine Brille zu brauchen, schreiben konnte. Seitdem habe er, (so erzählt der Patient weiter) kein Symptom der Paralyse mehr an sich wahrgenommen, von der er also in der That durch den Blitz geheilt sei; zu gleicher Zeit aber sei sein Gehör schwach geworden und diese Taubheit habe sich auch nicht verloren. — Aus diesem Berichte ersieht man aufs Klarste, dass der gelähmte Musculus orbicularis palpebrarum, allerdings wahrscheinlicherweise durch den Blitz profitirt hat, obwohl es auch möglich ist, dass dieser Muskel von selbst in der Zeit gesund geworden wäre.

Ein anderer etwas sonderbarer Fall wird von Tulpius erzählt. Hier handelte es sich um einen jungen Mann, der drei Jahre lang, in Folge davon, dass man ihm die eine Zungenhälfte ausgeschnitten hatte, stumm gewesen war. Dieser wurde vom Blitz getroffen, fühlte in demselben Augenblick eine starke Bewegung in der Zunge und erhielt sofort seine Sprache wieder.

Ein anscheinend ziemlich glaubwürdiger Fall von Asthma, welches durch einen Blitzstrahl geheilt wurde, hat der Ehrwürdige Ralph Emerson im American Journal of Arts and Sciences gegeben. Es handelte sich um einen über 50 Jahre alten Mann, welcher von Jugend auf stark an Asthma gelitten hatte. Dieser wurde eines Tages in seinem Hause vom Blitze gerührt, blieb einige Tage lang halbseitig gelähmt, erholte sich aber bald und war seitdem ganz von dem Asthmà verschont. Es ist sehr gut möglich, dass eine so ungeheure Erschütterung wie der Blitz sie zu Wege bringt, eine solche Umstimmung im Nervensystem hervorbringen kann, dass nervöses Asthma, welches nicht von Lungenemphysem oder Herzkrankheiten abhängig ist, dadurch zum Verschwinden gebracht wird.

Es würde uns zu weit führen, ähnliche Fälle anzuhäufen; wir wollen nur noch einer höchst unglaubwürdigen Beobachtung eines englischen Schriftstellers aus dem 17ten Jahrhundert erwähnen, wonach eine Geschwulst der Brustdrüse durch einen Blitzstrahl zur Zertheilung gebracht sei. Dies könnte nur in dem Falle möglich sein, dass die ganze Brustdrüse sammt der Geschwulst vom Blitz fortgerissen sei; davon erfahren wir aber nichts.

Es bleibt noch übrig, einige Worte über die mechanische, thermische und keraunographische Wirkung des Blitzes zu sagen.

Die mechanische Wirkung des Blitzes ist in vielen Fällen ausserordentlich. Wir wissen, dass der Blitz, der Granitmassen zerbricht und pulverisirt, auch die Knochen des menschlichen Körpers, welche bekanntlich dem Durchgange der Elektricität einen bedeutenden Widerstand darbieten, zertrümmert; so beobachtet man in den Leichen vom Blitze Erschlagener nicht selten Löcher im Kopf, ausgedehnte comminutive Schädelbrüche u. s. w. Die Augen, die Zunge, ja ganze Glieder werden nicht selten vom Körper abgerissen und weit von dem Orte fortgeschleudert, wo der Unfall stattfand; zuweilen werden die Leichen vollständig ausgezogen und die Kleider weit weg geschleudert. Auch die Leichen selbst hat man bis mehr als 60 Fuss von dem Platze entfernt gefunden, wo der Blitz eingeschlagen hatte; mitunter werden die Haare abgeschoren und hoch oben auf einem nahe stehenden Baume wiedergefunden; Ringe, welche Individuen getragen haben, findet man an hohen Aesten gleichsam angenagelt. So hat man auch in Kornmagazinen beobachtet, dass der Blitz gehörig zusammengelegte Strohbündel in die Höhe hob und sie, ohne sie zu entzünden, wieder herunterschleuderte, so dass sie kurz und klein auf dem Boden ankamen.

Die thermische Wirkung des Blitzes ist gleichfalls sehr bedeutend. Nicht nur werden die Kleider der vom Blitze erschlagenen Individuen gewöhnlich versengt, sondern zuweilen werden auch die Leichen selbst so schrecklich verbrannt, dass sie nicht indentifizirt werden können. Ebenso werden die Haare am Kopfe und auch am übrigen Körper theilweise oder vollständig abgesengt, so dass die Individuen kahl geschoren aussehen. Ausserdem beobachtet man Urticaria, Erysipelas, Erythema in Folge von Blitzschlag. Orioli erzählt, dass eine Dame, welche früher einen ziemlich bedeutenden Schnurrbart hatte, durch den Blitz vollkommen rasirt wurde und dass die Haare nie wieder wuchsen; auch theilt Arago den Fall eines Schiffskapitäns mit, der nachdem er vom Blitze getroffen war, ohne unmittelbar üble Folgen zu verspüren als die Erschütterung, am folgenden Morgen beim Rasiren fand, dass der Bart durch das Rasiren ausgerissen wurde. Nach und nach fielen ihm alle Haare, Cilien und Augenbrauen aus, und er blieb vollkommen haarlos von der Zeit an; im nächsteu Jahre fielen ihm auch die Fingernägel schuppenartig ab, die der Zehen dagegen blieben. Auf der anderen Seite hat Kundmann den Fall eines jungen Mädchens erzählt, welcher der Blitz die Haarnadeln entzweischlug, die die Haare zusammenhielten, während die Haare selbst verschont blieben.

Was endlich die keraunographischen Wirkungen des Blitzes anbetrifft (ein Ausdruck der von Boudin vorgeschlagen ist und den wir adoptiren), so sind dieselben gleichfalls im höchsten Grade merkwürdig. Es werden nämlich Bilder von in der Nähe befindlichen Gegenständen auf die Haut der vom Blitz getroffenen Individuen unvertilgbar eingravirt. So wird uns in Comptes rendus vom Jahre 1847 mitgetheilt, dass eine Dame in Lugano, welche während eines Gewitters am Fenster sass, einen Schlag erhielt, ohne aber weitere üble Folgen zu verspüren; dagegen zeichnete sich eine auf einem Tisch in der Nähe befindliche Blume auf dem Beine der Dame ab und blieb das ganze Leben lang. In einem uralten englischen Tractatus of credulity and incredulity wird berichtet, dass im Jahre 1595 der Blitz die Kathedrale in Wells während des Gottesdienstes traf; die darin versammelten Andächtigen blieben verschont, nur hatten sie sämmtlich Kreuze auf der Haut eingravirt, einige auf der Brust, andere auf dem Rücken, den Schultern u. s. w. Ebenso ist es vorgekommen, dass durch den Schlag des Blitzes Matrosen die auf hoher See befindlich waren, Keraunographieen ihres Schiffes, und Bauern die sich unter Bäume geflüchtet hatten, Bilder der betreffenden Bäume erhalten haben, welche sich als unvertilgbar erwiesen.

FSC
www.fsc.org
MIX
Papier | Fördert gute Waldnutzung
FSC® C083411

Kolibri 360 GmbH
Ferdinand-Jühlke-Straße 7
99095 Erfurt, Deutschland
produktsicherheit@kolibri360.de